中医症状辑要

成词松　诸毅晖　主编

科学出版社

北京

内 容 简 介

本书辑录 330 个中医临床常见症状，其特点是以症状的临床特征分类，列 50 个症状作为临证提纲，在每个提纲症状之下，再辑录相似"类症"若干。编写体例为"症状特征""症机辑要""证型辑要""类症辑要"和"文献辑要"。其中，"症状特征"界定该症状的临床表现；"症机辑要"介绍形成该症状的病机、病因、病位等；"证型辑要"介绍该症状在临床的常见证型，以及每个证型的常见兼症、主要病因、简略病机分析；"类症辑要"介绍与提纲症状相似的临床常见症状；"文献辑要"辑录古代文献中相关症状的经典论述。根据症状特征汇编临床常见症状，对中医临证具有启发性和适用性，有助于提升中医医生的症状辨析能力。

本书可供中医临床、科研工作者及在校学生阅读使用，也可供中医爱好者参考。

图书在版编目（CIP）数据

中医症状辑要 / 成词松，诸毅晖主编. —北京：科学出版社，2019.7
ISBN 978-7-03-061692-0

Ⅰ. ①中… Ⅱ. ①成… ②诸… Ⅲ. ①中医诊断学 Ⅳ. ①R24

中国版本图书馆 CIP 数据核字（2019）第 117409 号

责任编辑：刘 畅 / 责任校对：严 娜
责任印制：师艳茹 / 封面设计：迷底书装

科 学 出 版 社 出版

北京东黄城根北街 16 号
邮政编码：100717
http://www.sciencep.com

北京市密东印刷有限公司 印刷

科学出版社发行 各地新华书店经销

*

2019 年 7 月第 一 版 开本：787 × 1092 1/16
2019 年 7 月第一次印刷 印张：17 1/4
字数：435 000

定价：69.00 元

（如有印装质量问题，我社负责调换）

主 编

成词松　诸毅晖

···

编 委

（以姓氏笔画为序）

邓丹丹　成词松　杜　莉　杜珍蓉

李　娜　吴　裴　宋孝军　周萍萍

诸毅晖　黄亚双　程　程

前　言

诊断正确，是产生临床疗效的前提；诊断不正确，临床工作将失去最核心的意义。

"诊"是诊察了解，包含望闻问切四诊方法的运用；"断"是分析判断，即辨证。中医诊断过程包括采集病情资料和辨病辨证两个基本环节，其中获取症状是起点，做出辨病辨证结论是关键。

症，即症状和体征，症状是患者自我感觉到的征象，体征是医生诊察到的征象。症是疾病的异常表现，是辨病辨证的基本依据。中医学许多疾病名称也是症状名称，而任何一个病证又都有其相应的症状（或体征），辨病辨证的本质是对症的病机的辨析过程。

症状病机，诠释症状发生、发展、变化和转归的基本规律，如疼痛的基本病机为不通则痛或不荣则痛。《素问·至真要大论》云："诸躁狂越，皆属于火"，认为各种躁动不安、神志狂乱、举止失常症状，多由火热所致，这是对症状的病机诠释。疾病既可以表现为一组症状群，也可能仅有1、2个突出症状，医生辨证能力的高低取决于对症状特征及其病机本质的掌握程度。症状辨析能力是中医医生的必备能力，不具备这种能力，却要达到准确辨证是难以想象的。

临床症状不胜枚举。本书取名《中医症状辑要》，本意是"博观而约取"，摘其要者，化繁归简，观象悟意。有鉴于此，本书辑录50个中医临床常见症状，包括低热、恶寒、自汗、头痛、疲乏、烦躁、失眠、健忘、神昏、眩晕、耳鸣、近视、心悸、咳嗽、气喘、声音嘶哑、鼻渊、口干渴、口苦、口糜、呕吐、食欲不振、腹胀、便秘、腹泻、尿多、尿少、小便混浊、出血、肥胖、消瘦、水肿、面肿、颈脉怒张、胸不对称、肢体痿废、半身不遂、拘挛、震颤、脱发、肌肤麻木、皮肤瘙痒、面赤、麻疹、癥瘕、脱肛、月经提前、带下过多、阳痿、五迟五软。选择这50个症状的主要依据是症状特征，这些症状特征蕴含的病机本质在临床上较为常见。以此作为临证提纲，界定其症状特征，介绍症状病机，归纳常见证型，撷引部分文献，对中医临证具有启发性和适用性。

本书收录症状不求面面俱到，仅在50个提纲症状之下，撷取常见相似"类症"若干，全书合计 330 个症状。如"低热"提纲症状，其类似症状仅选取了高热、潮热、骨蒸潮热、五心烦热、烘热、夜热早凉、夏季热、身热不扬、头热、舌热、背热，以此介绍中医临床常见的发热类症状。

本书 50 个提纲症状分列"症状特征""症机辑要""证型辑要""类症辑要"和"文献辑要"。其中，"症状特征"界定该症状的临床表现；"症机辑要"介绍形成该症状的病机、病因、病位等；"证型辑要"介绍该症状在临床中的常见证型，以及每个证型的常见兼症、主要病因、简略病机分析；"类症辑要"介绍与提纲症状相似的常见症；"文献辑要"辑录古代文献中相关症状的经典论述。

编写虽数易其稿，但在内容、文字、编排等方面难免挂一漏万，若有疏误之处，敬请读者不吝指正。

编　者

2018 年 12 月

目　录

一、低　热

【症状特征】

低热，又称"微热"，是指体温高于正常生理范围，但热势不高，舌下温度一般在37.5～38℃；或体温正常，但患者自觉发热的症状。

低热的持续时间一般较长，若低热持续在 1 个月及以上者，又称"慢性低热"。

低热可以是生理性的，如身处高温环境，或女性排卵期，可见体温略高于正常，其后自行恢复正常者，不作疾病论。

【症机辑要】

人体健康有赖于体温的相对恒定。通常情况下，人体正常舌下温度维持在 36.2～37.2℃，腋温维持在 35.8～36.8℃，肛温维持在 36.6～37.6℃，昼夜波动不超过 1℃。

阴阳既对立制约又互根互用，阴阳双方的势力失衡、关系失谐、运动失序，都可以导致阴阳失调，从而引起体温升高、降低或昼夜异常波动。发热的基本病机是邪正交争，机体阴阳失去平衡。一是阳气偏盛，阳气温煦有余而阴气宁润不及，导致机体功能亢奋、反应性增强、阳热过剩，从而出现实热症状，此即《黄帝内经》所云"阳胜则热""阳盛则外热"；二是精、血、津液等物质亏耗，阴不制阳，阳气相对亢盛，机体功能虚性亢奋，从而出现虚热症状，此即《黄帝内经》所言"阴虚则内热"。

低热的基本病机特点是邪正交争不剧烈，阴阳偏盛偏衰不显著。其中，以正虚为主者，邪气也不显著；以邪气侵犯为主者，邪气不过于亢盛。故低热的病程相对较长，或时作时止，或发有定时。

低热的病因也可分为虚实两类，虚者多由脏腑虚损或气血阴阳不足所致，实者多由气郁、痰瘀、湿浊等邪气久恋所致。

【证型辑要】

（1）气虚证：长期低热，或自觉发热，多发生于劳累之后，常伴见神疲乏力、气短懒言，自汗、脉虚、动则诸症加剧等症。本证多见于疾病耗伤正气或老年气虚者。气虚低热的理论依据多从李东垣"阴火"之说，《内外伤辨惑论·饮食劳倦论》曰："脾胃气虚，不能升浮，为阴火伤其生发之气，荣血大亏，荣气不营，阴火炽盛，是血中伏火日渐煎熬。"其实质是脾胃气虚，气机升降失常，清阳下陷，下焦阳气郁而生热上冲，故李东垣强调："是热也，非表伤寒邪，皮毛间发热也，乃肾间脾胃下流之湿气闷塞其下，致阴火上冲，作蒸蒸燥热。"此外，若玄府郁闭，气虚无力开通玄府，则阳气不能宣发而郁于肌表，也可见低热。

（2）阴虚证：多为午后或夜间低热，常伴见五心烦热、形体消瘦、口燥咽干、盗汗、脉细数等症。本证多见于温热病伤及阴液或老年阴虚者，临床可兼见心阴虚、肺阴虚、脾阴虚、肝阴虚、肾阴虚等相关兼症。阴液不足，阴不制阳，虚热内生。午后至夜间，卫气从阳入于阴，与内热相合，故易见午后或夜间低热。

（3）气阴两虚证：低热，常伴见汗出、口渴、神疲乏力、气短懒言、舌红少苔、脉细数等症。本证多见于温热病后期，余邪未清，余热留恋，气阴两伤者。若久治不愈，应考虑癌病相关诸症的可能。

（4）血虚证：劳累即热，时作时止，常伴见身虽热却无汗、头面烘热却无面赤、脉大却按之无力、面色萎黄无华、头晕、心悸、烦渴欲饮、舌质淡、脉细弱等症。本证多见于慢性失血、产后血虚或疮疡久不愈者。本证多由营血亏虚，血不载气，气失所恋，虚阳浮越所致。

（5）气郁证：低热时起时伏，随情志变化而波动，或时热时寒，常伴见烦躁、易怒、胸胁胀闷、口干、口苦、脉弦等症。本证多见于所欲不遂、情志不畅者。本证多由肝气不疏，气机郁滞不畅，久而化火所致。

（6）血瘀证：夜间低热，或发无定时，或局部热感明显，常伴见肌肤不泽、肌肤甲错、口干不欲饮、舌面瘀点瘀斑、脉涩等症。本证多见外伤、手术、癌病等患者。本证多由瘀血阻滞，营卫不和，郁而化热所致。

（7）血热伤阴证：持续低热，暮热早凉，常伴见五心烦热、口燥咽干、神疲、倦怠、舌红、脉细数等症。本证多见于外感温热或过食辛辣温燥者。本证多由血分热盛，营阴耗伤，虚热内生所致。

（8）营卫不和证：低热时作时止，常伴见恶风、易感冒、身体酸楚不适、舌淡苔白、脉浮等症。本证多见于外感邪气、营卫不和者。本证多由卫阳浮越于外所致。

（9）湿热内蕴证：午后低热，常伴见汗出不畅、身热不扬、胸闷、纳呆、身重、呕恶、舌红苔黄腻、脉濡数等症。本证多见于外感湿热或嗜食肥甘者。本证多由湿热内蕴交蒸所致。

（10）暑湿证：低热，汗出热不减，常伴见头昏沉、肢体困重、胸闷脘痞、食不知味、舌苔黄厚腻、脉濡数等症。本证多发于夏月暑湿之季或长时间处于湿热环境者。本证多由感受暑热邪气，湿热内蕴交蒸所致。

【类症辑要】

1. 高热

高热，也称"壮热"，是指身体发热，热势壮盛，扪之灼手的症状。高热患者的舌下温度通常在39℃以上，多伴有恶热、烦躁、口渴等症。

《黄帝内经》论述高热也强调热势，如《素问·刺疟》曰："足太阳之疟，令人腰痛头重，寒从背起，先寒后热，熇熇暍暍然。"《灵枢·行针》曰："重阳之人，熇熇高高，言语善疾，举足善高。"《灵枢·刺节真邪》曰："大热遍身，狂而妄见、妄闻、妄言。"

高热多见于全身性发热，有外感与内伤之分。外感高热多因感受风寒、温热、瘟疫、热毒、疟邪等，特点是发病急、病程短、热势持续，多属实热。内伤高热多由瘀血、湿热等所致，特点是发病慢、病程长、热势间歇，多属虚热。无论外感或内伤，高热总属邪盛正实，正邪剧烈交争的表现。

其临床常见证型如下所述。

（1）卫分证：高热，常伴见微恶风寒、汗出、口渴、头痛、咽喉疼痛、咳嗽、舌红、脉数等症。本证多见于温热病邪侵袭肌表，正邪剧烈交争于肌腠，故见高热。卫阳被邪气郁遏，卫气不能温煦肌表，则微恶风寒。由于感受温邪的类型不同，本证还可兼见风热犯卫证、温热犯卫证、燥热犯卫证的证候。

（2）气分证：高热，常伴见恶热、汗出、烦躁、口渴、面赤、气粗、尿黄、舌红苔黄、脉数等症。本证多因卫分之邪不解而传入气分，或温邪直达气分，或气分伏热外达，或邪热由营分转出气分，或邪正剧烈交争于气分所致。根据温邪侵犯肺、胸膈、肠、胆等脏腑部位不同，临床可兼见相关症状。若邪犯于肺可兼见咳嗽、胸痛等症；犯于胸膈可兼见心烦懊憹等症；犯于肠可兼见腹胀便秘、日晡潮热等症；犯于胆可兼见口苦咽干、胸胁满痛等症。

（3）营分证：高热夜甚，常伴见心烦不寐、口渴不甚或不渴，或渴不多饮，甚则神昏谵语、斑疹隐隐、舌质红绛、脉数等症。本证多由气分邪热传入营分，或卫分证直接传入营分，或素体阴虚而感温热邪毒，或邪热内陷入营分、灼伤营阴、热扰心神所致。

（4）血分证：高热，常伴见烦躁、斑疹透露，甚则四肢抽搐、颈项强直、牙关紧闭、两目上视，神昏谵妄、舌红绛、少苔、脉细数等症。本证多因邪在营分未解而传入血分，或气分邪热径入血分，由邪热深入阴血，动风、动血、耗阴所致。本证可分为血分实热证和血分虚热证。若血分证后期，血热久羁而耗伤肝肾之阴，其高热之势将转为低热。

（5）肺热炽盛证：持续高热，常伴见汗出、口渴、烦躁、咳嗽、气喘、胸痛、咳吐腥臭脓痰、舌红、脉数等症。本证多由外感风热入里或风寒之邪入里化热，邪热壅肺所致。其初期多为恶寒发热，继则高热，到后期肉腐成痈，可出现咳喘、胸痛等症。

（6）肠热腑实证：高热，日晡热势上升（日晡潮热），常伴见大汗、口渴喜冷饮、腹胀硬结而拒按、大便秘结或热结旁流、舌红苔黄燥、脉沉实有力等症。本证多见于邪热炽盛以致汗出过多或误用汗剂以致津液外泄者。本证多由热结肠道、燥屎内结所致。津液耗散则肠中燥，热邪与肠中糟粕搏结，故每于日晡阳盛之时（15：00～17：00）出现热势上升。

（7）湿热蕴结证：高热起伏，汗出热不解，午后热甚，常伴见口渴不多饮、心烦、胸脘痞闷、身体困重、舌红苔黄腻、脉滑数等症。本证多见于夏秋季节外感湿热之邪或长期居处湿热环境者。湿热相兼，蕴结三焦，湿邪挟热蒸腾，湿遏热伏，表里阻隔，故病程较长，热势起伏，汗虽出而热难解。

（8）大肠湿热证：高热，常伴见腹痛、下痢脓血、里急后重、肛门灼热、舌红苔黄腻、脉滑数等症。本证多见于夏秋季节外感湿热之邪或嗜食辛辣肥甘者。湿热蕴结肠道，湿热内蕴不散则高热。

（9）疟邪瘴毒证：寒战高热，休作有时。本证多由疟邪夹痰或瘴毒内舍膜原，邪正剧烈交争所致。

（10）伤暑证：高热，常伴见汗出、口渴、神昏、舌红、脉数等症。本证多见于夏季伤暑或长时间身处高温湿热环境者。本证多由暑热邪气伤及气阴所致。

2. 潮热

潮热是指定时发热，或定时热甚，如潮汐之有定时的症状。

潮热是发热的一种热型，特征为发热有定时。若一日数发，发无定时，则不属于潮热范畴，如《证治准绳·杂病·潮热》云："潮热有作有止，若潮水之来，不失其时，一日一发。若日三五发，即是发热，非潮热也。"此类发热可按高热或低热辨治。疟疾发热虽然也发作有时，但特点是寒热往来，寒热交替出现，与本症但热不寒有明显区别。

古代昼夜计时方法主要有三种：一是十二时法，该法将一日分为十二时段，包括夜半、鸡鸣、平旦、日出、食时、隅中、日中、日仄（昳）、晡时（下晡）、日入、黄昏、人定；二是十二辰法，即以十二地支均分昼夜；三是铜壶滴漏计时法，即一昼夜分为一百刻。与此计时相关者，中医学有五个重要学说。

一是昼夜阴阳消长说，即阴阳随昼夜更替而消长变化。如《灵枢·营卫生会》云："夜半为阴陇，夜半后而为阴衰，平旦阴尽而阳受气矣。日中为阳陇，日西而阳衰，日入阳尽而阴受气矣……平旦阴尽而阳受气，如是无已，与天地同纪。"该理论认为人体阳气随日出而逐步旺盛，日中时达到高峰，到黄昏时转入阴气为主阶段，夜半阴气达到高峰，其后逐步衰减，如此循环往复。

二是昼夜气机升降浮沉说。如《类经·阴阳类》云："人之阴阳，亦与一日四时之气同。故子后则气升，午后则气降，子后则阳盛，午后则阳衰矣。"《医理真传·阳虚证问答》也指出："人身一点元阳，从子时起，渐渐而盛，至午则渐渐而衰，如日之运行不息。"

三是昼夜营卫运行节律说，该理论的核心是卫气昼行于阳分体表，夜行于阴分脏腑。如《灵枢·卫气行》曰："阳主昼，阴主夜。故卫气之行，一日一夜五十周于身，昼日行于阳二十五周，夜行于阴二十五周，周于五脏。是故平旦阴尽，阳气出于目。"

四是昼夜气血流注说。如《灵枢·营气》云："气从太阴出，注手阳明，上行注足阳明……与太阴合……从脾注心中，循手少阴出腋下臂，注小指，合手太阳，上行……合足太阳……循足心注足少阴，上行注肾，从肾注心……还注小指次指之端，合手少阳，上行注膻中，散于三焦，从三焦注胆，出胁注足少阳……合足厥阴，上行至肝，从肝上注肺。"该理论将十二经脉与十二时辰相配，认为气血按时循经流注，如环无端。

五是昼夜五脏主时说。其理论渊源出于《灵枢·顺气一日分为四时》《素问·玉机真脏论》《素问·脏气法时论》等，具体方法是将五脏精气的昼夜消长归纳为相、王、休、囚、死五种状态。

潮热的基本病机是天地阳气与人体阳气交合，从而定时发热或定时热甚。内因源于

"人与天地相参，与日月相应"的适应能力下降，故发热如潮汐之有定时，此即《中藏经·寒热论》所云："阴阳者，人之根本也，未有不从天地阴阳者也。从者生，逆者死。"医圣张仲景所论六经病"欲解时"，如"太阳病欲解时，从巳至未上""阳明病欲解时，从申至戌上""少阳病欲解时，从寅至辰上"等，也是基于天地阳气对人体的影响。

临床常见证型如下所述。

（1）气虚证：上午微热，下午热退，常伴见神疲乏力、气短、懒言、自汗、舌淡、脉虚等症。本证多见于素体气虚或疾病久耗者。卫气虚而不能出表，清阳被郁肌腠之下，故上午天地阳气升腾之时，天地阳气与卫气相合而出现微热。

（2）阴虚证：午后或夜间发热或热势升高，但总体热势较低，常伴见盗汗、胸中烦热、手足心发热、舌红苔少、脉细数等症。本证多见于素体阴虚，或老年阴亏，或汗、吐、下、亡血、亡津之后，或慢性疾病久耗阴液，或急性热病后期伤阴者。本证多由阴液不足，阴不制阳，午后及夜间又并见阳气从阳入阴，虚热内蒸加重所致。

（3）阳明腑实证：潮热，热势整体较高，多在日晡之时（15：00～17：00）热势进一步上升，常伴见大汗、口渴喜冷饮、腹胀硬结而拒按、大便秘结或热结旁流、舌红苔黄燥、脉沉实有力等症。本证也称肠热腑实证，多见于邪热炽盛以致汗出过多或误用汗剂以致津液外泄者。邪热蕴结肠腑，津液耗散则肠中燥，热邪与肠中糟粕相搏结，最终形成燥屎内结。日晡之时，地气温度较高，天地阳气当旺，天地与人两阳相合，故见热势上升，表现为特殊的日晡潮热之象。

（4）湿热蕴结证：患者虽自觉身热，但初按肌肤多不甚热，扪之稍久才觉灼手，即身热不扬，热势也多在午后上升，消退后余热不净，常伴见口渴不多饮、心烦、胸脘痞闷、身体困重、舌红苔黄腻、脉滑数等症。本证多见于湿温病，又称湿温潮热，是湿热病常见热型。热为湿遏，气机不畅达，故午后天地热加而发热甚，但消退后余热不净。

（5）血瘀证：午后或夜间发热，常伴见面色黧黑、肌肤甲错、口干不欲饮、舌质紫暗、舌面紫斑紫点、脉涩等症。本证多见于癥瘕、跌仆损伤等瘀血久积者。本证多由瘀积日久，郁而化热，损及营阴所致。若因产后恶露不去、瘀热内结、病发午后潮热者，也称产后潮热。

（6）伤暑证：早热暮凉，或暮热早凉，常伴见恶热、汗出、口渴、心烦、神疲乏力、肢体困重、小便短黄、苔黄腻、脉濡数等症。本证多见于夏季感受暑热之邪或较长时间处于高温湿热环境者。暑为阳邪，其性炎热，耗气伤津又多挟湿，暑邪伤及气阴，湿性又兼黏滞，机体顺应天地阴阳消长之力下降，因而表现出早热暮凉或暮热早凉的潮热特点。

3. 骨蒸潮热

骨蒸潮热是指患者自觉有热自骨内向外透发的症状。

"骨"有深层之意，"蒸"有熏蒸之意，"潮"多指阵发性或如潮水滚滚而来。骨蒸潮热的特点是热气自里向外透发，蒸蒸而出，热势阵发如潮水，滚滚而来，但发热通常无时间节律，与潮热之定时发热或定时热甚有所不同。

骨蒸潮热的基本病机为精血津液不足，阴不敛阳，虚热内生，蒸蒸而出。《诸病源候论•虚劳病诸候•虚劳骨蒸候》曰:"夫蒸病有五:一曰骨蒸,其根在肾,旦起体凉,日晚即热……二曰脉蒸,其根在心……三曰皮蒸,其根在肺,必大喘鼻干,口中无水……四曰肉蒸,其根在脾……五曰内蒸,亦名血蒸。所以名内蒸者,必外寒而内热,把手附骨而内热甚,其根在五脏六腑。其人必因患后得之,骨肉自消,饭食无味,或皮燥而无光泽。蒸盛之时,四肢渐细,足跗肿起。"

临床常见证型为肝肾阴虚证。低热,发热无定时,持续时间或长或短,以午后或夜间低热者为常见,热自骨内向外透发,常伴见腰膝酸软、头晕目眩、两目干涩、胁肋隐痛、口燥咽干、舌红苔少、脉细数等症。本证多见于老年人。本证多由肝肾阴虚,水不涵木,阳气偏亢,午后卫阳渐入于里,夜间卫阳行于里,虚热蒸腾加剧所致。

4. 五心烦热

五心烦热是指手足心发热及自觉心胸烦热的症状。

五心烦热在概念层面有两种理解。

第一种理解是没有手足心发热,即患者全身及手足心的体温无异常,"五心"不是指具体的手足心和心胸部位,而是泛指内心感觉,患者自觉心胸有虚烦灼热感,这种情况以列入烦热辨之为宜。

第二种理解,"五心"是指手心、足心、心胸。患者舌下温度通常在正常范围之内,但见五心烦热,以两只手手心发热最常见,手心温度可达 38℃左右,其发热多局限在手腕横纹到掌指横纹之间,常以劳宫穴为中心热甚,触诊手心多温热,热势通常不高,患者因自觉掌心发热而喜抚触凉润之物。其甚者,患者可自觉掌心灼热,尤以夜间明显,从而影响睡眠,常需以凉水或冰块降温。此外,也有手足心体温正常而自觉发热者。临床上,手心与足心同时发热者也较多见,但也有手心热而足心热不甚或足心热而手心热不甚者。

五心烦热多属虚劳范畴,多由禀赋不足、烦劳太过、饮食不节、疾病耗伤等,导致脏腑虚损、气血阴阳虚衰。《素问•通评虚实论》概括为"精气夺则虚"。《诸病源候论•虚劳病诸候•虚劳病诸候》所言"五劳七伤"概括了脏腑虚损的病因及病位,"五劳"即心劳、肝劳、脾劳、肺劳和肾劳,"七伤"即大饱伤脾,大怒气逆伤肝,强力举重、久坐湿地伤肾,形寒寒饮伤肺,忧愁思虑伤心,风雨寒暑伤形,恐惧不节伤志。

五心烦热有明显发热部位者,手心常以劳宫穴为中心热甚,足心常以涌泉穴为中心热甚。针灸学说认为,腧穴是指人体脏腑经络气血输注于体表的特殊部位。劳宫穴为手厥阴心包经荥穴,涌泉穴为足少阴肾经井穴。根据经络学标本根结理论,经气所出者为"井",经气所溜者为"荥",《难经•六十八难》认为"井主心下满,荥主身热"。此外,中医学认为"心不受邪,而以心包代之",因此,手足心发热提示心肾病变。心为君主之官,主血脉主神志,心为火脏而主通明,忧愁思虑既可耗伤心之气血阴阳,又可郁而导致心火亢旺,以致经脉之气失衡,可见掌心发热。肾藏精,为水火之宅,主蛰守位,为一身阳气之根本。心肾相交,水火既济,方得心火不亢而肾水不寒。若阴阳失交,水火失调,则相火内寄,蕴郁于下,可见足少阴肾经井穴为中心的足心发热。

五心烦热有虚实之分,阴虚之虚热内生,内热之郁而不得外泄,皆可出现本症。

《黄帝内经》论手足心发热,称"掌中热""手心热""足下热",与经脉循行有关,如《灵枢·经脉》曰："肺手太阴之脉……上鱼，循鱼际，出大指之端。其支者，从腕后直出次指内廉，出其端……是主肺所生病者……掌中热……心手少阴之脉……入掌内后廉，循小指之内出其端……是主心所生病者……掌中热痛……肾足少阴之脉，起于小指之下，邪走足心，出于然谷之下……是主肾所生病者……足下热而痛……心主手厥阴心包络之脉……入掌中，循中指出其端；其支者，别掌中，循小指次指出其端。是动则病手心热……是主脉所生病者……掌中热。"《素问·刺热》曰："肾热病……足下热。"据《黄帝内经》文义，手足心热的病机主要责之于相关经脉及其脏腑病变，手三阴经有热可致手心热，肾热可致足心热。

临床常见证型如下所述。

（1）阴虚证：手足心热，心胸烦热，午后或夜间尤甚，患者常欲手握冷凉之物，睡眠时手足喜欢伸出被子之外，常伴见潮热、盗汗、两颧潮红、心烦失眠、舌红少苔、脉细数等症。本证可兼见心阴虚证、肺阴虚证、脾阴虚证、肝阴虚证、肾阴虚证、肝肾阴虚证等证候表现。

（2）血虚证：手足心热，心胸烦热，劳作可加重症状，常伴见面色无华、头晕、目眩、失眠、舌淡、脉细弱等症。本证多由阴血虚、阳气浮越所致，可兼见心血虚证、肝血虚证、心脾两虚证等证候表现。

（3）气阴两虚证：手足心热，心胸烦热，常伴见低热、暮热早凉、汗出、口渴、心烦不寐、神疲乏力、舌红少津、脉细数等症。本证多见于外感热病迁延日久，余热未清，留伏阴分，伤及气阴者。本证多由热病余邪合于阴虚内热、热随经脉达于手足心所致。

（4）火郁证：心胸烦热，手足心热，常伴见情志不舒、急躁易怒、头胀、口苦、便秘、尿赤、舌红、脉数等症。本证属于实证，多见于所欲不遂者。本证多由五志过极，气郁不舒则化火，火郁于内，不得宣达，热随经脉达于手足心所致。

5. 烘热

烘热是指自觉置身炉火之上烘烤样发热的症状。

烘热的特点多为阵发性发热，发作时间无规律性，持续时间或长或短，发热时蒸蒸热盛，触诊可有明显热烫感。患者自觉像置身炉火之上，脸部及心胸部热感更甚。烘热常伴见汗出，上半身明显（尤其在心胸部），甚则汗透衣衫。烘热时还可见皮肤潮红，多见于面、颈、前胸部，亦可波及下腹、躯干和四肢。由于阵发性烘热，患者常欲脱衣、袒臂、开窗、打扇或走向户外。烘热停歇后，通常汗出即止，皮肤潮红消退，但可持续出现一定时间的心悸、头痛、头晕、烦躁、口干等症状。

烘热多发于更年期，是肾精虚衰，天癸将竭，任脉、督脉、冲脉"一源三歧"气血衰少，阴不制阳，虚阳上越的征象。《素问·上古天真论》认为女性生理变化以七岁为度数，男子生理变化以八岁为度数，"女子七岁……七七，任脉虚，太冲脉衰少，天癸竭，地道不通，故形坏而无子也。丈夫八岁……七八，肝气衰，筋不能动，天癸竭，精少，肾脏衰，形体皆极。"肾藏精，主生长发育与生殖，女性年龄在"七七"前后（男性为"七八"），肾精亏虚，天癸将竭，对十二经脉气血起调节溢蓄作用的任脉、督脉、冲脉之气血衰少，阴不制阳，虚阳自胞宫"一源三歧"而上越，故见蒸蒸烘热。

临床常见证型如下所述。

（1）肾阴虚证：阵发性烘热，常伴见腰膝酸软、耳鸣、五心烦热、口燥咽干、男子遗精或早泄、女子经少或经闭、舌红少苔、脉细数等症。本证多由肾阴虚衰，人体阴液之根本衰竭，阴不制阳，虚热内扰，虚热随"一源三歧"而上越所致。

（2）肝肾阴虚证：阵发性烘热，频繁发作，发则热势壮盛，常伴见汗出、颜面潮红、头晕、耳鸣、心烦易怒、烦躁不安、腰膝酸软、舌红苔少、脉细数等症。肝藏血，肾藏精，精血同源互化，肝肾阴虚，则虚热内扰而发烘热。

（3）肾阳虚证：阵发性烘热，热势不甚，发热持续时间较短，常伴见腰膝酸软、冷痛、畏寒肢冷，下肢尤甚，性欲减退、男子阳痿、大便稀溏或五更泄泻、夜尿增多、舌淡、脉沉细等症。五脏藏精，精化气，气分阴阳，故肾阳虚之本质仍是肾精不足，以致天癸将竭，任、督、冲脉气血衰少，阴不制阳，虚阳自胞宫"一源三歧"而上越所致。本证若进一步发展，可导致脾肾阳虚证。

（4）心肾不交证：阵发性烘热，以面部、心胸为甚，常伴见心悸怔忡、虚烦不寐、五心烦热、盗汗、耳鸣、腰膝酸软、舌红少津、脉细数等症。本证多见于肾阴亏虚不济心火或心火内炽不温肾水者。本证多由水火既济失调，虚阳上越或心火上炎所致。

（5）肝郁气滞证：阵发性烘热，每发于情绪波动之后，常伴见胁肋、乳房、小腹胀痛，甚或周身疼痛、口干、口苦、喜叹息、多疑多虑、舌淡、脉弦等症。本证多见于更年期患者。本证多由肝失疏泄，调畅精血失常，郁而内热，阵发性上扰所致。

6. 夜热早凉

夜热早凉是指发热起于夜间，午夜之后热甚，至黎明其热自退，体温回复正常的症状。

夜热早凉的基本病机是阴血伏热，即营阴耗伤，阴不制阳，血中虚热蒸腾。卫气昼行于阳夜行于阴，入夜后卫阳入里，与"阴血伏热"纠合，内郁而发热。及至平旦，卫气出行于阳，开腠理而热得泄，热象自退。故《温病指南·风温下焦》曰："夜热早凉，热退无汗者，邪热深伏阴分，热自阴来也。"《医碥·四诊·问昼夜轻重》曰："阴虚而阳邪陷于阴分，则气行阴二十五度而病发，故夜热而昼凉。"

临床常见证型如下所述。

（1）阴虚证：夜热早凉，常伴见盗汗、口燥咽干、舌红少津、脉细数等症。本证多见于老年阴虚者。阴液亏虚，阴不制阳，虚热内生，入夜与卫阳相合则热甚，平旦卫阳出则静。《景岳全书·理集·杂证谟·虚损》曰："虚损夜热……此皆阴虚内热，水不制火也。"《证治汇补·外体门·发热》曰："阴血既伤，阳气独盛，发热不止，向晚更甚。"

（2）营分证：夜热早凉，常伴见心烦不寐、口渴不甚或不渴，或渴不多饮、舌红绛、脉数等症。本证"夜热"的热势不高，多由外感温热之邪未解而入营血，导致营阴耗伤、阴血伏热所致。如《吴鞠通医案·伏暑》曰："邪气深入下焦血分，夜热早凉。"

（3）血瘀证：夜热早凉，常伴见面色黧黑、肌肤甲错、口干不欲饮、舌质紫暗、舌面紫斑紫点、脉涩等症。本证多由瘀积日久，郁而化热，损及营阴，阴血伏热所致。如《温疫论·蓄血》曰："昼日热减，至夜独热者，瘀血未行也。"《温病指南·风温下焦》曰："夜热昼凉……邪盛而蓄血也。"

7. 夏季热

夏季热既是一个疾病名称，也是一组症状群的统称。其特征是暑天逐渐起病，随气温升高而体温也升高，舌下温度可达 38～39℃，天气越热，体温越高。一天之中，体温随气温变化而变化，通常凌晨最低，午后升高，具有暮热早凉特点。天气转凉或气温下降，体温也随之降低，发热期可持续 1～3 个月。

夏季热好发于夏季，经久不退，入秋自愈，故称夏季热，又称暑热证。多见于 1～2 岁小儿，故又称小儿夏季热。成人也可见之，尤以女性为多。

夏季热属于潮热范畴，总属气阴两虚，气的温煦凉润功能失调，不能适应夏令炎热气候熏蒸所致。

临床常见证型为气阴两虚证。其夏季出现暮热早凉，气温越高则发热越重，常伴见烦躁、汗出、口渴、多饮、多尿、舌红、脉细数等症。本证多由暑热伤及气阴所致，成人以暑热伤及肺胃气阴为多见。婴幼儿阴气未充，阳气未盛，体温调节功能尚不完善，故入夏易发，尤其多见于肺脾气虚小儿，部分患儿可连续发病数年。

8. 身热不扬

身热不扬是指患者发热，但初扪肌肤不觉很热，稍久即感灼手的症状。

身热不扬的基本病机是湿遏热伏。

临床常见证型为湿热蕴结证。发热，午后热甚，身热不扬，汗出而热不退，常伴见胸脘痞闷、腹胀、食欲不振、头身困重、四肢倦怠乏力、小便黄赤、舌苔黄腻、脉濡数等症。本证多见于外感湿热病者。湿性黏滞，热为湿遏，不能宣散透发，以致发热在里，热势不扬，故初扪肌肤不觉很热，稍久即感灼手。

9. 头热

头热是指患者自觉头部发热的症状。头热常与面热并见，合称"头面热"。

头为诸阳之会，十二经气血皆上荣于头。《灵枢·邪气脏腑病形》曰："面热者，足阳明病……小肠病者……当耳前热。"火气循经脉上行，发越于头面，可见头热。

临床常见证型如下所述。

（1）风热犯表证：自觉头部发热，常伴见发热重恶寒轻、头胀痛、面赤、汗出、口渴、脉浮数等症。本证多见于体质壮实之人外感风热者。由风热犯表，热气随经脉上炎头面所致。

（2）阳明经证：头面蒸蒸发热，常伴见全身壮热、大汗出、大渴引饮、面赤、气粗似喘、苔黄燥、脉洪大等症。本证多由外感病邪内传阳明，化燥化热，邪热充斥阳明经脉，循经上炎头面所致。

（3）肝火炽盛证：头面发热，随情绪波动而变化，常伴见心烦易怒、面红目赤、耳鸣、夜寐不安、胁痛、口苦、舌红苔黄、脉弦数等症。本证多见于情志不遂，或性急易怒，或忿恚恼怒者。足厥阴肝经"上入颃颡，连目系，上出额，与督脉会于巅。其支者，从目系下颊里，环唇内"，肝气失于条达，郁而化火，火气循经上炎头面，故可见头热。

（4）肝阳上亢证：头面烘烘发热，常伴见烦躁、头胀、耳鸣、口苦、胁痛、腰膝酸软、头重脚轻、步履不稳、舌红少津、脉细数等症。本证多见于长期忿恚恼怒，火气内郁，暗耗肝肾之阴者。肝肾阴亏于下，阴不制阳，以致肝阳亢逆于上，火气循经上炎头面，故见头热。

（5）虚阳浮越证：本证之头热，热势轻微，常伴见两方面证候：一是假热之象，即面赤多为颧红如妆（暴露、潮红、时隐时现），身热却反欲添衣被，自感烦热却无胸腹灼热，口渴却不欲饮（或不多饮，或喜热饮），脉浮大却按之无力；二是真寒之象，如四肢厥冷、下利清谷、小便清长、舌淡苔白。本证多见于外感病后期，邪客少阴，阴寒内盛，阴盛格阳，虚阳浮越于外所致。

10. 舌热

舌热是指自觉舌体发热的症状。

心开窍于舌，心气通于舌。足阳明胃经与手阳明大肠经入齿挟口，足少阴肾经挟舌本，足太阴脾经循行至舌本、舌下，故舌热之症主要与上述经脉的火气上逆有关。

临床常见证型如下所述。

（1）阳明腑实证：舌感灼热，常伴见口气臭秽、腹胀、便秘、尿黄、舌红苔黄、脉数等症。本证多见于长期嗜酒、过食辛辣者。本证多由邪热聚结胃肠，循阳明经上犯口舌所致。

（2）心火亢盛证：舌尖热，常伴见口舌生疮、面赤、口渴、舌红、脉数等症。本证多见于七情失度，或过食辛辣者。本证多由心火亢盛、上炎口舌所致。

11. 背热

背热是指自觉背部发热的症状。

背热在临床较为少见，其所发者，多见于老年阴虚之人，常为夜间发病，故多并见夜热早凉。本症较少单独出现，常与身热、胸热等并存，故也有合称"肩背热""胸背热""项背热"者。

临床常见证型如下所述。

（1）肺热炽盛证：背热，常伴见胸背胀痛、咽干、咳嗽、咳吐黄痰、大便秘结、面赤、舌红苔黄、脉数等症。本证的主症仍是咳嗽，背热属于兼症。本证多由邪热郁积于肺，胸中气机不利，导致肺之分野（背部）出现热感。

（2）肾阴虚证：腰脊背皆热，常伴见形体消瘦、腰脊酸软、手足心热、盗汗、口燥咽干、舌红少津、脉细数等症。本证多见于老年肾阴亏虚者。肾经与膀胱经互为表里，肾阴不足，虚火循腰脊而引至背所致。

【文献辑要】

《诸病源候论·热病诸候·热病解肌发汗候》：病已经五六日，然其人喉口不焦干，心腹不满，又不引饮，但头痛，体壮热，脉洪大者，此为病证在表。

《景岳全书·传忠录·里证》：身虽微热，而濈濈汗出不止，及无身体痠痛拘急，而脉不紧数者，此非热在表也。

《广瘟疫论·表证·发热》：发热表证居多，亦有里证发热，半表半里发热，余邪不尽复出于表发热，邪退正虚发热。而表证发热，脉不浮、不沉而数，寸大于关尺，热在皮肤，扪之烙手，久按反轻，必兼头痛、项强、腰痛、胫酸，或头面、身体、皮肤有红肿疼痛。诸证不必全现，有一于此，便是表证发热……里证发热，脉或滑，或沉数，或洪滑，关尺盛于寸，热必在肌肉、筋骨，初扪热轻，久按热甚，必兼烦渴，胸腹满，大便或不通，或自利，或便血及脓，小便黄赤，或谵妄、狂昏。诸证虽不必全现，必兼二、三证方是里证发热……半表半里发热，脉多弦，胸胁满，或热或止，或口苦咽干，目眩耳聋，或目赤，或喜呕心烦，或兼见表里证。

二、恶　寒

【症状特征】

恶寒是指患者自觉怕冷（无风自冷），避之（加衣物或近火取暖等）不能缓解的症状。若仅有恶寒而无身体震颤者，又称"身寒""外寒"。自觉恶寒又兼震颤者，又称"寒战"。

【症机辑要】

寒，是指患者体温下降，或局部发凉，或患者感觉怕冷。有两个层面的意义，一是全身或某个局部的体温低于正常生理范围，二是体温正常但有怕冷的感觉。

寒热症状是由感受邪气的性质和机体的阴阳盛衰两个方面决定的。怕冷是机体阴阳失衡的结果，一方面源于阴气偏盛，阴气宁静有余而阳气温煦不及，导致机体功能障碍或减退，反应性减弱，产热不足，可见实寒症状；另一方面源于阳气虚损，阳气温煦作用减弱，功能活动减退，可见虚寒症状，此即《素问·调经论》所云："阳虚则外寒……阴盛则内寒。"

恶寒是正邪交争于肌表，卫阳失于宣达的表现。《伤寒论·辨太阳病脉证并治法》云："太阳病，或已发热，或未发热，必恶寒。"寒为阴邪，易伤阳气，主凝滞，主收引。机体感受寒邪时，邪气犯表，机体保护性地引起玄府闭固，以拒邪入内，但同时也导致卫气不能外达以温煦肌表，因而有怕冷的感觉。此时，卫阳被遏制而不能外达于表，虽加衣物或近火取暖，寒冷感也无明显缓解，《黄帝内经》对此解释颇为透彻，如《灵枢·口问》曰："人之振寒者，何气使然？岐伯曰：寒气客于皮肤，阴气盛，阳气虚，故为振寒寒慄。"《素问·调经论》曰："阳受气于上焦，以温皮肤分肉之间。今寒气在外，则上焦不通，上焦不通，则寒气独留于外，故寒慄。"因此，中医学认为"有一分恶寒便有一分表证"。

此外，正邪交争于半表半里，也可以出现恶寒症状。例如，少阳证表现为寒热往来，恶寒与发热交替发作；此外，邪伏募原的半表半里证，阳虚湿困而复感寒邪时，可见恶寒不发热，或寒多热少。

【证型辑要】

（1）风寒束表证：恶寒，常伴见头身疼痛、项背强急、无汗、鼻塞、喷嚏、流涕、舌淡苔薄、脉浮紧等症。本证多由外感风寒，邪正交争于肌表，阻遏卫阳宣发和温煦所致。

（2）风寒犯肺证：本证的主症是咳嗽，恶寒只是重要的伴随症状。常伴见咳吐白痰、鼻塞流涕、头身疼痛、无汗、苔薄白、脉浮紧等症。本证多由外感风寒邪气，侵犯肺卫，肺失宣肃，卫失温煦所致。

（3）凉燥证：恶寒重发热轻，常伴见口、唇、鼻、咽干燥，头痛，无汗，咳嗽，痰少，舌干，脉浮紧等症。本证多见于深秋干燥季节，或居处干燥环境而感寒者。凉燥邪气，既燥且寒，其恶寒之症由寒伤阳气所致。

（4）疮毒内陷证：恶寒，甚则寒战，常伴见发热、汗出、疮疡局部红肿疼痛、舌红、脉数等症。本证多见疮疡初期，属于疮毒邪气较重者。正邪剧烈交争于表，可见恶寒。

【类症辑要】

1. 恶风

恶风是指遇风觉冷，避之可缓的症状。

恶风与"恶寒"性质相近，"恶寒"都兼有"恶风"，"恶风"多伴有"恶寒"。一些医家认为，两者皆属恶寒，只是程度轻重不同，在外感病中无本质区别，如《中医内科证治概要·恶寒》曰："恶寒有轻重程度不同，重则恶寒战栗，四肢厥冷，轻则微恶风寒而已，亦称恶风。"若细微分辨，恶风突出表现为怕风的感觉，遇风即感觉寒冷战栗，避之可以缓解；恶寒则是无风自冷，避之不能缓解。

风为阳邪，其性开泄，易袭阳位。风邪为病，易犯肌腠，从而干扰卫气温分肉、司开合的功能。遇风觉冷，一是玄府开而风邪入，二是卫失其温；避之可缓，是远离风邪，或加衣物或近火取暖之故。《素问·风论》指出："故风者百病之长也，至其变化乃为他病也，无常方，然致有风气也……肺风之状，多汗恶风……心风之状，多汗恶风……肝风之状，多汗恶风……脾风之状，多汗恶风……肾风之状，多汗恶风……胃风之状，颈多汗恶风……首风之状，头面多汗恶风。"

此外，肺主皮毛，肺脏受邪，亦可见恶风之症，如《素问·刺热》云："肺热病者，先淅然厥，起毫毛，恶风寒。"《素问·评热病论》云："劳风法在肺下，其为病也……恶风而振寒，此为劳风之病。"

临床常见证型如下所述。

（1）风邪袭表证：恶风，常伴见发热、汗出、头痛、肌肤瘙痒、脉浮等症。本证多由风搏肌肤所致。风邪为病，常兼夹他邪，若风热犯表，还可见口渴、咽喉痒痛等症；若风寒束表，可兼见头身疼痛、无汗等症；若风湿袭表，可兼见骨节疼痛、身体困重等症。

（2）表虚证：恶风，常伴见自汗、易感冒、舌淡、脉浮缓等症。本证多见于素体虚弱，或大病久病耗伤正气者。本证多由正气亏虚、卫表不固、腠理开泄所致。

2. 寒战

寒战是指恶寒战栗，在怕冷的同时全身不自主地颤抖的症状，又称"振寒""寒栗"

"战寒""寒战""战栗"等。

在外感疾病中，寒战是正邪剧烈交争的表现，寒战症状独立存在的时间很短，常迅速出现发热症状，成为恶寒发热或寒热往来。若寒战之后，继见轻微发热者，多为阳气来复、正气充实的征象；若寒战之后不发热，或战汗之后出现四肢厥冷、脉微欲绝，多为阳虚内寒或亡阳之候。

在内伤疾病中，寒战是机体鼓动阳气抗邪的征象，寒战症状可能存在较长时间。秦伯未《中医临证备要》指出，若仅为"形体耸动"者，当为"振寒"，是阳虚不能卫外之故，一般会伴有四肢沉重，小便不利等症。

临床常见证型如下所述。

（1）风寒束表证：恶寒战栗，常伴见发热、头身疼痛、舌淡苔白、脉浮紧等症。本证多见于外感表证者，由正邪交争于肌表所致。

（2）阳虚证：畏寒战栗，常伴见四肢不温、口淡不渴、小便清长、舌淡苔白、脉沉细等症。本证多见于素体阳气亏虚，或久病耗伤阳气者。本证寒战症状并非正邪交争，而是阳气亏虚、肌表失于温煦所致，故患者表现为时时怕冷、遇寒则振振寒战。

（3）疮毒内陷证：恶寒战栗，常伴见疮疡局部红肿热痛、发热烦渴，甚或神昏谵语、脉数等症。本证多由疮疡较严重，疮毒较盛，邪毒内陷，正邪剧烈交争所致。

（4）半表半里证：先有呵欠乏力，继则恶寒战栗，寒罢即见高热，大汗出，常伴见肢体酸痛、头痛、口渴、神疲乏力、脉弦等症。本证多见于疟疾者。正邪交争于半表半里，邪趋于内则恶寒，正邪剧争则寒战，抗邪于外则发热。

3. 畏寒

畏寒是指自觉怕冷，避之（加衣物或近火取暖等）可以缓解的症状。

畏寒多为里寒证，但需辨析其邪正盛衰，明确疾病虚实。一是阳虚畏寒。气是构成和维系人体生命活动的基本物质，气分阳气与阴气，阳气具有温煦与防御功能，此即《素问·生气通天论》所言"阳气者若天与日"，《灵枢·刺节真邪》所言"人气在外，皮肤缓，腠理开……寒则地冻水冰，人气在中，皮肤致，腠理闭。"临床中各种原因引起阳气虚损，肌体失于温煦，皆可表现出畏寒症状。此时，添加衣物等措施是减少阳气耗散，近火取暖等措施是外助阳气，都有助于畏寒症状的缓解。此类患者，常伴见蜷卧、少气、乏力、舌质淡、脉迟弱等症，为阳气不足之里虚寒证。二是邪实畏寒。若寒邪过盛，直中于里，损伤阳气，也可出现畏寒症状。此为邪气入里之里实寒证，发病急骤，病程较短，主要表现为寒邪凝滞收引症状，如脘腹冷痛、痛而拒按、得温痛减、四肢挛急等。

通常情况下，恶风、恶寒、寒战多出现在外感疾病中，畏寒多出现在内伤疾病中。

临床常见证型如下所述。

（1）心阳虚证：畏寒，常伴见面色㿠白、心悸怔忡、胸闷气短，甚或胸痛、自汗、唇舌青紫、苔白滑、脉细弱等症。本证多见于慢性心肺疾病者。本证多由心阳亏虚，胸阳不振，虚寒内生所致。

（2）肺阳虚证：畏寒，常伴见咳嗽、咳吐白色清稀痰或风泡样痰、胸闷、气喘、口唇青紫、舌淡、脉细弱等症。本证多见于慢性肺病或老年肺虚者。本证多由肺阳虚衰，肺失宣肃，虚寒内生所致。

（3）脾阳虚证：畏寒，常伴见手足不温、脘腹绵绵冷痛、喜温喜按、面色㿠白、食少纳差、腹胀、便溏、舌淡苔白、舌体胖大或有齿痕、脉沉迟无力等症。本证多见于素体脾虚，或过食生冷，或过用苦寒者。本证多由脾阳虚衰，失于温运，虚寒内生所致。

（4）肾阳虚证：畏寒，常伴见腰膝冷痛、下肢不温，甚则足部厥冷、小便清长、夜尿频多、男子遗精、女子带下、舌淡苔白、脉沉细无力等症。本证多见于素体阳虚，或老年肾阳虚衰，或久病伤阳者。肾阳为一身阳气之根本，肾阳虚，机体失于温煦，故见畏寒。本证日久，可见脾肾阳虚证，表现为腰腹皆冷、久泻久痢、五更泻、完谷不化等症。

（5）胃阳虚证：畏寒，常伴见胃脘冷痛、绵绵不已、喜温喜按、泛吐清水或不消化食物、口淡不渴、舌淡、脉沉迟无力等症。本证多见于长期过食生冷，或过用苦寒，或久病损及胃阳者。本证多由胃阳不足，虚寒内生所致。

（6）大肠虚寒证：畏寒，常伴见腹部冷痛、喜温喜按、下利无度，或大便失禁、舌淡苔白、脉弱等症。本证多见于久泻久痢者。本证多由久泻伤阳，虚寒内生所致。

（7）胞宫虚寒证：畏寒，常伴见下腹部冷痛、喜温喜按、痛经、月经周期延后、量少、色暗、舌淡、脉弱等症。本证多见于肾阳虚衰，或下腹长期受寒，或产育过多者。本证多由命门火衰，胞宫失于温煦，虚寒内生所致。

4. 恶寒发热

恶寒发热是指恶寒与发热同时并见，恶寒之中伴有发热，发热之中伴有恶寒的症状。

恶寒发热的特点是恶寒与发热并存，《东垣十书·辨寒热》曰："外伤寒邪，发热恶寒，寒热并作，其热也，翕翕发热，又为之拂拂发热，发于皮毛之上，如羽毛之拂。"《中医临证备要·恶寒》也指出："有的一边发热，一边仍然恶寒，有的发热后，恶寒轻减。"恶寒发热症状的"寒"与"热"也并非一定要程度均等，可包含恶寒重发热轻、发热重恶寒轻、发热轻而恶风等情形。

恶寒发热是外感表证的主症之一，是外感表证初起，卫气与外邪相争于肌表的表现。外邪束表，郁遏卫阳，肌表失于温煦，故恶寒。卫阳失宣，郁于肌腠之下，则发热。若感受寒邪为主，束表遏阳之势重，则恶寒重发热轻；若感受热邪为主，热邪助阳，则发热重恶寒轻；若感受风邪为主，风性开泄，玄府不闭，卫阳外泄，则发热轻而恶风。此外，邪正交争程度也可以影响寒热轻重，邪轻正盛，恶寒发热皆轻；邪盛正实，恶寒发热皆重；邪盛正虚，恶寒重，发热轻。

临床常见证型如下所述。

（1）风寒束表证（表寒证）：恶寒重发热轻，常伴见头身疼痛、无汗、鼻塞、喷嚏、流清涕、苔薄白、脉浮紧等症。本证多由感受风寒，正邪相争于肌表所致。

（2）风热犯表证（表热证）：发热重恶寒轻，常伴见身热、头痛、汗出、咽喉痛痒，或见咳嗽、苔薄黄、脉浮数等症。本证多由感受风热，正邪相争于肌表所致。

（3）风邪袭表证（伤风证）：发热轻而恶风，热势轻微，恶风明显，常伴见喷嚏、咽痒，或见咳嗽、苔薄白、脉浮缓等症。本证多由外感风邪，风气搏于肌表所致。

（4）暑热夹寒证：恶寒发热并重，常伴见头胀、周身疼痛、胸部痞闷、恶心欲吐、汗出、口渴、小便黄赤、苔黄腻、脉濡等症。本证属于"阴暑"范畴，多发于夏月炎热暑湿季节。本证多由暑热贪凉而又感寒，暑湿热气与风寒纠结，客于肌表所致。

（5）湿郁肌表证：恶寒发热，常伴见身热不扬、头胀如裹、骨节疼痛、身体困重、苔腻、脉滑等症。本证多见于感受雾露之气或冒雨涉水者。本证多由湿郁肌表，遏郁清阳，卫气失于输布所致。

5. 寒热往来

寒热往来是指恶寒与发热交替发作的症状。其寒时自觉寒而不热，其热时自觉热而不寒，冷一阵热一阵，寒热界线较为分明，一日一发或一日数发。

邪气侵犯机体，正邪相争处于相持阶段，停留于半表半里，邪气既不能完全入里，正气又不能完全抗邪出表。此时，邪正不两立则分争，正胜则发热，邪胜则恶寒，进退交作，故见寒热往来、发无定时。

临床常见证型如下所述。

（1）少阳证：恶寒与发热交替发作，无明显时间规律性，常伴见口苦、咽干、目眩、胸胁苦满、心烦欲呕、脉弦等症。本证多由邪犯少阳，枢机不利，正邪分争于少阳半表半里所致。因邪正盛衰交作，互为进退，时而出阳，时而入阴。出阳则热，入阴则寒，故无明显时间规律性。

（2）气郁化火证：寒热往来，常伴见情绪急躁易怒、面红目赤、心胸烦闷、口苦、咽干、舌红、脉弦数等症。本证多见于所欲不遂而肝气久郁者。肝失疏泄，气机不畅，气不温煦肌表则寒，气郁化火则热，故本证寒热往来常随情绪波动而变化。

（3）热入血室证：寒热往来，常伴见下腹部不适、易怒、烦躁、月经量多，或月经淋漓不净、舌红而干、苔黄燥、脉细数等症。本证多见于妇女经期、产后，或施行人工流产引产术等后，血室（子宫）空虚之际，感受外邪者。邪热乘虚而入，内陷结于血室，与血相搏结，影响气机枢转，故见寒热往来，形如疟状。本证变化多端，还可兼见肝之经脉不利、邪热上扰心神、邪热迫血动血、邪热耗伤阴液等表现。

（4）湿热郁阻证：寒热往来起伏，汗出而热不解，常伴见胸闷、腹胀、呕恶、头痛、烦躁、小便短黄、舌红苔黄腻、脉濡等症。本证之寒热起伏无时间节律性，病势缠绵，由湿热留滞三焦，伏留不解，三焦气化失司所致。

（5）疟疾：寒热往来，反复发作，发有定时，或隔日一发，或多日一发。发作时，先恶寒战栗，继则高热，而后遍身汗出，热退身和。其表现及机制，《素问·疟论》论述颇详："疟之始发也，先起于毫毛，伸欠乃作，寒栗鼓颔，腰脊俱痛。寒去则内外皆热，头痛如破，渴欲冷饮……阴阳上下交争，虚实更作，阴阳相移也。"

6. 身热肢冷

身热肢冷是指身体躯干发热，同时又出现四肢发凉的症状。

　　身热肢冷多见于两类特殊情形，一是温热邪气内陷而导致"热深厥亦深"，二是阴寒内盛而导致"虚阳浮越"。两者虽然都有身热肢冷症状，但其表现和病机却迥然不同。

　　临床常见证型如下所述。

　　（1）真热假寒证：身热肢冷，常伴见肢虽冷却不欲加衣、胸腹按之灼热、面赤、口渴、便秘等症。本证多见于温热病邪热内陷，导致阳热内盛过极，反致阳气郁闭而不能外达四末，出现热深厥深的热极肢厥现象。其"真热"可表现为高热、胸腹灼热、烦渴饮冷，甚则神昏谵语、口鼻气热、咽干、口臭、小便短赤、燥屎内结、舌红苔黄燥、脉数有力等症；其"假寒"则表现为四肢厥冷、脉沉。本证的本质为热，假象为寒，特点是四肢凉但躯干热，有寒象但反恶热，脉深沉但数有力。

　　（2）真寒假热证：身热肢冷，常伴见颧红如妆（暴露、潮红、时隐时现）、身虽热却反欲盖衣被、自感烦热却无胸腹灼热、四肢厥冷、下利清谷、小便清长、不欲饮或不多饮或喜热饮等症。本证又称"阴盛格阳证""虚阳浮越证"，由阴寒内盛，逼迫虚阳浮越于上，或格越于外所致。本证的本质为寒，假象为热，其身热为"假热"，其肢寒为"真寒"，特点是身热反欲添衣、口渴却喜热饮、面色浮红如妆、脉大按之无力。

7. 手足厥冷

　　手足冷，轻者又称"手足不温"，一般是指腕、踝以下发冷，温热感不足。其重者又称"厥逆"，是指四肢冷感较重或见皮肤青紫。冷至腕、踝者称"手足厥冷"。冷至肘、膝者称"手足厥逆"。

　　手足厥冷需与"厥证"相区别，厥证是由阴阳失调、气机逆乱所致，以突然昏倒、不省人事、四肢逆冷为主要临床表现的一种病证。

　　手足厥冷的基本病机为气血不达四末、手足失于温煦所致。

　　临床常见证型如下所述。

　　（1）实寒证：手足厥冷，常伴见全身冷、身冷痛、寒战、面色青白、无汗、舌淡苔白、脉紧等症。本证常见于冒雨、涉水、露宿、身处冰雪严寒环境、过食生冷、衣衫单薄等。本证多由寒性凝滞收引，气血运行迟滞，气血难达四末所致。

　　（2）阳虚证：手足不温，常伴见畏寒、神疲乏力、气短懒言、面色㿠白、舌淡苔白、脉沉细等症。本证多由阳气亏虚，手足失于温煦所致。

　　（3）亡阳证：手足厥冷，常伴见冷汗淋漓、汗液清稀、面色苍白、但欲寐、舌质淡、脉微欲绝等症。本证属于危急重证，多见于大汗、大吐、大失血、严重外伤、身中剧毒等，导致阳气暴伤暴脱，阳气极度衰微，失却温煦、推动、固摄所致。

　　（4）真热假寒证：参见"身热肢冷"。

8. 头冷

　　头冷，又称"脑冷"，是指自觉脑户寒冷，喜欢戴帽子，或以头巾裹头、平素不胜风寒，或伴头痛的症状。《黄帝内经》称"头半寒痛"。

　　头冷的基本病机是脑髓失于温养。头为诸阳之会，督脉、足厥阴肝经及诸阳经之经气皆上行于头，经脉行气血以濡脑髓。若气血不足，则经脉空虚，气血无以上荣；若风气偏盛或寒邪侵犯，则脉气不利，气血无以上达。

临床常见证型如下所述。

（1）太阳伤寒证：头冷，常伴见头痛、颈项强痛、身痛、恶寒发热、恶风、鼻塞、流涕、舌淡、脉浮紧等症。本证广泛见于素体气血虚弱而又外感风寒者，发病急，病程短，其头冷痛症状常常随外邪祛除而减弱或消失。太阳主表，为一身之藩篱，此即《素问·热论》"巨阳者，诸阳之属也，其脉连于风府，故为诸阳主气也"之义。足太阳膀胱经循行"起于目内眦，上额交巅……其直者，从巅入络脑，还出别下项，循肩髆内，挟脊抵腰中，入循膂"。风寒侵袭太阳经，经气不利，气血不上达于头，故见头冷，并见头项冷而强痛等症。

（2）寒滞肝脉证：头巅顶冷痛，遇寒加剧，得温则减，常伴见少腹冷痛、阴囊收缩、睾丸抽痛、形寒肢冷、舌淡苔白、脉弦紧等症。本证多见于骤然感受寒邪者，如身体尚热却急入冷水中游泳或劳作，或骤然落入冰冷水流，或突遇暴雨寒气等。本证多由寒邪凝滞足厥阴肝经所致。足厥阴肝经"起于大指丛毛之际，上循足跗上廉……上腘内廉，循股阴入毛中，过阴器，抵小腹，挟胃属肝络胆，上贯膈，布胁肋，循喉咙之后，上入颃颡，连目系，上出额，与督脉会于巅"，寒气急客肝经，寒性凝滞而主收引，肝经气血不畅，筋脉拘急，故见头巅顶冷痛，以及肝经循行所过部位的剧烈冷痛甚或拘挛。

（3）督脉虚寒证：头额及巅顶寒冷或有冷痛，可连脊背，得温则减，遇寒加剧，常伴见畏寒肢冷、腰酸冷、面白无华、舌淡苔白、脉沉细等症。本证多见于大病久病失养，或久居寒湿之地，或腰脊外伤受损，或劳伤过度，或妇女新产后触冒风寒者。《灵枢·经脉》曰："督脉之别，名曰长强，挟膂上项，散头上。"《素问·骨空论》曰："督脉者……贯脊属肾，与太阳起于目内眦，上额交巅上，入络脑。"督脉"总督诸阳"，循脊背而达头巅，入络脑。督脉经气亏虚，阳气失于输布，故见头额及巅顶寒冷之症。

9. 背冷

背冷是指自觉背部上至大椎下至季胁的区域有冷凉感的症状。《伤寒论》称为"背恶寒"，《金匮要略》称为"背寒冷"。

背居阳位，背部中央为脊骨，脊骨内含脊髓，督脉贯脊而行于后背正中，足太阳膀胱经分夹两旁，五脏六腑之精气皆输注于背部膀胱经的背俞穴，两肩胛区又为手三阳经分布之处。

背冷之症，表证以风寒束表为多见，由经气不利所致。至于里证，凡五脏六腑精气不足，阳气不能输布背俞者，皆可引起背冷，但以脾肾之阳虚为多见。

临床常见证型如下所述。

（1）风寒束表证：背心发冷，喜温熨，常伴见头、项、背、肩胛区冷痛，以及恶寒发热、无汗、口淡不渴、舌淡苔薄白、脉浮紧等症。本证为外感风寒邪气，突出表现为寒邪侵袭足太阳膀胱经的症状。足太阳膀胱经循行从头部巅顶向下到项部，过风府，挟脊，抵腰中。寒邪侵犯足太阳膀胱经，经气受阻，气血失于输布，局部失于温煦，故见背部冷凉感。

（2）肾阳虚证：背心发冷，自觉时时有冷风吹拂感，背部喜温熨，常伴见畏寒肢冷、下肢尤甚、面色㿠白或黧黑、小便清长、夜尿频多、性欲冷淡、阳痿、不孕、舌淡苔白、脉沉细等症。本证多见于素体阳虚，或年高肾亏，或久病伤阳，或房劳过度者。腰为肾之府，足少阴肾经"贯脊，属肾，络膀胱"，肾阳虚损，阳气衰微，故见背冷、肢冷及畏寒诸症。本证可进一步发展为脾肾阳虚证，出现背冷、腰冷、腹冷、肢冷等症。

（3）痰饮内伏证：背心发冷，寒冷如冰，形如掌大，常伴见心悸、心下坚满、咳逆倚息、短气不得卧、恶水不欲饮、舌苔白滑、脉滑等症。本证多见于久病体弱或老年气衰者。气虚则不行津液，水湿停聚而日久成饮，痰饮稽留胸胁或心下，胸阳、心阳被遏，阳气失布，故在背俞穴周围可见寒冷。《金匮要略·痰饮咳嗽病脉证并治》描述其症状表现为"夫心下有留饮，其人背寒，冷如手大。"

10. 腰冷

腰冷是指腰部感觉寒冷发凉，如束冰带或如坐水中的症状。

腰是指躯干后部季胁以下、髂嵴以上的部位。腰部中间为脊骨，两侧为肾所在部位，故称"腰为肾之府"。带脉环腰一周，状如束带。

腰冷实证以外感风寒、寒湿为多见，由经气不利所致。腰冷虚证以肾阳虚为多见。临床常见证型如下所述。

（1）风寒束表证：腰部感觉寒冷发凉，伴见症参见"背冷"。

（2）肾阳虚证：腰部感觉寒冷发凉，伴见症参见"背冷"。《诸病源候论·腰背病诸候·肾着腰痛候》云："肾主腰脚，肾经虚则受风冷，内有积水，风水相搏，浸积于肾，肾气内着，不能宣通，故令腰痛……身重腰冷……久久变为水病，肾湿故也。"

（3）腰脊寒湿证：腰及腰以下部位发冷，如坐冷水中，常伴见腰部疼痛、腰部沉重感、下肢浮肿、舌淡苔白、脉紧等症。本证在临床上也有称为寒湿腰痛者，多见于久居寒湿之地，或触寒冒雨，或汗后沐浴，或劳汗当风者，由寒湿邪气留滞、附着于腰部所致。《金匮要略·五脏风寒积聚病脉证并治》称"肾着"："肾着之病，其人身体重，腰中冷，如坐水中，形如水状，反不渴，小便自利，饮食如故，病属下焦，身劳汗出，衣里冷湿，久久得之，腰以下冷痛，腹重如带五千钱。"

11. 阴冷

阴冷是指自觉前阴寒冷的症状。《金匮要略》中称为"阴头寒"。

阴冷在临床上既可表现为单独的自觉症状，也广泛出现在阳痿、遗精、早泄、性欲减退、缩阳等病证。

阴冷有虚实之分，虚证多由肾气不足、命门火衰所致。肾开窍于前后二阴，《金匮要略·血痹虚劳病脉证并治》认为与失精有关："夫失精家，少腹弦急，阴头寒……亡血失精。"《诸病源候论·虚劳病诸候·虚劳阴冷候》认为阴冷属阴阳俱虚的表现："阴阳俱虚弱故也。肾主精髓，开窍于阴。今阴虚阳弱，血气不能相荣，故使阴冷也。久不已，则阴萎弱。"阴冷之实证，多为寒湿侵袭足厥阴肝经，足厥阴肝经"循股阴，入毛中，过阴器，抵小腹"，多见于肝经湿热下注或寒滞肝脉。

临床常见证型如下所述。

（1）肾阳虚证：前阴寒冷，起病缓慢，病程较长，常伴见畏寒肢冷、下肢尤甚、面色㿠白或黧黑、小便清长、夜尿频多、性欲冷淡、男子阳痿、阴囊及阴茎寒冷、阴囊潮湿、睾丸或有抽痛、女子白带量多、舌淡、脉沉迟等症。本证多见于素体阳虚，或年高肾亏，或久病伤阳，或房劳过度者。肾阳虚损，特别是命门火衰，无以温煦阴器，故见阴冷诸症。

（2）寒滞肝脉证：前阴寒冷，常伴见头顶冷痛、少腹冷痛、形寒肢冷、男子阴囊及阴茎寒冷、阴囊收缩、睾丸或有抽痛、舌淡苔白、脉弦紧等症。本证多见于长期感受寒湿邪气或房事后受寒者，起病缓慢，病程较长，也有因急性受寒而发作的情形。寒湿邪气客于足厥阴肝经，寒性凝滞而主收引，气血不达，阴部失煦，故见阴冷。

（3）肝经湿热下注证：前阴寒冷，常伴见阴部区域潮湿不清爽、阴部湿疹、湿痒、臊臭气较重，甚或阴器肿痛、口苦、厌食油腻、苔黄腻、脉弦滑等症。本证多见于嗜食肥甘或外感湿热邪气者。本证之阴冷症状，是由于湿热之邪蕴结肝经，随肝经下注阴部，阴部潮湿，从而自觉寒冷。《张氏医通·大小府门·前阴诸疾》曰："阴痿弱而两丸冷，阴汗如水，小便后有余滴臊气，尻臀并前阴冷，恶寒而喜热，膝亦冷，此肝经湿热。"

【文献辑要】

《素问·骨空论》：风从外入，令人振寒，汗出头痛，身重恶寒。

《诸病源候论·冷热病诸候·病冷候》：夫虚邪在于内，与卫气相搏，阴胜者则为寒。真气去，去则虚，虚则内生寒。视其五官，色白为有寒。诊其脉，迟则为寒，紧则为寒，涩迟为寒，微者为寒，迟而缓为寒，微而紧为寒，寸口虚为寒。

《景岳全书·入集·传忠录·寒热》：病有寒热者，由阴阳之偏胜也。凡阳胜则热，以阴之衰也。阴盛则寒，以阳之衰也。

《东垣十书·辨寒热》：皮肤毛腠者，阳之分也，是卫之元气所滋养之分也。以寒邪乘之，郁遏阳分，阳不得伸，故发热也……其恶寒也，虽重衣下幕，逼近烈火，终不御其寒……其寒热齐作，无有间断也。

《丹溪手镜·恶寒》：不待风而寒，虽身大热而不欲去衣，厚衣犹言冷也，向火不能遏其寒。又云：身大热不欲去衣，表热里寒也。身大寒不欲衣者，表寒里热也。

《诸病源候论·疟病诸候·疟病候》：疟之发以时者，此是邪客于风府，循膂而下。卫气一日一夜常大会于风府，其明日日下一节，故其作也晏。

《广瘟疫论·寒热往来》：寒热往来，寒已方热，热已方寒。亦与疟不同，疟发有时，寒热长短有定，此则寒热无时，长短无定。虽不同于疟，而邪俱在少阳半表半里之间。在传变之初，是由轻入重，始则寒热往来，继则热多寒少，再则但热不寒，至昼夜壮热、谵妄、烦渴毕现。在传变之后，是由重出轻，昼夜壮热，渐减而为发热，有时而止，又减而为寒热往来，又减而为战汗，至脉静身凉而愈。

《黄帝素问宣明论方·诸证门·脑风证》：气循风府而上，则为脑风，项背怯寒，脑户极冷。

三、自　汗

【症状特征】

自汗是指人在清醒状态下，不因劳作、炎热、衣着过暖、服用发汗药等因素而汗出量多，动则尤甚的症状。

出汗是临床常见症状，需明确以下情况。

第一，正常汗出属于生理现象，是人体调节体温、保持阴阳平衡、排出代谢废物的重要方式。人在劳作、运动、环境过热、进食辛辣热物或饮酒、情绪紧张或激动等情况下，气血运行加快，可见不同程度的汗出，故《灵枢·五癃津液别》曰："天暑衣厚则腠理开，故汗出……天寒则腠理闭，气湿不行，水下留于膀胱，则为溺与气。"

第二，少数人由于体质因素，平素易于汗出而不伴其他症状者，当属于体质范畴，不必治疗，如《笔花医镜·儿科证治·盗汗自汗》云："然亦有禀质如此，终岁习以为常，此不必治也。"

第三，在疾病状态下，某些出汗可以引导邪气外出，有助于机体康复。例如，"开鬼门"就是采用汗法治疗，以期邪从汗出，病随汗解，达到祛除病邪的目的。

第四，如果出现不应当出汗却多汗，或应当出汗而不汗出，或汗出时间异常，或汗出部位异常者，多属病态。

【症机辑要】

汗是人体津液外达的表现，《医碥·杂症·汗》曰："汗者，水也，肾之所主也，内藏则为液，上升则为津，下降则为尿，外泄则为汗。"汗的生成，《素问·阴阳别论》曰："阳加于阴谓之汗"，《灵枢·决气》曰："腠理发泄，汗出溱溱，是谓津"，《临证指南医案·汗》曰："阳热加于阴，津散于外而为汗也"。概言之，汗是由阳气蒸化津液，从玄府达于体表而成，故汗出的基本条件包括阳气、津液、腠理三个方面。

自汗的病机主要责之两个方面，一是气虚失固，包括气不固津和气不司玄府闭合，以致津液外泄。劳则耗气，故活动后出汗加重。二是腠理疏松，玄府不密，津液易于外泄。如《类证治裁·汗症论治》曰："自汗者，不因劳动，不因发散，濈然自出，由阳虚不能卫外而固密也。"

【证型辑要】

（1）表虚证：时时自汗出，轻则头额、心胸、腰背、手足湿濡汗渍，重则汗湿衣衫，动则尤甚，常伴见恶风、易感冒、舌淡、脉浮缓等症。本证多见于素体虚弱或大病久病耗伤正气者。本证多由正气亏虚，卫表不固，腠理开泄所致。

（2）气虚证：自汗常作，汗出量多，动则尤甚，常伴见畏寒、易感冒、神疲乏力、气短懒言、舌淡、脉浮缓等症。本证多见于疾病久耗或素体气虚者，尤其是心肺气虚者。心在液为汗，肺主一身之气而外合皮毛。心肺气虚，表卫不固，腠理不密，玄府时时开泄，故自汗常作而量多。临床上，气虚自汗，广泛见于脾气虚、胃气虚、肾气虚等证。此证若在妇女产后出现，以头汗、上半身汗为甚，不能自止，也称为"产后多汗"。但若有失血病史者，通常情况下无汗，偶尔出现自汗症，汗量一般较少，常兼有头晕目眩、心悸、面白无华等症，此为血虚引发气虚，表卫失固，汗液外泄。

（3）阳虚证：自汗，汗出量多，动则尤甚，汗质清冷，汗味偏淡，常伴见畏寒肢冷、面色淡白、舌淡苔白、脉沉无力等症。阳虚自汗，实由气虚加重而不能固表，玄府开泄所致，可广泛见于心阳虚证、肺阳虚证、脾阳虚证、肾阳虚证等。

（4）营卫不和证：汗液溱溱自出，常伴见啬啬恶寒、淅淅恶风、翕翕发热、周身酸楚、脉浮缓等症。本证多见于太阳中风证，《伤寒论·辨太阳病脉证并治法》云："太阳中风，阳浮而阴弱。阳浮者，热自发。阴弱者，汗自出。"认为此证病机属于"阳浮而阴弱"。营气卫气如影随形，营行脉中，卫行脉外，阳主阴从，阴随阳动。若素体表虚之人又外感邪气，卫气浮越而不固腠理，营阴外泄而不内守，易成"阳浮阴弱"之势，营卫失和而致汗出溱溱。

（5）风湿犯表证：自汗断续，汗量不多，常伴见肢体酸痛、身体困重、胸闷、呕恶、小便短少、舌苔薄白、脉浮缓或濡等症。本证常见于触冒风雨湿邪之患者。本证多由风湿侵袭肌表，伤及卫阳，表卫不固，又兼风气开泄所致。

（6）胃热炽盛证：汗液溱溱自出，汗量多，常伴见胃脘灼痛、拒按、消谷善饥、口气臭秽、牙龈红肿热痛、口渴喜饮、大便秘结、小便短黄、舌红苔黄、脉数等症。本证多见于喜食辛辣肥甘或过食温燥者。本证多由胃火炽盛，蒸腾津液外泄所致。需要明确的是，本证若见于儿童或青壮年，症状极轻微，仅见自汗时出，余无他症者，属体质范畴，无须治疗。

（7）暑伤气阴证：频繁自汗，汗出量多，常伴见烦渴引饮、低热、神疲乏力、气短懒言、舌红、苔黄燥、脉洪大无力等症。本证多见于夏季伤暑或长时间身处高温湿热环境者。本证多由暑热伤及气阴，热迫津泄，气不固玄府所致。

【类症辑要】

1. 无汗

无汗是指应当汗出，却不汗出的症状。

因天气寒冷，阳气闭藏，气血趋向于里，可见少汗或无汗，此属生理现象。

外感内伤，新病久病，都可出现无汗之症。外感病中，邪郁肌表，气不得宣，汗不外达，可见无汗。若邪气耗伤津液，津液生成乏源，也可无汗；内伤久病出现无汗，病机复杂，凡血少津亏，阳气虚弱，脏腑功能失调者，皆可导致无汗。

临床常见证型如下所述。

（1）风寒束表证：无汗，常伴见恶寒重发热轻、头身疼痛、颈项强痛、皮肤起粟如鸡皮状、面青或白、舌淡红苔薄白、脉紧等症。此证多见于外感风寒，发病急，病程短。寒客肌表，玄府闭塞，卫气被遏，不能温分肉司开阖，以致汗不出表。

（2）阳虚证：无汗，常伴见畏寒肢冷、腰膝冷痛、神疲乏力、面色㿠白、舌淡苔白、脉沉细等症。阳气亏虚，蒸腾津液的能力下降，则表现为无汗。

（3）血虚证：无汗，常伴见肌肤干燥、头晕、目眩、心悸、面白无华、舌淡、脉细弱等症。本证常见于手术、外伤等有出血史者。血汗同源，若伤血失血，则汗源亏乏，可见无汗，此称"夺血者无汗"。

（4）津液亏虚证：无汗，常伴见口、鼻、舌、咽、皮肤干燥，以及口渴欲饮、尿少、便干、苔燥少津、脉细等症。本证多见于大吐、大泻、大汗、烧伤、高热等疾病，或身处干燥气候及干燥环境，或饮水过少者。津液损耗过多，或津液生成不足，汗源亏乏，故见无汗。

2. 盗汗

盗汗是指睡中汗出，醒则汗止的症状。

盗汗之症，汗出时间不固定，或入睡即盗汗，或睡至半夜后盗汗，或清晨欲醒前盗汗，或夜间反复多次盗汗，一旦觉醒则汗止，故又称"寝汗"。

正常生理状态下，人体阳气出入与日月之行相应。卫气昼行于阳分体表，夜行于阴分脏腑，如《灵枢·卫气行》曰："阳主昼，阴主夜。故卫气之行，一日一夜五十周于身，昼日行于阳二十五周，夜行于阴二十五周。"《灵枢·口问》曰："阳气尽，阴气盛，则目瞑；阴气尽而阳气盛，则寤矣。"人与天地相参，人类正常睡眠-觉醒节律与上述阴阳消长相应，进入睡眠状态时，阳气从阳入阴，醒则从阴出阳。

盗汗与睡眠-觉醒过程的阳气出入密切相关。若机体本身具有阴虚内热，进入睡眠状态时，卫阳从阳分入里，与内热相合，热势上升，蒸腾津液加剧，复因卫阳入里而玄府密固下降，因而睡中汗出；一旦觉醒，卫阳随即从阴分出表，固表之力加强，复又内热减轻，蒸腾津液之势下降，故醒则汗收。《证治汇补·外体门·汗病》云："盗汗者，睡则出汗，醒则渐收。因阴气空虚，睡则卫气乘虚陷入阴中，表无护卫，荣中之火，独旺于外，蒸热而汗。醒则气固于表而汗止。"《张氏医通·杂门·汗》也说："盗汗者，属阴虚。阴虚者阳必凑之，故阳蒸阴分则血热，血热则液泄而为盗汗也。"

盗汗的基本病机是阴虚，但临床也不乏有气阴两虚、阳虚盗汗、血虚盗汗等特例，临证需加分辨。

临床常见证型如下所述。

（1）阴虚证：睡中汗出，醒则汗止，常伴见潮热、颧红、口燥咽干、五心烦热、舌红少苔、脉细数等症。本证在临床极为常见，可广泛见于多个脏腑的阴虚，心阴虚则常伴心悸怔忡，失眠多梦等症；肺阴虚则常伴干咳少痰、胸痛气喘等症；胃阴虚则常伴胃脘隐隐灼痛、纳少等症；肝阴虚则常伴双目干涩、胁肋隐隐灼痛等症；肾阴虚则常伴腰膝酸软、晕眩耳鸣、形体消瘦等症。

（2）气阴两虚证：睡中盗汗，醒后自汗，常伴见形体消瘦、精神萎靡、口燥咽干、舌红苔少、脉细数等症。本证既有阴虚又兼气虚，多见于温病、暑热、虚劳久病等伤及气阴者。本证也称为阴阳两虚证，如《痰火点雪·自汗盗汗》认为"若病久而肌脱肉消者，昼则自汗蒸蒸，夜则盗汗袭袭，又属阴阳两虚也。"

（3）心血虚证：盗汗，汗量不多，常伴见面白无华、唇甲色淡、头晕、心悸、失眠、舌淡、脉细弱等症。本证多见于劳神过度而暗耗心血者。心主血，心在液为汗，血汗同源，但心血虚证所致盗汗，非临床常见，可见于心血不足导致心气浮越者。心气浮越，一则心液不藏，二则虚热内生，故见睡中盗汗。

（4）阳虚证：盗汗，常伴见畏寒、神疲乏力、舌淡苔白、脉沉等症。本证非常见证，但可见素体虚弱、久病亏耗、劳伤过度、房劳或遗精过度等患者，尤其是虚劳患者，因阳虚而导致卫气极弱，人寐则卫气入于里，卫表更虚，腠理开而津液外泄，故见盗汗之症。阳虚盗汗的辨识，《景岳全书·从集·杂证谟·汗证》曰："但察其有火无火，则或阴或阳，自可见矣。盖火盛而汗出者，以火烁阴，阴虚可知也；无火而汗出者，以表气不固，阳虚可知也。"

3. 战汗

战汗是指寒战与汗出同时出现，或先恶寒战栗，辗转挣扎，继而汗出的症状。

战汗与寒战不同，寒战是恶寒战栗，在怕冷的同时全身不自主地颤抖，但并无汗出。

战汗多见于外感热病，是正邪剧烈交争的表现，也是疾病发展的转折点。战汗的转归有两种趋势，一是汗出后脉静身凉，烦渴顿除，此为正气胜邪，病情逐渐好转，属于顺证之象；二是战汗之后热势不退，症见烦躁、脉来急疾，或汗出而四肢厥冷、脉微欲绝，此为正气虚弱、正不胜邪、热复内陷、疾病恶化的危象。

临床常见证型如下所述。

（1）太阳伤寒证：疾病先见恶寒、发热、无汗、脉浮等太阳表证。疾病欲解之时，可见战汗，战汗之后，体温从高热趋于正常，脉静，心烦口渴消除。

（2）疫留气分证：疾病先见高热、烦渴、脉洪大等气分证。疾病欲解之时，可见战汗，战汗之后，体温从高热趋于正常，脉静，心烦口渴消除。

4. 绝汗

绝汗是指病情危重阶段出现的大量汗出，淋漓不止，如珠如油的症状。《黄帝内经》中有"漏汗""汗大泄""脱汗"等称谓。

绝汗是正气已衰极，即将亡阴亡阳的危候，如《灵枢·经脉》曰："六阳气绝，则阴与阳相离，离则腠理发泄，绝汗乃出，故旦占夕死，夕占旦死。"《灵枢·决气》曰："津脱者，腠理开，汗大泄。"《证治汇补·外体门·汗病》曰："凡汗出发润，汗出如油，汗出如珠，汗多喘满，汗雨淋漓，皆不治也。"《秘传证治要诀·虚损门·盗汗自汗》也说："汗出如胶之粘，如珠之凝，及淋漓如雨，揩拭不逮者，难治。"其中，冷汗淋漓如水者，多属亡阳之汗；汗热而黏如油者，多属亡阴之汗；呼吸微弱欲绝而汗出如水者，多属气脱之汗。

临床常见证型如下所述。

（1）亡阳证：冷汗淋漓，汗液清稀，常伴见面色苍白、四肢厥冷、肌肤不温、神情淡漠、呼吸微弱、脉微欲绝等症。本证多见于大汗、大失血、剧毒、严重外伤者。本证多由阳气暴伤或暴脱，阳气极度衰微，失去温煦、固摄、推动之力所致。

（2）亡阴证：汗热而黏，如珠如油，常伴见身热肢温、虚烦躁扰、呼吸急促、面赤颧红、脉细数疾等症。本证多见于大汗、大吐、大泻、大失血、严重烧伤者。本证多由阴液暴伤或暴脱，阴液亏虚欲绝，阴竭阳浮，迫津外泄所致。

（3）气脱证：汗出不止，常伴见呼吸微弱而不规则、目合口开、手撒身软、二便失禁、脉微欲绝等症。本证多见于大汗、大吐、大泻、大失血、极度饥饿、极度疲劳者。本证多由元气衰竭欲脱，气不固津所致。

5. 虚汗

虚汗是指因虚而致汗出量多的症状。

广义层面的虚汗，包括"自汗""盗汗""脱汗"等。狭义层面的虚汗，与自汗极为相似，几乎等同于自汗，但可出现于睡眠中，汗液清冷，俗称"冷汗"。《诸病源候论》总结其特点为"近衣则身热如火，临食则流汗如雨"。

因紧张、惊恐等导致的一过性冷汗，不属于"虚汗"范畴。

虚汗多因平素气虚，卫气不固所致。《诸病源候论》认为虚汗的内因为虚，外因则为感受风邪，如《诸病源候论·虚劳病诸候·大病后虚汗候》云："大病之后，复为风邪所乘，则阳气发泄，故令虚汗。"《诸病源候论·虚劳病诸候·风虚汗出候》云："夫人肉不牢而无分理，理粗而皮不致者，腠理疏也。此则易生于风，风入于阳，若少气口干而渴，近衣则身热如火，临食则流汗如雨，骨节懈惰，不欲自营，此为漏风，由醉酒当风所致也。"关于漏风，是酒后感受风邪所致。《张氏医通·杂门·汗》曰："漏风之状，多汗，常不可以单衣，食则汗出，甚则身汗喘急，恶风衣常濡，口干善渴，不能劳事。"

临床常见证型为气虚证。时发虚汗，多见于头额，也可遍身汗出。轻者动则汗出，重者大汗淋漓。汗前无发热，口不渴，汗出时间较长，甚则终日虚汗出。本证常伴见全身寒冷感、易感冒、精神不振、倦怠乏力、面色淡白、大便稀溏、小便清长、舌淡、脉迟沉等症。本证多见于老年人、儿童、劳力劳神过度及饥饿过度者。本证多由卫气亏虚，腠理不固，汗出当风，津液外泄所致。

6. 黄汗

黄汗是指汗出色黄而染衣的症状。

黄汗见于《金匮要略·水气病脉证并治》"黄汗之为病，身体肿，发热汗出而渴，状如风水，汗沾衣，色正黄如蘖汁。"本症应与身目发黄的黄疸区别，黄汗可以是黄疸病的症状之一，但也可以是一个独立的症状，仅表现为汗出色黄而染衣。

黄汗的基本病机为湿热搏结于玄府，合津液而成黄汗。《诸病源候论·黄病诸候·黄汗候》曰："黄汗之为病……此由脾胃有热，汗出而入水中浴，若水入汗孔中，得成黄汗也。"临床常见证型如下所述。

（1）营卫不和证：汗出色黄而染衣，常伴见身体浮肿、肢体困重、皮中如有虫行、口渴、小便不利、恶风、周身酸楚、脉浮缓等症。本证多见于身热汗出而致玄府开泄之时，即入冷水中，或浴或泳或劳作，或身热而遇雨淋等，热与湿搏结于玄府，营卫不和，湿热合津液从玄府而出，故见黄汗。

（2）湿热蕴脾证：汗出色黄而染衣，常伴见发热、脘腹胀闷、纳呆、恶心欲呕、身微肿、口黏腻、便溏，或见身目发黄、皮肤瘙痒、舌质红、苔黄腻、脉濡数等症。本证多见于素体虚弱或老年患者，又久居湿热环境，以致湿热蕴积脾胃，湿热外达玄府，合津液而成黄汗。

7. 血汗

血汗，又称"红汗""汗血"，是指汗出色淡红如血的症状。《杂病源流犀烛·诸血源流》曰："血汗者，或有病，或无病。汗出而色红染衣，亦谓之红汗。"

肌衄等皮肤出血、混渍汗液者，不属于"血汗"范畴。

血汗的色泽多为淡红，偶见鲜红，汗少时不易觉察，只有汗多时以纸巾揩拭，或洗涤衣衫（尤其是白色衣衫）时方才发现。汗出部位不定，多见于胸前、腋下、背部、面部。男性或女性都可发生，多见于中青年人或老年人。血汗可能与情绪、体力劳作或剧烈运动、某些药物反应等有关。

血汗的基本病机为血液随津液外溢。血汗同源，血液行于脉中，脉中津液可以渗出脉外而化为津液，津液经阳气蒸化为汗液，由玄府泄达于外。血液随津液外溢，或由气虚所致，或由实火迫血所致。

临床常见证型如下所述。

（1）心肝火旺证：汗出如血，沾染衣衫，常伴见头晕、目赤、心烦易怒、失眠、尿黄、舌红、脉数等症。《诸病源候论·血病诸候·汗血候》曰："肝藏血，心之液为汗。言肝心俱伤于邪，故血从肤腠而出也。"

（2）气不摄血证：汗出如血，其色淡红，常伴见神倦乏力、气短、肢体不温、面色淡白、舌淡苔薄、脉细无力等症。本证多见于大病、久病或劳倦过度者。其血汗之症不易察觉，可能掩藏于鼻衄、齿衄、皮下紫斑等明显出血症状之中。本证多由气虚不摄血，血随津液外溢所致。

8. 头汗

头汗，也称"但头汗出"，是指仅头面部或头颈部汗出较多的症状。

《伤寒论》云："但头汗出，剂颈而还。"以头汗为主症者，兼症可较少。可自幼即发，也可因他病引起。轻度头汗，仅自头皮渗出；中度头汗，汗液常点滴而下，反复出现；重度头汗，可自头项顺流而下，头如蒸笼揭盖，热气蒸腾。

成人进热食或辛辣，或小儿睡眠及吸奶时，但头汗出，无其他不适者，俗称"蒸笼头"，属生理现象。小儿属纯阳之体，阳气旺盛，睡眠时阳气会聚于头，蒸津外泄。成人"蒸笼头"常见于阳热体质。

头为诸阳之会，五脏六腑气血皆上荣于头面，外感六淫或内伤脏腑，皆可见头汗出。临床常见证型如下所述。

（1）上焦火热证：头面前额多汗，常伴见心胸烦闷、面赤、口渴、舌尖红、脉数等症。本证多见于心火亢盛者。本证多由上焦热甚、迫津外泄、上蒸头面所致。

（2）中焦湿热证：头面多汗，汗出热而黏，常伴见脘腹痞闷、时泛呕恶、身热不扬、纳呆、身体困重、肢体倦怠、苔黄腻、脉濡等症。本证多由嗜食辛辣肥甘，湿热蕴滞中焦脾胃，循足阳明胃经上蒸头面所致。

（3）阳明经证：头额面部蒸蒸汗出，进食辛辣热饮或运动劳作等尤甚，常伴见时欲宽衣，或见身大热、全身大汗、大渴、脉洪大等症。本证多见于气候炎热、环境闷热、进食辛辣热物之时。本证多由阳明经热甚，热循足阳明胃经上蒸头面所致。

（4）阴虚火旺证：头面大汗，多为阵发性，常伴见阵发性烘热或全身阵发性汗出、心烦、口苦、舌红、脉细数等症。本证多见于更年期女性，由阴虚内热上蒸所致。

（5）气虚证：头面时见细微汗出，遇进食、运动等则汗出增多，甚或汗出淋漓，常伴见神疲乏力、气短、懒言、自汗、舌淡、脉虚无力等症。本证多见于老年人，或久病体虚者，或产后虚弱者，由气虚不固所致。

（6）亡阴证：头面大汗出，兼症参见"绝汗"。

（7）亡阳证：头面大汗出，兼症参见"绝汗"。

（8）气脱证：头面大汗出，兼症参见"绝汗"。

9. 心胸汗

心胸汗，又称"心汗"，是指心胸部两乳间异常出汗的症状。

《类证治裁·汗症论治》曰："当心一片，津津自汗，名心汗。"心胸汗的汗量可多可少，轻者自觉胸前有汗液渗出，重者衣衫尽湿或沿胸向下缓淌。

心位于胸中偏左，横膈之上，两肺之间，脊柱之前，心汗多聚于胸中。心气不足，固津不及，可见心胸局部异常汗出。

此外，心胸部有肺经、胃经、脾经、心经、肾经、任脉和冲脉所过，《灵枢·经脉》曰："肺手太阴之脉……上膈属肺，从肺系横出腋下……胃足阳明之脉……循喉咙，入缺盆，下膈……从缺盆下乳内廉，下挟脐……脾足太阴之脉……上膈，注心中……心手少阴之脉，起于心中，出属心系……肾足少阴之脉……从肾上贯肝膈，入肺中……络心，注胸中。"《素问·骨空论》曰："任脉者，起于中极之下……至咽喉……冲脉者……侠脐上行，至胸中而散。"经脉运行气血，血汗同源。循行经过心胸部的经脉经气异常，气不固津，津液外泄，可见心胸局部异常汗出。

临床常见证型如下所述。

（1）心阴虚证：心胸部汗出溱溱，量多，常伴见心悸怔忡、失眠多梦、潮热、盗汗、口燥咽干、五心烦热、舌红少津、脉细数等症。本证多由劳神过度，或外感温热邪毒，耗伤心阴，心阴不足，阴不制阳，虚热迫津外泄所致。

（2）心脾两虚证：心胸部时时出汗，常伴见心悸怔忡、失眠多梦、食少纳差、腹胀便溏、肢倦懒言、舌淡、脉细弱等证。本证多见于长期劳伤心神者，如科技人员、教师、学生、设计人员等，常发生于长时间的伏案写作、冥思苦想、读书强记之时，自觉心胸汗液淌出。汗为心液，思虑过度，劳伤心脾，心液失于固密，故当心汗出。《医林绳墨·汗》曰："又有心汗者，当心膻中，聚而有汗，皆因多思，有伤心脾，致令汗出心孔。"《类证治裁·汗症论治》曰："当心汗，为思虑伤脾。"

（3）心肾阴虚证：心胸部时常出汗，量多如注，汗湿衣衫，常伴见心烦不寐、头晕耳鸣、口燥咽干、腰膝酸软、骨蒸潮热、舌红少苔、脉细数等症。本证多见于思虑过度，或房事不节，或中老年心肾阴虚患者。心阴心血不足而火旺，肾阴不足而精亏，心肾水火既济失调，虚热蒸腾汗液，发为心胸部汗出。

（4）冲任亏虚证：心胸部阵发性大汗出，常伴见腹内气上冲胸、五心烦热、月经不调或绝经、脉细数等症。本证多见于更年期女性。本证多由冲任亏虚，虚热上逆，蒸腾汗液，发于心胸部所致。

10. 腋汗

腋汗，又称"胁汗"，是指两腋乃至胁下局部汗出津津的症状。

因腋部汗出异常，可伴有难闻的狐腺臭味，故又有"狐臭""体气""腋气"等称谓。

胁肋为肝之分野，腋为心经所及，故本症主要责之肝经湿热、心火过旺。腋汗或有遗传因素，故素有胎毒内蕴之说。

临床常见证型如下所述。

（1）肝经湿热证：腋下汗出，青壮年则腥臊味明显，老年人臭味渐消减，常伴见口苦、口黏腻、胁肋不舒、阴部潮湿、舌红苔黄、脉濡数等症。本证多见于嗜食辛辣肥甘厚味，或长期居处湿热环境者。由湿热内蕴肝胆，经气失于条达，湿热循经流于腋下所致，如《杂病源流犀烛·诸汗源流》云："有两腋汗……久不愈者，此湿热流注也。"

（2）肝阴虚证：腋下汗出，气味不臭，常伴见两目干涩、视物模糊、头晕目眩、胁肋隐隐灼痛、口燥咽干、五心烦热、潮热、盗汗、舌红少津、脉细数等症。本证多见于劳欲过度，或长期情志不遂，或热病伤阴，或久服温燥者。肝阴亏虚，虚热内扰，汗液循经而出腋下，故见腋下汗出。

11. 手足汗

手足汗是指手心、足心汗出较多，但全身并无明显汗出的症状。

轻度手足汗，手心微湿润反光，足心湿润；中度汗出，手心有明显水光，汗外冒，打湿纸巾，看见汗珠，足心湿腻；重度汗出，手心滴水，足心终日黏湿，浸湿鞋袜，部分患者可见手足心汗疮样小丘疹，瘙痒难忍，搔破后流黄水，破皮脱落后触之疼痛。部分足汗者有明显臭味。

仅在紧张、劳动、气温较高时手足汗出增多，属生理状态。

脾主四肢，《张氏医通·杂门·汗》认为"脾胃湿蒸，旁达于四肢，则手足多汗。"《医碥·杂症·汗》也说"手足汗，别处无汗，脾胃之热，达于四肢也。"

手掌、手心为手三阴经所过，足心为足少阴肾经所过。若经脉相连属的脏腑功能异常，虚则津液不固而外泄，热郁于内或阴虚阳亢，则逼津外出，达于四肢，可见手足心出汗。

临床常见证型如下所述。

（1）湿热蕴脾证：手足心汗出，常伴见手足心湿疹并瘙痒、身热不扬、脘腹痞胀、纳呆、口苦口黏、便溏、苔黄腻、脉濡数等症。本证多见于嗜食肥甘厚味，嗜酒量多，感受湿热邪气者。本证多由湿热蕴脾，迫津外泄，达于四末所致。

（2）胃热炽盛证：手足心汗出，汗量较多，常伴见消谷善饥、胃脘灼痛、牙龈肿痛、口气臭秽、大便秘结、小便短赤、舌红苔黄、脉数等症。本证多见于阳热体质，或喜食辛辣、肥甘、温燥者。本证多由胃热久积，迫津外泄，达于四末所致，此即《伤寒明理论》所言"手足汗出者，为热聚于胃，是津液之傍达也。"

（3）脾胃气虚证：手足心汗出，湿冷黏腻，常伴见四肢不温、食少纳呆、腹胀、便溏、肢体倦怠、舌淡、苔白、脉细等症。本证临床较为多见，常发于劳倦、久病、体虚等患者。脾胃气虚而不主四末，以致津液外泄。

（4）心肾阴虚证：手足心出汗，常伴见心悸、五心烦热、咽干口燥、盗汗、腰膝酸软、舌红少苔、脉细数等症。本证多见于久病伤阴，心肾虚火妄动者。手掌、手心为心经、心包经所过，足心为肾经所过，心肾阴虚，虚火妄动，迫津外泄，可见手足心汗出。

12. 阴汗

阴汗是指外生殖器及其附近异常汗出，潮湿不干，常湿衣裤的症状。

阴汗在局部常有湿、冷、臊、臭特点。

阴部有足厥阴肝经所过，肾开窍于前后二阴，故本症与肝肾关系密切。

本症常伴见阴冷，可与"阴冷"互参。

临床常见证型如下所述。

（1）肾阳虚证：阴部潮湿，本证也有见于后阴尾闾部位潮湿不爽者，兼症参见"阴冷"。

（2）寒滞肝脉证：阴部潮湿，兼症参见"阴冷"。

（3）肝经湿热证：阴部潮湿，兼症参见"阴冷"。

13. 半身汗

半身汗，又称"汗出偏沮"，是指半侧身体汗出偏多，或半侧身体无汗的症状。

半身汗的基本特点是人体上下或左右气血运行偏颇失常，基本病机为邪气阻滞经络或气血不足。需要明确三点：一是汗出部位。汗出可以或左，或右，或上，或下。二是偏身无汗。由于一侧身体无汗，皮肤干燥，而对侧身体温润正常，因而"显得"一侧汗多。此类情形，通常情况下，有汗一侧为健康，无汗一侧为有疾病。三是偏身汗多。一侧汗出异常增多，另一侧无明显汗出。此类情形，通常情况下，汗多一侧为有疾病。

经络的基本生理功能是联络作用和运行气血作用。经络闭阻，或经脉空虚，气血运行不达，则汗液不布，这是形成一侧身体无汗的基本机制，常见于中风先兆、中风、痿证等病，如《素问·生气通天论》曰："汗出偏沮，使人偏枯。"《张氏医通·杂门·汗》也说："夏月只半身出汗，皆血气不充，内挟痰饮所致，偏枯及夭之兆也。"

临床常见证型如下所述。

（1）气血两虚证：偏身无汗，或汗出明显减少，对侧身体汗出基本正常，因而无汗一侧的皮肤干燥，有汗一侧的皮肤温润。无汗部位可以或左或右，常伴见无汗一侧肌肉萎缩、肌肤麻木、感觉减退、动作不灵便或困难，全身症状可见面白无华、神疲乏力、舌淡、脉细弱等。本证多见于中风先兆、中风、痿证。无汗一侧提示经脉空虚，气血不达肌表。本证也见于截瘫，通常是下半身无汗，由下半身经脉空虚、汗出乏源所致。

（2）经脉痹阻证：偏身无汗，或汗出明显减少，对侧身体汗出基本正常，因而无汗一侧的皮肤干燥，有汗一侧的皮肤温润。无汗部位可以或左或右。常伴见无汗一侧肢体疼痛、重着，筋脉拘急挛缩，全身症状可见舌质紫暗或有瘀斑瘀点、苔厚腻、脉沉等症。本证多见中风先兆、中风。本证多由血络瘀痹、玄府不通所致。

（3）营卫不和证：偏身汗出，或上或下，或左或右，汗液溱溱自出，另外一侧身体无明显汗出，常伴见恶风、周身酸楚、脉浮缓等症。本证多见于外感风邪，导致营卫不和，"阳浮而阴弱"。其汗出部位，存在经气不实的内因，每遇邪气侵犯而发病，引发卫气浮越而不固腠理，营阴外泄而不内守，以致汗出溱溱。

【文献辑要】

《医碥·杂症·汗》：汗者，水也，肾之所主也。内藏则为液，上升则为津，下降则为尿，外泄则为汗，而所以外泄，则火之所蒸发也，火属心，故谓汗为心之液。

《诸病源候论·虚劳病诸候·虚劳汗候》：诸阳主表，在于肤腠之间。若阳气偏虚，则津液发泄，故为汗。

《张氏医通·杂门·汗》：自汗虽由卫气不固，胃中之津液外泄，而实关乎脏腑蒸发使然，心之阳不能卫外而为固，则汗自出。

《丹溪心法·自汗》：自汗属气虚、血虚、湿、阳虚、痰……自汗之证，未有不由心肾俱虚而得之者，故阴虚阳必凑，发热而自汗；阳虚阴必乘，发厥而自汗，故阴阳偏胜所致也。

《景岳全书·从集·杂证谟·汗证》：盗汗者，寐中通身汗出，觉来渐收。

《诸病源候论·虚劳病诸候·虚劳盗汗候》：盗汗者，因眠睡而身体流汗也，此由阳虚所致。

《景岳全书·从集·杂证谟·汗证》：自汗亦有阴虚，盗汗亦多阳虚也……所以自汗盗汗亦各有阴阳之证，不得谓自汗必属阳虚，盗汗必属阴虚也。

《广瘟疫论·自汗》：疫邪自内蒸出于表，初起作寒热时，多自汗，甚至淋漓不止，不可以表虚论。

《广瘟疫论·盗汗》：时疫初起盗汗者，邪在半表半里也。

《广瘟疫论·战汗》：时疫不论初起、传变、末后，俱以战汗为佳兆。以战则邪正相争，汗则正逐邪出。然有透与不透之分。凡透者，汗必淋漓，汗后身凉，口不渴，舌苔净，二便清，胸、腹、胁无阻滞、结痛，始为全解之战汗。否则余邪未净而复热，则有再作战汗而解者。有战汗须三、四次而后解者，有战汗一次不能再战，待屡下而退者。有不能再作战汗，即加沉困而死者，总视其本气之强弱何如耳。

　　《景岳全书·从集·杂证谟·汗证》：汗证有阴阳，阳汗者，热汗也；阴汗者，冷汗也。人但知热能致汗，而不知寒亦致汗。所谓寒者，非曰外寒，正以阳气内虚，则寒生于中而阴中无阳，阴中无阳，则阴无所主而汗随气泄，故凡大惊、大恐、大惧，皆能令人汗出，是皆阳气顿消，真元失守之兆。至其甚者，则如病后、产后，或大吐大泻失血之后，必多有汗出者，是岂非气去而然乎？

四、头 痛

【症状特征】

头痛是指患者自觉头的某一部位或整个头部疼痛的症状。

头痛部位可以发生在前额、两颞、额颞、巅顶、枕项，或左或右，或呈全头痛发作；疼痛性质可见昏痛、隐痛、胀痛、跳痛、刺痛、灼痛、重痛、空痛等；发作形式可为突然发作，或缓慢起病，或反复发作，或时痛时止；持续时间可长可短，可有数分钟、数小时、数天或数周，甚则长期疼痛不已。

【症机辑要】

疼痛是临床常见的一种自觉症状，身体各个部位均可发生疼痛。通常认为，"疼"的程度相对较轻，"痛"的程度相对较重，常有难以忍受的感觉，但二者常相提并论，不予区分。

疼痛可以是独立的疾病，也可以是疾病的一个症状。

1. 疼痛的基本病机

疼痛分虚实，实证多属"不通则痛"。有形之邪，如外邪、气滞、血瘀、痰饮、食滞、结石、虫积等，阻滞气机，导致气机闭塞，气血运行不畅，可引起疼痛。如《素问·举痛论》云："经脉流行不止，环周不休，寒气入经而稽迟，泣而不行，客于脉外则血少，客于脉中则气不通，故卒然而痛。"又如《灵枢·百病始生》曰："是故虚邪之中人也，始于皮肤……故皮肤痛……在络之时，痛于肌肉……在输之时，六气不通四肢则肢节痛……在伏冲之时，体重身痛。"虚证多属"不荣则痛"。凡气虚、血虚、阴虚、阳虚、精亏等导致脏腑经络失养，皆可发生疼痛，如《素问·举痛论》曰："血虚则痛"；《灵枢·经脉》曰："肺手太阴之脉……气虚则肩背痛寒。"

2. 辨疼痛性质

明确疼痛的性质和特点，有助于辨析疼痛的病因和病机。

（1）胀痛：疼痛兼有胀感，特点是时发时止，部位不固定，与情绪密切相关。身体各部位都可以出现胀痛，尤以胸、胁、脘、腹部多见。胀痛多由气机郁滞所致。气是构成和维系人体生命活动的物质基础，基本特性是运行不息，周流全身，任何原因造成气机不利、气失畅达者，皆可出现胀痛症状。此外，头目胀痛，还可由肝火上炎或肝阳上亢所致，其痛胀感强烈而持续。

（2）刺痛：疼痛如针刺之状或刀割样，特点是疼痛范围较小，部位固定不移，夜间尤甚。刺痛多由血瘀所致。气滞、寒凝等原因也可以导致经脉不畅、血运受阻而停聚成瘀，瘀血停留有定处，刺激机体即可出现刺痛症状。

（3）绞痛：痛势剧烈，如刀绞割，特点是疼痛难以忍受，有剜、割、绞结之感。绞痛多由有形实邪阻塞气机或寒邪凝滞气机所致。由于邪盛正实，抗争激烈，故疼痛剧烈。临床常见于心脉痹阻的心痛，结石阻滞胆、肾、膀胱等剧痛，以及寒邪内侵胃肠引起的脘腹痛等。

（4）冷痛：痛处有冷感，特点是患者自觉痛处怕冷而喜温熨，病在浅表时触诊痛处也觉发凉。冷痛可见于实寒证或虚寒证。寒为阴邪，易伤阳气，寒邪停聚之处失于温煦，可见局部发凉、喜热喜按。因寒邪侵袭者，多属实寒证；因阳气亏虚而致脏腑、经络失于温煦者，多为虚寒证。

（5）灼痛：痛处有烧灼感或灼热感，特点是患者自觉痛处发热而喜清凉之物敷贴，病在浅表时触诊痛处可有热感。灼痛可见于实热证或虚热证。因火热邪气侵袭者，如心火炽盛、肝火亢盛、外科热疮等，多为实热证；因阴虚阳亢所致者，多为虚热证。

（6）重痛：疼痛兼有沉重感，肢体沉重而喜卧少动，常见于头部、四肢、腰部甚或全身。重痛多由湿邪困阻气机所致。湿邪外侵或脾虚湿邪内生，滞留经脉，气机不畅，故见疼痛。湿为阴邪，易困阳气，重浊黏腻，湿邪停留则有沉重感，故《素问·生气通天论》指出"因于湿，首如裹。"《金匮要略·五脏风寒积聚病脉证并治》也云："身劳汗出，衣里冷湿，久久得之，腰以下冷痛，腰重如带五千钱。"发于头部，多为湿邪困阻清窍；发于腰部，如系重物，多为寒湿困阻；发于四肢或全身，多为水气不化，湿邪浸淫机体。

（7）酸痛：疼痛兼有酸楚不适感。酸痛多因湿邪侵袭肌肉、关节，或气血亏虚失养所致。发于全身者，多为湿侵肌表；发于四肢者，多为风湿留着或气血虚弱；发于背部者，多为湿困脊背或髓亏失养；发于腰部者，多为寒湿下注或肾精亏耗。

（8）空痛：疼痛兼有空虚感，特点是疼痛有空旷轻虚之感，喜温喜按，常见于头部或小腹部。空痛多为气血亏虚，精髓不足，脏腑经络失养所致。精血不足，经脉失充，故痛而有空虚之感。

（9）隐痛：疼痛不剧烈，但绵绵不休，特点是痛势较轻，可以耐受，隐隐而痛，持续时间较长。隐痛多由气血不足所致。气不足则血行缓涩，血不足则经脉空虚，脏腑组织失养，故疼痛不甚，痛势隐隐。

（10）固定痛：疼痛部位固定不移。若胸胁脘腹等处固定作痛，多属血瘀；若四肢关节固定作痛，多属寒凝、湿阻、血瘀。

（11）游走痛：疼痛部位游走不定，特点是痛处不固定或感觉不到确切的疼痛部位。游走痛多由风邪侵袭所致。风性善行而数变，风性主动，故疼痛呈游走性。

（12）走窜痛：疼痛部位走窜不定，或攻冲作痛，特点是疼痛从一个部位向其他部位冲窜，疼痛部位出现移动。走窜痛多由气滞所致。

（13）掣痛：又称引痛、彻痛。抽掣牵引作痛，特点是痛有抽掣感，即由一处连及他处的同时牵引而痛，疼痛多呈条状或放射状，或有起止点。掣痛的牵引放射状多发生在经脉循行线上，常表现为多个部位的连线式疼痛。此外，由于脏腑之精气皆可输注于背部的背俞穴，故脏腑痛时常反映在背部有掣痛，如真心痛既在前胸有压榨性疼痛，又可以在背心处出现疼痛，此即《金匮要略·胸痹心痛短气病脉证治》所云："心痛彻背，背痛彻心。"掣痛多由经脉阻滞不通所致。

3. 头痛的分经辨证

头为诸阳之会，十二经气血皆上于头。根据经脉循行部位，头痛的常见分经辨证为：太阳头痛多见于后枕部并波及项部疼痛，阳明头痛多见于前额及眉棱骨痛，少阳头痛多见于一侧或两侧偏头痛并连及于耳，厥阴头痛多见于巅顶疼痛。

4. 头痛的内外伤辨证

头为"清阳之府"，无论外感、内伤皆可引起头痛。外感头痛以风邪为主，多兼寒邪、湿邪、热邪，或诸邪兼具。邪气上扰清窍，或经络壅滞，或血脉凝滞，触发而为头痛，其头痛较剧，痛无休止，并伴有外感表现。内伤头痛大多起病较缓，病程较长，痛势可轻可重，病因较为复杂；或情志失调，肝失条达；或肝郁化火，肝阳上亢；或肝肾亏虚，精血不承；或禀赋不足，脑髓空虚；或房事不节，肾精亏耗；或久病体虚，气血失荣；或饮食劳倦，气血化源不足；或脏腑失调，痰湿内生；或久病入络，气血滞涩；或跌仆闪挫，瘀阻脑络。内伤头痛分虚实两端，虚者多责之于脏腑虚弱，气血阴精不足，或清阳不升而脑府失养，或髓海不足而脑府失充；实者多由气滞、痰饮、瘀血阻滞经络所致。

【证型辑要】

（1）风寒束表证：头痛连项背，常伴见颈项拘急、恶寒发热、恶风、鼻塞、流清涕、喷嚏、咽痒、口淡、脉浮紧等症。本证属外感头痛，由外感风寒，上犯于头，凝滞经脉所致。

（2）风热犯表证：头痛而胀，甚则头胀如裂，常伴见发热、恶热、汗出、面红目赤、咽喉痛痒、咳嗽、舌红苔黄、脉浮数等症。本证属外感头痛，由外感风热，上扰清窍，脑络失和所致。

（3）风湿困表证：头痛如裹，常伴见肢体困重、肌肉酸痛、胸脘满闷、纳呆、大便溏、苔腻、脉滑等症。本证属外感头痛，由外感风湿，上蒙清窍，阻遏清阳所致。

（4）痰浊壅滞证：头痛昏蒙，常伴见喉中痰鸣、胸脘满闷、呕恶时作、纳呆、形体肥胖、面色不华、舌淡、舌体胖大、苔白腻、脉滑等症。本证多见于素体痰湿体质或嗜食肥甘厚味者，由痰湿中阻，上蒙清窍所致。

（5）瘀阻脑络证：头痛经久不愈，痛处固定不移，痛如锥刺，常伴见头晕不已、健忘、面色晦暗、舌紫暗，或有瘀斑、脉涩等症。本证多见于头部外伤或久病入络者。瘀血阻滞脑络，不通则痛。

（6）肝火炽盛证：头目胀痛，多为头顶痛或侧头痛，常伴见急躁易怒、夜寐不安、口苦、面赤、胁肋灼痛、舌红苔少、脉数等症。本证多见于平素情绪急躁易怒者，复遇所欲不遂，或暴怒事件，以致情绪激烈，肝火炽盛，上扰清窍。本证进一步发展，可见肝阳上亢证，出现头目胀痛、头晕目眩、腰膝酸软、头重脚轻等上盛下虚表现。

（7）气血两虚证：头痛隐隐，常伴见头晕、心悸、失眠、面色少华、神疲乏力、遇劳加重、舌质淡、苔薄白、脉细弱等症。本证多见于素体气血不足，或大病久病耗伤气血者。本证多由气虚血亏，清窍失养所致。

（8）肾气虚证：头脑空痛，常伴见眩晕耳鸣、腰膝酸软、神疲乏力、小便清长、夜尿增多、舌淡、脉细无力等症。本证多见于老年人，或房劳过度，或久病伤肾者。本证多由肾气亏虚，髓海空虚，脑髓失充所致。本证迁延日久，可发展为肾阳虚证，兼见畏寒肢冷、下肢尤甚、滑精、带下等症。

【类症辑要】

1. 偏头痛

偏头痛，又称"偏头风""头半边痛"，是指一侧或双侧头部剧烈疼痛的症状。

典型偏头痛特点：①半侧头痛，可出现在头部的任何部位，如颞侧、额部、眼眶部等，多为单侧，或左或右，也可以为双侧，甚至发展为全头痛；②头痛呈中度或重度搏动性头痛，也可表现为胀痛、刺痛或跳痛；③每次头痛开始时较轻，逐渐加重并达到高峰，继后逐渐减轻，如果不予以治疗，成人头痛可持续4～72小时，儿童可持续2～8小时；④头痛可因情绪波动或疲劳过度而引发，活动可加重头痛；⑤头痛可反复发作，经年不愈，痛止如常人；⑥伴随症状包括恶心、呕吐、厌食、畏光、畏声、腹泻、多尿、视物不清、听力下降、耳鸣、鼻塞、心慌、头晕、面色苍白、冷汗等。在头痛后期，随着头痛的减轻或消失，可出现倦怠、疲惫、昏昏欲睡、饥饿感、头皮触痛、肌肉酸痛、烦躁等，也可出现心境高涨、欣快感、清新感等。

《灵枢·经脉》曰："胃足阳明之脉……出大迎，循颊车，上耳前，过客主人，循发际，至额颅……三焦手少阳之脉……上项，系耳后直上，出耳上角……其支者，从耳后入耳中，出走耳前，过客主人前，交颊，至目锐眦……胆足少阳之脉，起于目锐眦，上抵头角，下耳后，循颈……其支者，从耳后入耳中，出走耳前，至目锐眦后。"偏头痛的成因虽多，但无论何种致病因素，凡能影响侧头部所过经脉的经气运行，即足阳明胃经、手少阳三焦经、足少阳胆经的经气运行，皆可导致本症，但临床尤以肝胆火盛、肝阳上亢最为常见。

临床常见证型如下所述。

（1）肝胆火盛证：偏头痛，胀痛如裂，常伴见急躁易怒、眼胀、口苦、咽干、耳鸣、耳聋、胁肋灼痛、大便秘结、小便黄赤、舌红苔黄、脉弦数等症。本证多见于情志不遂，或外感火热邪气，或嗜食醇酒辛辣者。本证多由肝胆火盛，火热邪气循胆经上逆于侧头所致。

（2）肝阳上亢证：偏头痛，胀痛如裂，常伴见眼胀痛、烦躁、耳鸣耳聋、口苦、胁肋灼痛、腰膝酸软、头重脚轻、步履不稳、舌红少津、脉细数等症。本证多见于长期恼怒焦虑者。本证多由火气内郁，暗耗阴液，肝肾阴亏下于，肝火亢逆于上，火热邪气循胆经上扰于侧头所致。

（3）瘀阻脑络证：偏头痛，兼症参见"头痛"。

2. 真头痛

真头痛是指剧烈头痛，突然发作，持续不解的症状。

真头痛是头痛的一种特殊重症，症状特点为起病急骤，突然出现剧烈头痛，持续不解，阵发加重，疼痛常导致手足厥冷，甚至出现喷射性呕吐，颈项强直，抽搐，偏瘫，偏盲等。

《难经·六十难》认为真头痛的特点是邪气"入连在脑者"。其病属脑髓之病，多由颅脑瘀血或脑中积水等导致，起病急暴，病情危重，预后凶险，若抢救不及时，可迅速死亡，故《证治准绳·杂病·头痛》曰："天门真痛，上引泥丸，旦发夕死，夕发旦死。脑为髓海，真气之所聚，卒不受邪，受邪则死，不可治。"

3. 面痛

面痛是指部分或整个颜面部，包括目眶、额部、鼻颊、人中沟、面颊、颔、口唇等处出现疼痛的症状。

面痛在《黄帝内经》有"颊痛""颔痛"等称谓，如《灵枢·经脉》曰："三焦手少阳之脉……是主气所生病者……目锐眦痛，颊痛。"《素问·刺热》曰："脾热病者，先头重，颊痛……两颔痛。"

凡耳后、枕项、头顶、颞部等处发生的疼痛，一般不归属于面痛。面痛还需与牙痛、目痛、鼻痛、痄腮、偏头痛、真头痛相区别。

面痛的总体特点是疼痛性质可有闪电样、刀割样、针刺样、火灼样等，痛势或剧或缓，痛时可伴面部潮红，流泪，流涎，面部肌肉抽搐。疼痛可持续数秒或数分钟，发作次数不定，间歇期常无症状。常因说话、吞咽、刷牙、洗脸、寒冷刺激、情绪变化等诱发。

面痛之症，从"火"论之者较多，如《证治准绳·杂病·面痛》曰："面痛皆属火，盖诸阳之会，皆在于面，而火，阳类也。心者，生之本，其华在面，而心，君火也。暴痛多实，久痛多虚。"然而，临证不可完全以此定论，需分寒热虚实。通常情况下，面痛与颜面部经脉所过有关，不外"因虚致痛"和"因实致痛"两个方面。

临床常见证型如下所述。

（1）风寒犯表证：面痛卒然发作，多为短暂性、抽掣样疼痛，剧痛难忍，遇冷加重，得热则减，痛时面色苍白，面肌有收缩抽搐感，常伴见恶风、喷嚏、头项强痛、脉浮等症。本证多见于长时间吹冷风或外感风寒者。风寒邪气侵袭面部经脉，寒主收引，经气运行受阻，不通则痛。

（2）风热犯表证：面痛阵作，痛如刀割或火灼，遇热加重，得凉可缓，痛时面赤汗出，常伴见发热、恶热、汗出、咽喉痒痛、舌红、脉浮数等症。本证多由外感风热火毒，邪气上犯面部经脉，气血逆乱所致。

（3）瘀阻脉络证：面痛固定，可见牵扯样疼痛，或痛如针刺，常伴见面色晦暗、皮肤粗糙甚则肌肤甲错、紫点舌、脉涩等症。本证多由外伤血瘀，或久病入络，面部经脉气血运行不畅所致。

（4）胃热炽盛证：面颊疼痛，或呈阵发性剧痛，或有鼻部疼痛，常伴见牙龈肿痛、面赤、口渴，消谷善饥、口臭、便秘、尿黄、舌红苔黄燥、脉数等症。本证多见于素体阳明热甚，或嗜食辛辣者。本证多由胃热炽盛，热邪循经上攻所致。

（5）气血两虚证：面痛隐隐，痛势不剧，缠绵日久，痛处喜温喜按，时有麻木感，遇劳加重，常伴见面色淡白无华、自汗、恶风、舌淡、脉细弱等症。本证多见于素体气血亏虚，或大病久病耗伤气血者。气虚血弱，面部经脉失养，不荣则痛。

4. 牙痛

牙痛，又称"齿痛"，是指牙齿或牙龈疼痛的症状。

齿为骨之余，肾主骨，手阳明大肠经、足阳明胃经循行入齿龈，故齿痛与胃、大肠、肾密切相关。牙痛常见病因为风邪侵袭、胃热上蒸、虚火上炎、脾虚气弱、虫蚀牙体等。牙痛也可见于龋齿、牙痈、牙咬痈、齿槽风等疾病。

牙痛之辨，大体以痛甚为实，隐痛为虚；红肿多实，漫肿多虚；上牙痛多责之足阳明胃经，下牙痛多责之手阳明大肠经。

临床常见证型如下所述。

（1）风寒证：牙齿冷痛，呈抽掣样疼痛，吸冷气则痛甚，得热则痛减，常伴见恶风寒、鼻塞、喷嚏、口淡不渴、舌淡、脉浮紧等症。本证多由外感风寒，邪气侵袭阳明经，寒性凝滞，收引牙体所致。

（2）风热证：牙龈红肿疼痛，牙龈有胀痛感，遇热或辛辣之物更甚，遇凉痛减，常伴见口渴、发热、舌红、脉数等症。本证多由外感风热，邪气侵袭阳明经，热迫牙体所致。

（3）胃热炽盛证：牙龈红肿疼痛，可循足阳明胃经牵引到颊部、眼部、额角，引起相应部位牵引痛，甚则引起全头痛，常伴见齿衄、大便秘结、小便黄赤、舌红绛、脉数等症。本证多见于嗜食辛辣肥甘患者。本证多由胃火循经上攻牙体所致。

（4）阴虚证：牙齿隐隐灼痛，常伴见牙龈萎缩、牙根虚浮或牙齿松动、潮热、盗汗、口燥咽干、舌红少津、脉细数等症。本证多见于老年肾阴亏耗，或饮食劳伤胃阴等患者。本证多由肾阴不足，或胃阴不足，虚火上攻牙体所致。

（5）气虚证：牙齿隐痛，痛势绵绵，常伴见牙齿虚浮、咀嚼无力、牙龈不红肿、倦怠乏力、舌淡、脉细弱等症。本证多见于劳伤过度，或久病失养，或老年体虚者。本证多由脾胃气虚，或肾气亏虚，齿龈失固所致。

（6）龋齿：持续牙痛，或时发时止，咀嚼时疼痛立作或加剧。此不是中医证型，多由虫蛀牙齿所致。

5. 目痛

目痛是指胞睑、白睛、黑睛、眼球后，甚至整个眼部发生疼痛的症状。

　　五脏六腑之精皆上荣于目，目与五脏六腑都有密切关系。《灵枢·大惑论》曰："五脏六腑之精气，皆上于目而为之精。精之窠为眼，骨之精为瞳子，筋之精为黑眼，血之精为络，其窠气之精为白眼，肌肉之精为约束，裹撷筋骨血气之精而与脉并为系，上属于脑。"后世据此立"五轮学说"，即瞳仁属肾为"水轮"，黑睛属肝为"风轮"，两眦属心为"血轮"，白睛属肺为"气轮"，目胞属脾为"肉轮"。

　　目为肝之窍，《诸病源候论·目病诸候·目赤痛候》指出："凡人肝气通于目，言肝气有热，热冲于目，故令赤痛。"通常情况下，急性目痛，多因风、热、毒、瘀上攻眼目，经络不通所致；慢性目痛，多由气血虚弱、肝郁气滞、肝肾阴虚等引起目失所养所致。

　　《证治准绳·杂病·目痛》认为目痛有两种情形，一是目眦白眼痛，白天痛甚；二是目珠黑眼痛，夜间痛甚。并提出白眼痛的分经辨治之法，例如，"多有赤脉，视其从上而下者，太阳病也，羌活为使。从下而上者，阳明病也，升麻为使。从外走内者，少阳病也，柴胡为使……亦有不肿不红，但沙涩昏痛者，乃气分隐伏之火，脾肺络有湿热，秋天多有此患，故俗谓之稻芒赤。"

　　临床常见证型如下所述。

　　（1）风热壅盛证：全目红肿热痛，起病较急，轻则眼内异物感，重则眼睛灼热疼痛，痛痒交作。常伴见白睛红赤、眵多黏结、畏光羞明、舌红、脉数等症。本证多见于天行赤眼、针眼初期、眼丹初期、睑弦赤烂等病。本证多由风热邪毒侵袭、上扰眼目所致。

　　（2）热毒炽盛证：胞睑或目眦红肿疼痛，眼睛灼热剧痛，起病急骤，常伴见白睛红赤、眵多黏结而致双目难睁、热泪如汤，甚则胞肿如桃、眼珠疼痛、发热、烦渴、舌红、脉数等。本证多见于天行赤眼、针眼、眼丹等病的成脓期。本证多由热邪炽盛、损伤血络、血腐肉败所致。

　　（3）肝火炽盛证：眼珠疼痛，抱轮红赤或白睛混赤，涩痛难睁，羞明流泪，常伴见眼睑红肿、眼胀、头胀痛、口苦、咽干、舌红、脉弦数等症。本证多见于眼睑疮疡、目障、目翳等症。本证多由肝火炽盛、上攻目窍所致。

　　（4）瘀阻眼络证：胞睑青紫肿胀，甚则重坠难睁，常伴见白睛红赤、赤脉明显、眼球疼痛、视力下降、舌紫暗、脉涩等症。本证多见于眼睛受到外伤，血络受损，瘀血阻滞，不通则痛。

　　（5）肝血虚证：眼部隐痛，不耐久视，视物疲劳或视瞻昏渺，视力下降，常伴见面白无华、爪甲不荣、唇色淡白、心悸、失眠、舌淡、脉细等症。本证多由脾胃虚弱而血源不足，或久病耗伤肝血，或失血过多，肝血亏虚，目失荣养所致。

　　（6）肝肾阴虚证：两目微痛，常伴见双目干涩干痒、视物模糊、头晕目眩、腰膝酸软、潮热、盗汗、口燥咽干、烦热、舌红少苔、脉细数等症。本证多见于中老年人。本证多由精血亏虚、目失所养所致。

6. 咽喉痛

　　咽喉痛是指咽喉部位出现疼痛的症状。

　　咽喉痛在《黄帝内经》中称"嗌痛"，如《灵枢·经脉》曰："小肠手太阳之脉……

是动则病嗌痛。"《素问·缪刺论》曰："邪客于足少阴之络，令人嗌痛，不可内食。"《证治准绳·杂病·咽嗌痛》中称为"咽嗌痛"，认为"咽唾与食，则痛者是也。"

咽喉痛常伴随有咽喉肿胀、疮疡、脓毒、损伤等，因咽喉肿胀而致疼痛者，《黄帝内经》中称"喉痹"，如《灵枢·经脉》曰："大肠手阳明之脉……是主津液所生病者……喉痹……胃足阳明之脉……是主血所生病者……颈肿喉痹……三焦手少阳之脉……是动则病……嗌肿喉痹。"《素问·厥论》曰："手阳明少阳厥逆，发喉痹，嗌肿。"

咽主吞咽，与胃相通；喉助呼吸，发声音，与肺相通。心经、脾经、肾经上咽或挟喉咙，故咽喉与肺、胃、心、脾、肾关系密切。

临床常见证型如下所述。

（1）风寒犯肺证：咽喉痒痛，痛势轻微，局部可见暗红微肿，常伴见咳嗽、咳吐白痰、鼻塞、微恶风寒、头身疼痛、舌淡苔白、脉浮紧等症。本证多由外感风寒，邪犯肺卫，上袭咽喉所致。

（2）风热犯肺证：咽喉红肿热痛，吞咽或进食则痛感明显，常伴见发热、头痛、咳嗽、咳吐黄痰、舌红、脉浮数等症。本证广泛见于外感风热所致诸病，如风热感冒、风热咳嗽、风热头痛等。本证多由风热邪气上犯咽喉所致。

（3）火毒客咽证：咽喉红肿热痛，痛势剧烈，咽喉肿势高突，导致语言、吞咽、呼吸困难，甚至喉痈成脓，声音嘶哑，常伴见高热、烦躁、口渴多饮、便秘、尿赤、舌红苔黄燥、脉数等症。本证多见于疫疠、温热病、咽喉疮疡等。本证多由火毒客于咽喉所致。

（4）痰热蕴肺证：咽喉肿痛，声音嘶哑，常伴见胸闷气喘、咳嗽、喉中痰鸣、咳吐黄稠痰、发热、舌红苔黄腻、脉滑数等症。本证多由内有宿痰，复又外感热邪，或宿痰久郁化热，痰火互结，壅阻于肺，上攻咽喉所致。

（5）痰浊阻肺证：咽喉疼痛，痛势不剧，常伴见咽喉漫肿、颜色暗淡、咳嗽气喘、痰多色白、胸闷、舌淡苔白腻、脉滑等症。本证多由内有宿痰者，复感寒湿，痰浊水湿不化，内客壅滞于肺，上犯咽喉所致。

（6）肝火犯肺证：咽喉疼痛，常伴见阵发性咳嗽、胸胁灼痛、头胀头痛、面红目赤、舌红、脉弦数等症。本证多由五志过极，气郁化火，肝火炽盛，木火刑金，循经上逆咽喉所致。

（7）肾阴虚证：咽喉微红微肿，吞咽微痛，或咽喉干痛，常伴见腰膝酸软、头晕、耳鸣、形体消瘦、五心烦热、潮热、盗汗、舌红少津、脉细数等症。本证常见于久病及肾者，或温热病后期伤阴者，或过服温燥之品者，或房事不节者。本证多由肾阴亏虚，虚火循足少阴肾经上扰咽喉所致。

（8）肾阳虚证：咽喉微痛，常伴见腰膝冷痛，畏寒，面色㿠白或黧黑，小便清长，夜尿频多，舌淡，脉沉细无力等症。本证多见于素体阳虚，或年高肾亏，或久病伤及肾阳，或房劳过度者。本证多由肾阳亏虚，无力上温咽喉所致。

7. 舌痛

舌痛是指舌体疼痛的症状。

舌痛性质可见灼痛、辣痛、麻痛、涩痛等，疼痛可发生在舌尖、舌边、舌心、舌根或全舌等不同部位。

舌为心之苗窍，手少阴心经之别"系舌本"；舌为脾之外候，足太阴脾经"连舌本，散舌下"；足少阴肾经"夹舌本"，膀胱经经筋"结于舌本"，足厥阴肝经"络于舌本"。

舌痛，常因嗜食辛辣厚味、情志不遂等，引起积热上攻于舌；或久病耗散阴血，劳伤真阴精血，以致虚火上炎于舌。总体而言，舌痛一症，多责之于"火"，但临床也有因精血不足，舌体失濡，形成"裂纹舌"，因裂纹间缺乏舌苔护养而刺激疼痛者。

因疮毒等所致舌痛者，非本症讨论范围。

临床常见证型如下所述。

（1）心火亢盛证：舌尖灼痛，常伴见点刺舌、红绛舌、口舌疮疡、烦躁、不寐、口干渴、小便黄赤、脉数等症。本证多由火心亢盛，循经上炎舌体所致。

（2）肝火炽盛证：舌体两侧疼痛，常伴见口苦、咽干、易怒、胁肋疼痛、舌红、脉弦数等症。本证多由肝火上炎舌体所致。

（3）胃热炽盛证：舌体中心区域疼痛，常伴见口干渴、口气臭秽、消谷善饥、大便秘结、小便黄赤、舌红苔黄、脉数等症。本证多由胃火循经上炎舌体所致。

（4）阴虚火旺证：舌体灼痛或干痛，常伴见潮热、盗汗、口燥咽干、五心烦热、裂纹舌、舌红少苔、脉细数等症。本证多见于老年阴虚，或长期劳损肾阴者。本证多由肾阴亏虚，虚火上炎舌体所致。

8. 耳痛

耳痛是指耳郭、外耳道、鼓膜发生疼痛的症状。

耳道及耳膜本身器质性病变者，非本症讨论范围。

耳为"宗脉之所聚"，《灵枢·邪气脏腑病形》曰："十二经脉，三百六十五络，其血气皆上于面而走空窍……其别气走于耳而为听。"在六阳经中，足阳明胃经、手太阳小肠经、足太阳膀胱经、手少阳三焦经、足少阳胆经皆过于耳或分布于耳周围，尤其是手足少阳经"从耳后入耳中，出走耳前"，邪气侵及相关经脉，可致耳痛。

耳痛一症，多属实证，并且常与耳部肿胀并见。肾开窍于耳，故亦有阴虚火旺导致耳痛者。

临床常见证型如下所述。

（1）风热证：邪客部位不同，症状表现不同。邪客耳郭者，耳郭剧烈疼痛，甚则皮肤红肿，耳郭变厚；邪客外耳道者，耳部灼热疼痛，咀嚼或呵欠可引起疼痛加重，耳道皮肤红肿，肿甚者可妨碍听觉；邪客中耳者，耳内疼痛，呈跳痛或刺痛，常伴有鼓膜充血肿胀、听力减退、耳道流出黄色分泌物。除上述局部症状外，还可伴见全身发热、头痛等症。本证多由风热邪气上攻于耳所致。

（2）肝胆湿热证：耳部疼痛可见于耳郭、外耳道、中耳，疼痛较剧，痛不可忍，多呈跳痛，常伴见耳道溢流黄脓水、听力减退、口苦、咽干、发热、烦躁、舌红苔黄腻、脉弦滑等症。本证多由肝胆湿热循经上攻于耳所致。

9. 颈项痛

颈项痛是指颈、项部位发生疼痛的症状。

颈项分前后，前部为颈，后部为项，因联系密切，通常相提并论。颈项痛与"项强"时常并见，但二者亦有不同，前者以疼痛为主，后者以拘急为主。

颈项痛病因复杂，应区分颈椎病变、颈肌病变和全身病变。全身性疾病，多责之于颈部经脉及经筋异常，如《灵枢·经脉》曰："膀胱足太阳之脉……是动则病……项如拔……是主筋所生病者……头囟项痛……项背腰尻腘踹脚皆痛。"《灵枢·经筋》曰："手太阳之筋……其病……绕肩胛引颈而痛。"《灵枢·五邪》曰："邪在肾，则病骨痛，阴痹……肩背颈项痛。"

临床常见证型如下所述。

（1）风寒束表证：颈项强痛，颈部僵硬或拘挛，颈项转侧不利，常伴见头部重痛、身痛、恶寒发热、鼻塞、喷嚏、舌淡苔薄白、脉浮紧等症。本证在临床极为常见，多由外感风寒，邪气客于足太阳膀胱经，颈项经气不利，凝滞收引所致。《伤寒论》太阳病提纲"太阳之为病，脉浮，头项强痛而恶寒"，是对本证的精辟概括。

（2）风湿困表证：颈项疼痛，常伴见头身困重、肢体酸楚不适、舌淡苔腻、脉濡等症。本证多见于久居寒湿之地或冒雨涉水而外感风寒湿邪。湿邪易伤阳气而又阻遏气机，常致颈项部经气不利，故疼痛兼有酸楚感。

（3）颈筋失濡证：颈部疼痛，疼痛可向肩背放射，颈项肌肉有不适感，可因劳累、寒冷、阴雨天气诱发或加重，常伴见酸胀感，颈部触诊可有条索物或压痛点，颈部活动时偶有响声，颈部活动受限。本证多见于劳逸失当（如长期伏案工作者）、体质发育不良（颈项肌肉筋膜发育不良）、姿势不当（颈项长时间处于某个固定姿势）等患者。本证多由颈部筋肉失于濡养所致。

（4）颈部扭伤：有外伤史，多为单侧颈项疼痛，疼痛向肩背放射，颈项活动时疼痛加重，颈部转运不灵。此非中医证型，但属于颈项痛的常见病因。

（5）落枕：睡眠起床后出现一侧或双侧颈项疼痛，疼痛向肩背放射，项部活动受限，头颈不敢向后旋转，转侧痛增，常伴见颈部酸痛，头颈歪斜等症。此非中医证型。本病常由睡眠姿势不当，或睡眠中感受风寒，引起颈部肌肉拘挛所致。

（6）颈椎病：颈肩背疼痛，疼痛多为酸痛，钝或灼痛，伴有针刺或电击样疼痛。颈部后伸、咳嗽、喷嚏、大便时疼痛加剧，常伴见上肢沉重、酸软无力、握力减退或持物易坠落、手指和前臂可见麻木等症。此非中医证型。本病有多个亚型，表现不一，如神经根型多见疼痛向一侧或两侧上肢放射。

10. 肩痛

肩痛是指肩关节及其周围的肌肉筋骨疼痛，疼痛可放射到上臂和前臂的症状。

本症属于"肩痹""漏肩风""冻结肩""五十肩"等疾病范畴。初起时单侧或双侧肩部酸痛，并可向颈部和上肢放射，疼痛昼轻夜重，手指可有麻胀感，肩关节呈不同程度僵直，手臂上举、前伸、外旋、后伸等动作受到一定程度的限制，但功能活动尚可。病情进一步发展，可见肩部肿胀。病情迁延日久，可见肩关节粘连，肩部肌肉萎缩，最终出现关节僵直，肩臂不能举动，表现以肩部功能障碍为主，疼痛反而可以减轻。

以肩部疼痛为主而功能活动正常或影响较轻者，中医学通常称为"肩痛"。若功能活动障碍而上肢不能抬举者，中医学通常称为"肩不举"，属"痹证"范畴。五旬之人，正气渐虚，气血渐耗，肝肾不足，此为肩痹发病的内因。若肩部感受风寒，或劳累闪挫，或长期姿势异常，或习惯性偏侧睡眠，则易导致肩部经脉不通、经筋受损，气血运行不畅而成肩痹。

肩痛多与慢性劳损有关，可有外伤史，以慢性退行性病变居多。

经络辨证：手太阴经证，疼痛主要发于肩前中府穴区，上肢后伸疼痛加剧；手阳明少阳经证，疼痛主要发于肩外侧肩髃、肩髎穴区，三角肌有压痛，上肢外展时疼痛加剧；手太阳经证，疼痛主要发于肩后侧肩贞、臑俞穴区，上肢内收时疼痛加剧。

临床常见证型如下所述。

（1）风寒束表证：肩部冷痛，也可表现为钝痛或隐痛，遇寒痛增，得热则缓，常伴见头痛、恶风、恶寒、舌淡苔薄白、脉浮紧等症。本证既可见于中老年人，也可见于气血亏虚的青年人，通常有外感风寒病史，疼痛或轻或重，病程较短，不影响肩关节功能活动。肩部腠理不固，风寒侵袭肩部，经脉气血痹阻，不通则痛。

（2）风寒湿痹证：肩部疼痛，常伴见肩不举、关节僵硬，晨起尤甚。若经久不愈，可出现肩部筋肉萎缩。若风邪较甚者，痛点不明确，遇风觉冷并且疼痛加剧；若寒邪较甚者，疼痛剧烈，肩关节活动受限较重，肩部畏寒明显，阴雨或寒冷天气加重；若湿邪较重者，肩部有重着不适感。本证多见于久居阴寒湿地患者，风寒湿邪稽留不去，痹阻肩部发为疼痛。本证也是漏肩风的常见证型，好发于 50 岁左右人群，多为单侧肩痛，缓慢出现，无明显外感风寒湿邪等诱因，其疼痛以夜间为剧，甚至难以忍受，影响睡眠。其肩痛与肩关节活动障碍常同时发生，疼痛越重活动障碍也越重，影响白天日常活动，如梳头、穿衣、脱衣、运动、劳作等，甚则因疼痛剧烈而不敢动作。

（3）气滞血瘀证：肩部刺痛，压痛点明显（若疼痛范围广泛则无具体压痛点），上肢不能抬举或前屈后伸，活动或静止时皆有疼痛，静止时甚。本证多由久病入络，气滞血瘀，经脉不通而痛。此外，本证也广泛见于肩部损伤，特点是有明确的肩部扭伤等损伤病史，急性发病，常伴见损伤局部压痛、肿胀、肩不举、肩关节活动障碍等。

11. 臂痛

臂痛是指整个上肢，即肩以下、腕以上部位发生疼痛的症状。

臂痛之症，除局部外伤等特殊情况外，常表现为上肢多个部位同时发生疼痛，并且具有经脉循行特点，因此，《灵枢·经脉》在论述手三阴经、手三阳经"所生病"时，有"臑臂内前廉痛厥""肩前臑痛""臑臂内后廉痛厥""颈颔肩臑肘臂外后廉痛""肩臑肘臂外皆痛"等记载，提示臂痛主要责之于手三阴经、手三阳经所过之处气血运行不畅，阻滞不通。

临床常见证型如下所述。

（1）风寒湿痹证：手臂筋肉、关节疼痛。风胜则疼痛走窜，或上或下；寒胜则冷痛剧烈，手臂拘急感；湿胜则重着酸痛。本证多见于正气亏虚，腠理不固，复又久居阴寒湿地，或外感风寒湿邪者。邪气侵袭手臂，经脉气血痹阻，不通则痛。

（2）血瘀证：手臂筋肉、关节刺痛，或可寻找到压痛点。本证或因久病入络，或因局部外伤，以致血脉瘀滞，经脉不通而痛。

（3）气血两虚证：手臂筋肉、关节时发隐隐酸痛，时有麻木感、不适感，常伴见手臂肌肤不泽、上肢无力、面色淡白或萎黄、唇甲色淡、舌淡、脉细弱等症。本证多见于素体气血亏虚者，或年老气血虚弱者，或手术外伤失血耗气者，或劳神劳力以致气血暗耗者。本证多由气血不足，上肢经脉经筋失养所致。

12. 胸痛

胸痛是指胸部正中或略微左右偏侧疼痛的症状。

《症因脉治·胸痛论》曰："胸与膈，肺之分野……但胸痛止在中间，膈痛则连两腋，故歧骨之上作痛，乃为胸痛。"

胸痛是多种病证的主要症状，如胸痹、心痛、痰饮、肺病、急性热病、胸腔胸壁病变、胸中气机异常等，都可以引起胸痛。

临床常见证型如下所述。

（1）心脉痹阻证：心胸憋闷疼痛，痛引左肩背、左上臂内侧，甚或咽喉、胃脘等部位，可持续数秒，甚则持续数分钟或十几分钟，休息或用药后可缓解，反复发作，常伴见心悸、气短、自汗，甚则喘息不得卧，严重者可见疼痛剧烈、持续不解、汗出肢冷、面色苍白、唇甲青紫、脉疾或微细欲绝等危候，严重者可发生猝死。本证多由心气不足，运血无力，胸阳不振，逐步发展而成心脉痹阻，不通则痛。病性属本虚标实，常因气滞、血瘀、寒凝、痰阻等因素诱发。寒凝心脉者，疼痛剧烈，遇寒加剧，得温痛减；气滞心脉者，以胀痛为主，多与精神情志有关；瘀阻心脉者，以刺痛为主，舌质晦暗，紫点舌；痰阻心脉者，心胸憋闷疼痛，身体困重，体胖多痰。

（2）肺热炽盛证：胸痛，常伴见气喘鼻煽、咳嗽、咳吐黄稠痰、壮热、面赤、发热、口渴、大便秘结、小便短赤、舌红、脉数等症。本证多由外感风热入里，蕴结于肺，肺失宣肃，胸中气机失常所致。

（3）痰热蕴肺证：胸痛，常伴见喘促鼻煽、咳嗽、咳吐脓血腥臭痰、发热、舌红苔黄腻、脉滑数等症。本证多由痰热互结，壅滞于肺，肺失宣肃，胸中气机失常所致。

（4）寒痰阻肺证：胸闷痛，常伴见胸部痞满不舒、咳嗽、痰白量多、气喘、不能平卧、舌淡苔白腻、脉滑等症。本证多由肺有宿痰，复感风寒邪气，寒痰阻滞于肺，肺失宣肃，胸中气机阻滞所致。

（5）饮停胸胁证：胸胁胀闷或痛，常伴见一侧胸廓饱满或肋间隙饱满、支撑胀痛、咳嗽、气喘、舌淡、脉滑等症。本证多由津液疏泄失常，水液不循常道，饮停胸胁，撑胀胸廓作痛。

（6）瘀血阻滞证：胸部刺痛，固定不移。本证多见于胸部外伤，瘀血阻滞，不通则痛。

（7）肝郁气滞证：胸胁胀痛，走窜不定，多随情志变化而增减，常伴见情志抑郁、喜太息、舌淡、脉弦等症。本证多见于所欲不遂、情志不舒者。气机不畅，胸中气机阻滞，不通则痛。

（8）肺阴虚证：胸痛，常伴见干咳、无痰或少痰，或痰中带血、潮热、盗汗、口燥咽干、五心烦热、舌红少津、脉细数。本证多见于久咳伤肺，或痨虫蚀肺，或温热邪气耗伤肺阴者。本证多由肺阴亏虚，虚火灼伤肺络，肺失宣肃，胸中气机转运失常所致。

（9）心阳虚脱证：突然心胸剧烈疼痛，常伴见冷汗淋漓、四肢厥冷、面色苍白、呼吸微弱、脉微欲绝。本证属危急重证，可由寒邪暴伤心阳，或失血伤津而气无所恋，心阳衰竭欲脱，胸中宗气运转不利所致。

13. 真心痛

真心痛是指左胸内及膻中部位突然出现剧烈疼痛，同时伴有心悸、喘促、冷汗、四肢厥冷、面色苍白的症状。

《灵枢·厥病》曰："真心痛，手足清至节，心痛甚，旦发夕死，夕发旦死。"《医碥·杂症·心痛》曰："真心痛，其证卒然大痛，切牙噤口，舌青气冷，汗出不休，面黑，手足青过节，冷如冰，旦发夕死，夕发旦死，不治。"

心痛属于广义"胸痛"范畴。胸痛之心脉痹阻证、心阳虚脱证都主要表现为真心痛，可相互参考。

典型真心痛有 5 个特点。①诱因：劳累、情绪激动、饱食、寒冷、吸烟、心动过速等可诱发，突然出现，以手护心，不敢行动。②部位：疼痛多发生在胸骨体上段或中段后方，可波及心前区，常放射至左肩、左臂内侧达无名指和小指，或至颈、咽或下颌部。③性质：呈压迫、发闷或紧缩性、烧灼样疼痛，严重者有濒死的恐惧感。④持续时间：历时短暂，多数持续 3～5 分钟，较少超过 15 分钟。⑤缓解方式：去除诱因、休息或服硝酸甘油可缓解。

《金匮要略》指出真心痛的基本病机为"阳微阴弦"，主要责之心阳衰微、阴寒内盛。

临床常见证型如下所述。

（1）寒凝心脉证：参见"胸痛"之心脉痹阻证。

（2）气滞心脉证：参见"胸痛"之心脉痹阻证。

（3）瘀阻心脉证：参见"胸痛"之心脉痹阻证。

（4）痰阻心脉证：参见"胸痛"之心脉痹阻证。

（5）心阳虚脱证：参见"胸痛"之心阳虚脱证。

14. 胁痛

胁痛是指一侧或两侧胁肋部疼痛的症状。

胁肋为肝胆之居，又是肝经、胆经循行分布之处，故胁痛多属肝胆及其经脉的病变，如《灵枢·五邪》云："邪在肝，则两胁中痛。"《素问·脏气法时论》云："肝病者，两胁下痛引少腹。"《素问·缪刺论》云："邪客足少阳之络，令人胁痛不得息。"《景岳全书·心集·杂证谟·胁痛》指出："胁痛之病，本属肝胆二经，以二经之脉皆循胁肋故也。"

临床常见证型如下所述。

（1）肝阴虚证：胁肋隐隐灼痛，绵绵不休，常伴见两目干涩、视物模糊不清、口燥咽干、五心烦热、潮热、盗汗、舌红少津、脉细数等症。本证多见于肝气久郁而伤阴，或热病灼伤阴液，或过服温燥伤阴者。本证多由肝阴亏虚，虚火内灼，肝脉失养所致。

（2）少阳证：胁肋苦满疼痛，常伴见寒热往来、口苦、咽干、目眩、心烦欲呕、脉弦等症。本证多由太阳经证不解而传少阳，或厥阴病转出少阳，或外邪直犯少阳，正邪分争，少阳经气不利所致。

（3）肝郁气滞证：胁肋胀痛，走窜不定，每因情绪变化而增减，常伴见少腹胀满疼痛、乳房胀痛、喜太息、易怒、舌淡、脉弦等症。本证多由情志不遂，肝失疏泄，肝胆经气不利所致。

（4）肝火炽盛证：胁肋灼痛，常伴见头目胀痛、眩晕、面红目赤、烦躁、易怒、口干口苦、舌红苔黄、脉弦数等症。本证多由情志不遂，气郁化火，火气循经上逆所致。

（5）肝胆湿热证：胁肋胀痛，常伴见口苦、厌油、纳呆、腹胀、呕恶、身目发黄、大便不调、舌红苔黄腻、脉滑数等症。本证多见于外感湿热邪气或嗜食肥甘者。本证多由湿热内蕴肝胆，疏泄不畅，肝胆经气不利所致。

（6）气滞血瘀证：胁部刺痛，固定不移，拒按，按之痛甚，常伴见上半身转侧不利、转侧则胁痛、舌质暗、舌面紫点、脉涩等症。本证多由跌仆闪挫，胁肋受伤，气滞血瘀，不通则痛所致。

（7）饮停胸胁证：胸胁胀闷或痛，常伴见一侧胸廓饱满或肋间隙饱满、支撑胀痛、咳嗽、气喘、舌淡、脉滑等症。本证多由津液疏泄失常，水液不循常道，饮停胸胁，撑胀胸廓作痛所致。

15. 胃脘痛

胃脘痛是指上腹部歧骨凹陷处附近，胃之所在部位疼痛的症状。

胃脘痛又称"胃痛""心下痛"，《灵枢·邪气脏腑病形》曰："胃病者，腹䐜胀，胃脘当心而痛，上支两胁，膈咽不通，食饮不下。"《症因脉治·胃脘痛论》曰："胃脘痛，在胸之下，脐之上，两肋中间。"胃脘痛虽然也称"心下痛"，但需与"真心痛"鉴别。真心痛具有胸痛彻背的特点，是心胸部突然发作的剧烈疼痛，疼痛可向左肩臂放射，"旦发夕死，夕发旦死"。

胃痛分虚实。虚者，胃失所养，不荣则痛；实者，胃失和降，不通则痛。胃主受纳和腐熟水谷，以通为用，以降为顺。外邪犯胃、饮食伤胃、素体脾胃虚弱，影响胃气失和，通降失常者，皆可出现胃痛。

临床常见证型如下所述。

（1）寒滞胃脘证：胃脘冷痛，疼势较剧，遇寒加剧，得热痛减。常伴见口淡不渴或喜热饮、舌淡苔白、脉弦紧等症。本证多见于外感风寒犯胃或恣食生冷者。本证多由寒滞胃脘，气机阻滞，胃失和降所致。

（2）食滞胃脘证：胃脘疼痛，胀满拒按，常伴见呕吐不消化食物、得吐则痛减、不思饮食、嗳腐吞酸、舌苔厚腻、脉滑等症。本证多由暴饮暴食，饮食积滞，胃失和降所致。

（3）胃热炽盛证：胃脘灼痛，拒按，常伴见消谷善饥、腹胀、发热、口臭、便秘、尿黄、舌红苔黄、脉数等症。本证多由嗜食辛辣肥甘温燥，邪热内扰胃脘，胃气壅滞不畅，胃失和降所致。

（4）肝胃不和证：胃脘胀痛，可因情绪变化而增减，嗳气、矢气则痛减，常伴见呃逆、喜太息、大便不畅、脉弦等症。本证多由情志不舒，肝失疏泄，肝气横逆犯胃，胃失和降所致。

（5）胃络瘀滞证：胃脘刺痛，固定不移，拒按，食后痛增，入夜尤甚，常伴见吐血、黑便、舌质紫暗或舌面瘀点瘀斑、脉涩等症。本证多由外邪或饮食伤胃，或服食某些药物，导致胃络受损，瘀血阻滞胃络，不通则痛所致。

（6）胃气虚证：胃脘隐痛，绵绵不休，喜温喜按，饥时痛增，得食痛减，常伴见嗳气、纳少、脘痞、神疲乏力、少气懒言、舌淡、脉弱等症。本证多见于长期饮食不节或大病久病失养者。本证多由胃气虚弱，胃失和降所致。

（7）胃阳虚证：胃脘冷痛，绵绵不休，喜温喜按，常伴见泛吐清水或呕吐不消化之物、纳少、脘痞、口淡、舌淡、脉沉迟无力等症。本证多见于恣食生冷，或过服苦寒之品，或久病耗伤胃阳者。胃阳不足，胃失温养，不荣则痛。

（8）胃阴虚证：胃脘隐隐灼痛，常伴见胃脘嘈杂、饥不欲食、口燥咽干、五心烦热、舌红少津、脉细数等症。本证多见于过服辛温香燥，或温热病邪耗伤胃阴，或吐泻太过耗伤胃阴者。本证多由胃阴亏虚，胃失濡养，胃气失于和降所致。

16. 腹痛

腹痛是指胃脘以下，耻骨毛际以上部位发生疼痛的症状。

广义腹痛是泛指整个腹部发生疼痛。狭义腹痛，则如《症因脉治·腹痛论》所言："痛在胃之下，脐之四旁，毛际之上，名曰腹痛。若痛在胁肋，曰胁痛。痛在脐上，则曰胃痛，而非腹痛。"

腹部范围较广，有大腹、小腹、脐腹、少腹之分。脐以上统称大腹，包括胃脘部、左上腹、右上腹，属脾胃及肝胆。脐以下为小腹，属膀胱、胞宫、大小肠。脐周围称为脐腹，属脾与小肠。小腹两侧为少腹，是肝经经脉所过之处。其中，脐腹痛的疼痛部位在脐周，又称"环脐而痛""绕脐痛""当脐痛"；小腹痛的疼痛部位在脐下部正中；少腹痛的疼痛部位在脐下两侧，或偏左，或偏右，或左右皆痛。

腹痛的基本病机为不通则痛或不荣则痛。腹痛的病因复杂，外感风寒暑湿，内伤饮食，以及气滞、血瘀、虫积、积聚等，均可导致腹痛。临证需要结合疼痛发生的部位，辨析病位所在。

临床常见证型如下所述。

（1）寒滞肠道证：腹部冷痛，发病急骤，疼痛剧烈，得温则减，遇寒加剧，常伴见肠鸣、腹泻、冷汗出、四肢厥冷、小便清长、大便清稀、舌淡、脉沉紧等症。本证多见于过食寒凉生冷，或腹部受凉（尤其常见于脐腹部受寒）者。实寒直中肠道，阴寒伤阳，寒邪凝滞收引则痛。

（2）大肠湿热证：腹痛剧烈，常伴见腹泻、泻下臭秽、里急后重、肛门灼热、口渴、小便短赤、舌红、脉滑数等症。本证多由饮食不洁，或外感暑令湿热邪气，湿热蕴结大肠，壅阻气机，不通则痛。

（3）肠道气滞证：腹部胀痛，部位走窜不定，症状时发时止，呃逆或矢气后痛减。本证多见于情志不遂所致气机不畅，或痰饮、食积、阴寒等邪气阻滞肠道，气机闭阻。肠道气机壅滞，不通则痛。

（4）瘀滞肠道证：腹部刺痛，痛势较剧，痛处固定不移，经久不愈，常伴见腹部积块、舌质紫暗或舌面紫点紫斑、脉涩等症。本证多见于腹部手术、跌仆损伤，或服药失当者。本证多由瘀血内积，肠腑脉络不通，气机不畅所致。

（5）虫积肠道证：绕脐疼痛突然发作，甚则剧痛，按之有条索状物，时发时止，常伴见胃脘嘈杂、面黄体瘦、面部白斑、舌淡、脉弦等症。本证多由进食不洁瓜果蔬菜，虫积肠道，虫体扰动，气机阻滞所致。

（6）脾阳虚证：大腹隐痛，喜温喜按，遇冷或劳累加重，常伴见食少纳差、腹胀便溏、畏寒肢冷、舌淡、脉沉迟无力等症。本证腹痛可发生于全腹、大腹、小腹、脐腹、少腹，多见于长期过食生冷，或过食苦寒之品，或老年脾阳虚衰者。本证多由脾阳虚衰，阴寒内生，肠道失温，收引作痛所致。

（7）脾肾阳虚证：腹部冷痛，痛势隐隐不剧，绵绵不休，时轻时重，喜温喜按，遇冷或劳累加重，常伴见腰膝冷痛、畏寒、肢冷、五更泻、完谷不化、舌淡胖嫩、脉沉细等症。本证的特征是腰背皆冷、畏寒肢冷、腹部冷痛，可见脐腹冷痛、小腹冷痛、少腹冷痛，多见于年老体衰，或久病伤阳患者。本证多由脾肾阳虚，肠道失温，收引作痛所致。

（8）大肠虚寒证：小腹隐隐冷痛，喜温喜按，常伴见久泻久痢或大便失禁，甚则脱肛、畏寒、神疲乏力、舌淡、脉弱等症。本证多见于久泻久痢迁延日久者。本证多由肠腑阳气耗伤，阴寒内生，寒气凝滞所致。

17. 背痛

背痛是指躯干后部，上至大椎，下至季肋部位发生疼痛的症状。

《黄帝内经》部分篇章将背痛与肩痛合称肩背痛，如《灵枢·经脉》云："肺手太阴之脉……是主肺所生病者……气盛有余，则肩背痛风寒……气虚则肩背痛寒。"

背部中央为脊骨，内含脊髓，督脉贯脊行于正中，足太阳膀胱经分行夹于腰背两侧，五脏六腑之精气输注于背俞穴，而背俞穴位列膀胱经。故背痛一症，与脊骨病变、背部肌肉病变、督脉病变、膀胱经病变密切相关。五脏六腑病变，也可以反映在相应背俞穴而见背痛，如《素问·举痛论》曰："寒气客于背俞之脉则脉泣，脉泣则血虚，血虚则痛，其俞注于心，故相引而痛，按之则热气至，热气至则痛止矣。"

临床上，背痛多见于实证，但虚性背痛也广泛存在，如久病体虚、年老精亏者，尤其60岁以上高龄人群，可反复出现隐隐背痛。《杂病广要·身体类·肩背痛》曰："背痛……年高必用人捶而痛快者属虚。"

临床常见证型如下所述。

（1）风寒束表证：背痛连及头项，常伴见恶寒发热、鼻塞、流清涕、身痛、舌淡、脉浮紧等症。本证多由寒邪客于肌表，足太阳膀胱经经气不利所致。

（2）瘀滞腰背证：背痛，疼痛固定不移，夜间加剧，或睡醒之后出现背酸痛，起床活动后痛减。本证常见于背部肌肉损伤、劳损等，背部有瘀滞，影响经气运行，不通则痛。

（3）肾阳虚证：背冷痛，常伴见腰痛、畏寒肢冷、面色㿠白或黧黑、神疲乏力、夜尿频多、舌淡、脉沉细无力等症。本证多见于素体阳虚，或劳欲伤肾，或年高肾亏者。肾阳亏虚，背部失于温煦，故见背冷痛。《张氏医通·诸痛门·脊痛脊强》指出："有肾气不循故道，气逆挟脊而上，致脊背痛。"

（4）肾精不足证：背部脊骨空痛，不可俯仰，常伴见腰痛、腰膝酸软、足痿无力、耳鸣耳聋、健忘、动作迟钝、舌淡、脉弱等症。本证多由肾精亏虚，或督脉受损，后背失于温养所致。

（5）肺气虚证：背痛隐隐，痛势不剧，时痛时止，常伴见自汗、恶风、易感冒、舌淡、脉弱等症。本证多见于长期肺病者、老年人肺虚、久病肺虚者。背部为肺之分野，肺气虚则分野失养，故见背痛。

18. 腰痛

腰痛是指腰脊正中和（或）两侧，季肋以下，髂嵴以上部位出现疼痛的症状。

腰痛常与"脊痛"并见，合称"腰脊痛"。

腰痛分外感和内伤，《东医宝鉴·外形篇·腰》认为可分十类，"有肾虚，有痰饮，有食积，有挫闪，有瘀血，有风，有寒，有湿，有热，有气，凡十种。"第一，腰痛内因主要责之于腰失所养，常见于年老体虚、禀赋不足等，以致肾精亏耗。肾位居腰脊，肾主腰膝，腰为肾之府，腰失所养，不荣则痛。第二，腰痛外因主要责之于邪气侵犯腰部，不通则痛。外邪乘侵，如久居潮湿之地，或劳作汗出当风，或冒雨着凉，或暑夏贪凉，腰府失护，湿热、寒湿、暑热等邪毒乘虚侵入，则经脉痹阻，日久成瘀，阻滞经络，筋膜失养；或跌仆损伤，离经之血不消，瘀血阻滞而发腰痛；或腰部劳损过度，如工作或生活中长期姿势不良，腰部肌肉长时间处于紧张状态，气血供养腰部不足，也可引发腰痛之症。

临床常见证型如下所述。

（1）风寒束表证：腰部疼痛强急，常伴见头痛、项痛、肩背痛、周身关节疼痛、恶寒发热、鼻塞、流清涕、喷嚏、舌淡、脉浮紧等症。本证发病急骤，多为外感风寒，邪犯足太阳膀胱经脉，循经从头项至背腰，经气不利则痛。

（2）风寒湿痹证：腰部冷痛，疼痛时轻时重，得温痛减，遇寒加剧，活动或受限制。本证多由风寒湿邪痹阻腰脊，腰脊气血不通所致。风邪较重者，腰痛上下左右不定，常牵引到下肢痛，腰腿关节出现游走性疼痛；寒邪较重者，痛势剧烈，冷痛明显，腰部俯仰或转侧受限；湿邪较重者，疼痛伴有较明显酸楚感。湿热痹阻者，腰痛剧烈，痛处常有热感。

（3）瘀滞腰脊证：腰部刺痛，固定不移，日轻夜重，拒按，常伴见舌色紫暗、舌面瘀点瘀斑、脉涩等症。本证多见于跌仆闪挫，或腰脊受损者。本证多由瘀血阻滞所致。

（4）带脉损伤证：腰痛连腹，绕如带状，常伴见腰腹有下坠感、腰溶溶如坐水中。

带脉循行"环腰一周，状如束带"，其特征症状是"腰如绳束"，即腰部周围紧困，犹如绳束。《素问·刺腰痛》认为本证的形成是"得之举重伤腰"，因而"不可以俯仰，仰则恐仆"。

（5）腰失濡养证：下腰处持续性胀痛、酸痛，反复发作，疼痛可随劳动、气候变化而加重，休息可减轻，常伴见腰脊酸软无力、腰部重坠、腰部可见压痛点，腰部转侧、俯仰轻微受限等症。本证属"腰肌劳损"范畴，多见于长期、反复、过度腰部运动，或负荷过重，或体位姿势无变化等。督脉循行于背脊正中，足太阳膀胱经夹脊两旁，本病的形成，无论内因或外因，凡影响督脉和足太阳膀胱经经气，经脉气血不足，腰肌失养，都可以出现腰痛。

（6）肾虚失养证：腰痛以两侧为主，腰部喜揉按轻叩，遇劳加剧，卧则减轻，反复发作。本证多见于老年肾虚，或房劳过度，或疾病久耗者。本证多由肾虚不主腰膝所致。偏于肾阳虚者，腰部以冷痛为主，常伴见下肢厥冷、小便清长、夜尿频多等症；偏于肾阴虚者，腰部以酸痛为主，常伴见形体消瘦、口燥咽干、五心烦热等症。

19. 周身痛

周身痛是指全身多个部位出现疼痛的症状。

周身疼痛分虚实两方面。一是因虚致痛。肝主筋，肾主骨，肝肾亏虚是本。肝血亏虚则筋肉失养，肾精不足则髓无所充，筋肉关节无以充养，周身筋肉"不荣则痛"。二是因实致痛。多见于外邪侵袭、瘀血、痰浊、外伤等，以致气血不通，周身筋肉"不通则痛"。《素问·痹论》曰："风寒湿三气杂至，合而为痹"。湿邪重浊黏滞，易积于骨与关节，发为着痹；寒邪凝滞而收引，寒聚于关节筋肉，涩滞经脉，发为痛痹，疼痛难忍；风邪开泄，游走不定，动引气血，发为行痹，疼痛游走不定；风寒湿之邪蕴久化热，或外感热邪，发为热痹，燔经动血，其病处红肿热痛。

临床常见证型如下所述。

（1）风寒束表证：全身肌肉或关节疼痛，多为酸痛重着，阴雨天加重，遇寒加剧，得热则缓，常伴见恶风寒、喜暖、舌淡、脉浮紧等症。本证多由外感风寒，邪气困于肌腠所致。

（2）风寒湿痹证：全身肌肉关节疼痛。本证属于痹证范畴，风甚者多为游走痛，寒甚者多为冷痛，湿甚者多为重着痛。本证多见于久居阴寒潮湿之地，或长期涉水冒湿者。风寒湿邪困阻身体，经气不利，不通则痛。

（3）气血两虚证：周身疼痛，全身关节肌肉酸痛无力，活动后加剧，常伴见关节变形、肌肉萎缩、肢体麻木酸痛，甚则筋惕肉瞤，面色少华、头晕目眩、心悸气短、自汗、指甲淡白、舌淡苔白、脉弱等症。本证多由气血亏虚，肌体失于濡养所致。

20. 四肢痛

四肢痛是指上肢或下肢，或上下肢同时出现疼痛的症状。

四肢痛可见于《黄帝内经》许多篇章，有"肢节痛""手臂痛""脚下痛"等诸多称谓。《黄帝内经》所论痹证，也是以四肢痛为主症。

四肢痛多由风寒湿邪侵犯经络、肌肉、关节，阻碍气血运行所致，即《素问·痹论》所谓"风寒湿三气杂至，合而为痹"。脾主肌肉及四肢，亦有因脾胃病变而引起者。

临床常见证型如下所述。

（1）风寒湿痹证：四肢关节疼痛，关节屈伸不利。风邪甚者，多为游走痛，痛无定处，以腕、肘、膝、踝等处为多见；寒邪甚者，多为冷痛，痛处固定不移、形寒肢冷，局部皮肤颜色不红，遇寒加重、得温痛减；湿邪甚者，多为重着痛，或见肌肤麻木不仁、骨节变形。本证多见于久居阴寒潮湿之地，或长期涉水冒湿者，属"痹病"范畴。风甚为行痹，寒甚为痛痹，湿甚为着痹。本证多由风寒湿邪困阻身体所致，经气不利，不通则痛。

（2）湿热阻络证：四肢关节疼痛，关节局部红肿、灼热、疼痛、晨僵，有重着感，常伴见发热、口渴不欲饮、步履艰难、烦闷不安、舌红苔黄腻、脉滑数等症。若热毒阻络较严重，可出现全身多个关节剧烈疼痛，皮下结节，皮色紫红等症。本证属"热痹"范畴。本证多由湿热困阻身体所致，经气不利，不通则痛。

（3）痰瘀阻络证：四肢关节疼痛，多为刺痛，固定不移，关节处肌肉肿胀，按之稍硬，肢体顽麻或重着，关节僵硬变形，屈伸不利，常伴见面色晦暗、眼睑浮肿、胸闷痰多、舌质紫暗或瘀斑、脉涩等症。本证多见于邪气痹阻肌肉、关节，日久不愈者。痰瘀阻络，不通则痛。

（4）气血两虚证：四肢关节酸痛，活动或劳累后加剧，常伴见关节变形、肌肉萎缩、肌肤甲错、面色淡白或萎黄、唇甲淡白、舌淡、脉弱等症。本证多由气血亏虚，肢体关节肌肉失养所致。

21. 足跟痛

足跟痛是指一侧或双侧足跟部发生疼痛，不能久立多走，甚至站立艰难的症状。

足三阴经和足三阳经皆循行经过足部。自上而下者，足阳明胃经"下足跗"（足背），足太阳膀胱经"出外踝之后"，足少阳胆经"下出外踝之前"；自下而上者，足太阴脾经"上内踝前廉"，足厥阴肝"上循足跗上廉"，足少阴肾经"出于然谷（当为'然骨'，内踝下前方高起之骨）之下，循内踝之后，别入跟中"。足跟痛与上述经脉及脏腑失调有关。

足跟痛分虚实两端，虚者多见于气血亏虚及肝肾不足。实者多见于风寒湿邪痹阻，或足部外伤（如跑跳过多），或职业久站，或长期站立姿势不当。

临床常见证型如下所述。

（1）气血两虚证：足跟疼痛，历时久渐，日间轻度活动则疼痛缓解，但过劳则加剧，入夜疼痛加重，常伴见气短、懒言、自汗、恶风、舌淡、脉弱等症。本证多见于素体脾胃虚弱或长期疾病损伤脾胃者。脾胃虚弱，水谷精微化生不足，脾胃经气空虚，足跟失于滋养，经年累积，可出现足跟痛。此外，女性产后气血亏虚，若持续感受风寒邪气，也容易出现足跟疼痛。

（2）肝肾亏虚证：足跟疼痛，不耐久立，甚至站立艰难，或牵引至足心疼痛，常伴见头晕、目眩、耳鸣、腰膝酸软、舌淡苔少、脉细弱等症。本证多见于强力劳损筋骨，或纵欲过度，或老年骨质疏松，或骨质增生者。本证多由肝血虚损，肾精不足，足跟筋脉骨骼失于滋养所致。

（3）寒湿痹阻证：足跟疼痛，常伴见足部或其他部位关节疼痛、局部肿胀甚则变形、遇阴雨或寒冷天气加重等症。足跟在下，寒湿易侵，邪气易于痹着足跟，气血运行受阻，经年累积，可出现足跟痛。

（4）血瘀证：足跟刺痛，常伴见局部红肿、皮下瘀紫、拒按、足部着地或行走时疼痛加重等症。本证多见于足部外伤者。本证多由瘀血停滞局部所致。

【文献辑要】

《素问·五脏生成》：头痛巅疾，下虚上实，过在足少阴、巨阳，甚则入肾。

《素问·奇病论》：髓者以脑为主，脑逆故令头痛，齿亦痛，病名曰厥逆。

《丹溪心法·头痛》：头痛多主于痰，痛甚者火多。

《石室秘录·偏治法》：如人病头痛者，人以为风在头，不知非风也，亦肾水不足，而邪火冲于脑，终朝头晕，似头痛而非头痛也。

《诸病源候论·牙齿病诸候·牙痛候》：牙齿皆是骨之所终，髓气所养，而手阳明支脉入于齿。脉虚髓气不足，风冷伤之，故疼痛也。又虫食于齿，则根有孔，虫于其间，又传受余齿，亦痛掣难忍。

《广瘟疫论·胸满痛》：时疫胸满而不痛者，为邪未结，为无形之气，稀薄之痰。痛而不满者，为病在经络，有虚有实，有虚实相兼。满而痛者，为邪已结。

《圣济总录·心痛门·心痛统论》：心痛诸候，皆由邪气客于手心主之脉。

《景岳全书·心集·杂证谟·心腹痛》：胃脘痛证，多有因食、因寒、因气不顺者，然因食因寒，亦无不皆关于气，盖食停则气滞，寒留则气凝。

《诸病源候论·心腹痛病诸候·心腹痛候》：心腹痛者，由腑脏虚弱，风寒客于其间故也。邪气发作，与正气相击，上冲于心则心痛，下攻于腹则腹痛，上下相攻，故心腹绞痛，气不得息。

《诸病源候论·心腹痛病诸候·胸胁痛候》：胸胁痛者，由胆与肝及肾之支脉虚，为寒气所乘故也……此三经之支脉，并循行胸胁，邪气乘于胸胁，故伤其经脉。邪气之与正气交击，故令胸胁相引而急痛也。

《景岳全书·心集·杂证谟·胁痛》：胁痛之病，本属肝胆二经，以二经之脉皆循胁肋故也。然而心肺脾胃肾与膀胱亦皆有胁痛之病，此非诸经皆有此证，但以邪在诸经，气逆不解，必以次相传，延及少阳、厥阴，乃致胁肋疼痛。

《广瘟疫论·胁满痛》：胁满痛与胸满痛同，而微有不同者，胸满痛有宿食为病，胁满痛无宿食为病，乃亦有因宿食在胸腹而满痛及胁者。

《诸病源候论·腹痛病诸候·腹痛候》：腹痛者，由腑脏虚，寒冷之气客于肠胃、募原之间，结聚不散，正气与邪气交争相击，故痛。其有阴气搏于阴经者，则腹痛而肠鸣，谓之寒中，是阳气不足，阴气有余者也。

《诸病源候论·风病诸候·风身体疼痛候》：风身体疼痛者，风湿搏于阳气故也。阳气虚者，腠理易开，而为风湿所折，使阳气不得发泄，而与风湿相搏于分肉之间，相击，故疼痛也。

《素问·痹论》：风寒湿三气杂至，合而为痹也。其风气胜者为行痹，寒气胜者为痛痹，湿气胜者为着痹也。

《医学心悟·腰痛》：腰痛拘急，牵引腿足，脉浮弦者，风也。腰冷如冰，喜得热手熨，脉沉迟，或紧者，寒也……腰痛如坐水中，身体沉重，腰间如带重物，脉濡细者，湿也……若腰重疼痛，腰间发热，痿软无力，脉弦数者，湿热也，恐成痿症……若因闪挫跌扑，瘀积于内，转侧若刀锥之刺，大便黑色，脉涩，或芤者，瘀血也……走注刺痛，忽聚忽散，脉弦急者，气滞也……腰间肿，按之濡软不痛，脉滑者，痰也……腰痛似脱，重按稍止，脉细弱无力者，虚也。

《素问·刺腰痛》：足太阳脉令人腰痛，引项脊尻背如重状……少阳令人腰痛，如以针刺其皮中，循循然不可以俯仰，不可以顾……阳明令人腰痛，不可以顾……足少阴令人腰痛，痛引脊内廉……厥阴之脉令人腰痛，腰中如张弓弩弦……解脉令人腰痛，痛引肩……解脉令人腰痛如引带，常如折腰状……同阴之脉，令人腰痛，痛如小锤居其中……阳维之脉令人腰痛，痛上怫然肿……衡络之脉令人腰痛，不可以俯仰，仰则恐仆，得之举重伤腰……会阴之脉令人腰痛，痛上漯漯然汗出……飞阳之脉令人腰痛，痛上拂拂然……昌阳之脉令人腰痛，痛引膺……散脉令人腰痛而热……肉里之脉令人腰痛，不可以咳，咳则筋缩急。

《丹溪心法·痛风》：如肥人肢节痛，多是风湿与痰饮，流注经络……如瘦人性急躁而肢节痛发，是血热。

《古今医统·身体痛》：身体痛者，种种不同，风寒湿痰者多。风寒痛，明知得于寒邪，而脉浮紧。湿痰留滞关节，一身尽痛。有风湿相搏，肢体重痛。有阴毒伤寒，身如被仗之痛者。有湿郁而周身作痛，有伤食滞而身作痛，痰滞经络而作块痛。

《医学心悟·身痛》：身体痛，内伤外感均有之。如身痛而拘急者，外感寒也。身痛如受杖者，中寒也。身痛而重坠者，湿也。若劳力而辛苦之人，一身酸软无力而痛者，虚也。

五、疲　乏

【症状特征】

疲乏是指精神困倦，或肢体懈怠乏力的症状。

疲乏是一个广义概念，可包含以下几个方面：一是躯体疲劳感。患者具有明显疲劳感，但经休息却得不到缓解，表现为早晨不想起床、经常打呵欠、懒言、不愿意活动、上楼梯时气短、经常绊脚、总觉双腿酸沉等。二是脑力性疲劳。表现为头晕乏力、注意力不集中、近事记忆力下降、写文章总出错或提笔忘字、情绪低落等。三是心理性疲劳。表现为有"累的感觉"，但没有体能低下。四是其他疾病伴发的疲乏，此类属于"潜病态"或"前病态"，或属于疾病状态下的疲乏症状，表现为动则劳累，经过休息不易恢复，多伴有体能下降等。五是综合性疲劳。此类疲乏汇总了上述各类成因，临床表现较复杂。

【症机辑要】

疲乏可以由外感或内伤的众多病因导致，各类慢性疾病几乎都可以出现不同程度的疲乏。

气是构成和维系生命活动的基本精微物质，是脏腑、组织产生功能活动的基本动力。气包括元气、宗气、营气、卫气、脏腑之气、经脉之气，由于化生不足，或是耗散过多，导致一身之气亏虚，气的生理功能减退，脏腑、组织活动减弱，皆可表现出疲乏症状。此外，痰饮、湿邪等困阻阳气，也可见疲乏。

【证型辑要】

（1）气虚证：神疲，乏力，常伴见气短、懒言、自汗、脉虚、动则诸症加剧等症。本证或由化生不足以致气虚，或由耗散过多以致气虚，气的生理功能减退，脏腑、组织活动减弱所致。临床上，凡是以气虚证为基础的各类证型，都可能出现疲乏症状，如气陷证、气血两虚证、气阴两虚证、气不摄血证、气虚血瘀证、心气虚证、肺气虚证、脾气虚证、胃气虚证、肝气虚证、肾气虚证、脾虚气陷证、脾阳虚证、肾阳虚证、肾气不固证、肾不纳气证、心脾两虚证、心肾阳虚证、心肺气虚证、脾肺气虚证等。

（2）心脾两虚证：神疲，乏力，常伴见心悸怔忡、失眠多梦、食少纳差、腹胀便溏、面色萎黄、眩晕、耳鸣、舌淡、脉细弱等症。本证多见于劳神劳心过度，导致心血亏虚，脾气虚弱，心主藏神不及，脾主意不及，故表现为脑力性疲劳感，包括注意力不集中、近事记忆力下降、写文章总出错或提笔忘字、情绪低落等。

（3）寒湿困脾证：肢体懈怠乏力，常伴见口中黏腻、口淡不渴、食欲不振、纳食不香、脘痞腹胀、舌淡苔腻、脉滑等症。湿为阴邪，易伤阳气，阻遏气机。寒湿困脾，脾失健运，四肢肌肉失于充养，故肢体懈怠乏力。

（4）湿热蕴脾证：肢体懈怠乏力，常伴见肢体困重、酸楚不适、头重如裹、口中黏腻、口气秽浊、食欲不振、纳食不香、渴而不欲饮、胸闷呕恶、大便不爽、舌红苔黄腻、脉滑数等症。湿热蕴脾，脾失健运，四肢肌肉失于充养，故肢体懈怠乏力。

（5）肝郁气滞证：神疲，乏力，常伴见情志抑郁、喜太息、胁肋胀满或胀痛、兴趣低下或缺乏、舌淡、脉弦等症。本证多见于各类心理性疲乏，特点为精神疲惫，时常有"累的感觉"。本证多由肝郁而情志失于条达所致。

【类症辑要】

1. 腰膝无力

腰膝无力是指腰膝软弱无力的症状。轻者称为"腰软""膝软"，因两症往往同时发生，故合称"腰膝无力"，重者称为"腰膝痿弱"。

腰软无力常伴有膝软无力，但因膝关节损伤导致膝软无力者则不属此范畴。

腰膝无力多由肾虚不主腰膝或邪气困阻腰膝所致。

临床常见证型如下所述。

（1）寒湿困阻证：腰膝软弱无力，遇寒湿加重，得温则减，常伴见腰膝冷凉、酸困、沉重、疼痛，舌淡苔白，脉沉等症。本证多见于寒湿之邪客于腰膝，阻遏阳气温煦所致。

（2）湿热蕴结证：腰膝软弱无力，常伴见下肢痿软、不耐久行久立、膝足红肿疼痛、小便短赤、舌红苔黄腻、脉滑数等症。本证常见于痿证及脚气诸病。本证多由湿热邪气流注腰膝所致。

（3）肾气虚证：腰膝软弱无力，常伴见尿频、小便清长、夜尿频多、遗尿、神疲乏力、气短懒言、自汗脉虚、动则益甚、男子遗精或早泄、女子月经淋漓、带下清稀量多、滑胎、舌淡苔白、脉弱等症。本证多见于年高衰老，或房事过度，或久病耗伤肾气者。本证多由肾气亏虚，肾不主腰膝所致。若肾气虚证进一步发展，可见肾气不固证，症见腰膝软弱无力加重、遗尿、遗精等。

（4）肾阳虚证：腰膝酸软冷痛，常伴见畏寒肢冷，下肢尤甚，性欲减退、尿频、小便清长、夜尿频多，男子阳痿、滑精、早泄，女子白带量多、宫寒不孕、舌淡苔白、脉沉细无力等症。本证多见于年高衰老，或房事过度，或久病耗伤肾阳者。本证多由肾阳虚损，腰膝失于温养所致。

2. 身重

身重是指头身肢体沉重的症状。

若由中风所致的半身肢体沉重不举，属半身不遂，不属身重范畴。

身重多由湿邪困阻或气虚不运水湿所致。湿性重浊，湿邪致病，表现为沉重感和附着难移。

临床常见证型如下所述。

（1）湿邪困表证：身体困重，常伴见周身酸楚疼痛、转侧不利、头胀如裹、胸脘痞闷、纳呆、舌淡苔腻、脉浮滑等症。本证多见于冒雨涉水，或感受雾露之气，或居处潮湿者。湿邪侵犯肌表，沉重附着，故见身体困重。

（2）寒湿困脾证：身体困重，常伴见食少纳差、腹胀便溏、肢倦懒言、舌淡苔腻、脉沉等症。本证多见于外感寒湿，或过食生冷者。寒湿之邪困阻脾阳，脾不主肌肉及四肢，故见身体困重。

（3）水停证：身体困重，常伴见肢节疼痛、身发浮肿、按之凹陷不起等症。若为阳水，还可见头面、眼睑等上半身浮肿甚，发热、头痛、咳嗽、咽喉疼痛等症；若为阴水，还可见足踝等下半身肿甚，畏寒肢冷、腰酸等症。本证多由水液输布失常，水邪泛溢，困阻头身所致。

3. 头重

头重是指头部沉重，头部如有重物裹缠，重而不舒的症状。

头重多由湿邪困阻头部或清阳不升所致。

临床常见证型如下所述。

（1）寒湿困表证：头部沉重，如有重物包裹，遇寒加剧，常伴见周身酸楚疼痛、肢体酸濡、胸脘痞闷、纳呆、舌淡苔腻、脉滑等症。本证多见于冒雨涉水，或感受雾露之气，或居处潮湿者。寒邪挟湿，侵犯头部，困阻清阳，故见头重。

（2）湿热犯表证：头部沉重、胀痛，常伴见发热、但头汗出而热不解、身热不扬、周身酸楚疼痛、胸闷、心烦、舌红苔腻、脉滑等症。本证多见于夏季感受暑湿之邪或平素外感湿热者。湿热蕴蒸，侵犯头部，清窍被遏，故见头重。

（3）痰湿困阻证：头部沉重，如有重物包裹，常伴见头晕昏蒙、头部闷痛、困倦嗜卧、形体肥胖、舌淡胖嫩、苔白腻等症。本证多见于素体脾虚湿聚或过食肥甘厚味者。痰湿犯头，蒙蔽清窍，故见头重。

（4）脾虚气陷证：头部沉重，病程较长，常伴见头晕时时发作，头部空痛、隐痛、面色无华、神疲乏力、食欲不振、腹胀、便溏、舌淡、脉细弱等症。本证多见于素体脾虚，或劳倦过度，或久病耗伤脾胃者。脾气亏虚，不升清阳，清窍失养，故见头重。

4. 腰重

腰重是指腰部感觉沉重，如有物缠腰，甚则腰部重坠，不能久立久坐的症状。

腰重多因寒湿侵袭腰部，或肾虚腰府不坚所致。《金匮要略·五脏风寒积聚病脉证并治》曰："肾著之病，其人身体重，腰中冷，如坐水中，形如水状，反不渴，小便自利，饮食如故，病属下焦，身劳汗出，衣里冷湿，久久得之，腰以下冷痛，腹重如带五千钱。"

临床常见证型如下所述。

（1）寒湿困阻证：腰部沉重，腰部发冷，甚或如坐冷水中，腰中时有冷痛，常伴见下腹沉重发胀感、体倦乏力、舌淡苔白、脉沉等症。本证多因久卧寒湿之地，或冒雨受寒湿，或劳作运动等汗出后立即冷水洗浴，或汗出后未及时更换湿衣等，导致腰部外感寒湿。寒主收引，湿性重浊，故见腰部困重。

（2）肾阳虚证：腰部沉重，病程较长，腰部有空虚感、发凉感，或时觉腰部有冷风吹入，绵绵不休，需以护腰围裹，或热敷始得缓解，常伴见腰膝酸软无力、四肢发凉，尤以足部厥冷，或见足跟疼痛、舌淡苔白、脉沉细无力等症。本证多由老年肾阳衰弱者。肾阳亏虚，命门火衰，不主腰膝，故见腰部沉重。

5. 腰如绳束

腰如绳束是指腰部周围如绳紧束的症状。

腰如绳束是带脉病的临床表现之一。人体腰部有一条横行经脉，即带脉，《难经·二十八难》记载其循行路线为"起于季胁，回身一周"。《素问·刺腰痛》所载"衡络之脉"也为带脉，该篇记载带脉病的成因主要是"得之举重伤腰"，故其病为"令人腰痛，不可以俯仰，仰则恐仆"，而《素问·痿论》则云："阳明虚则宗筋纵，带脉不引，故足痿不用也。"《难经·二十九难》也指出："带之为病，腹满，腰溶溶若坐水中。"《脉经·平奇经八脉病》记载："左右绕脐，腹腰脊痛，冲阴股也。"综上，带脉环腰一周，状若束带，其病因主要见于腰脊损伤，症状表现为腰如绳束，并伴有腰部酸重、冷痛、无力。

后世认为，带脉束腰带腹，约束纵行诸经脉。腰腹为胞宫和下焦之位，带脉约束诸脉，也就能达到固摄下元的作用。"带脉不引"，约束无力，可致腰部酸软、腹痛引腰脊、下肢不利、少腹拘急、疝气下坠，以及阳痿、遗精、月经不调、崩漏、带下等。

临床常见证型为瘀滞腰脊证。腰部周围如绳紧束，常伴见腰部刺痛、固定不移、日轻夜重、拒按、舌色紫暗、舌面瘀点瘀斑、脉涩等症。本证多见于跌仆闪挫或腰脊受损者。本证多由瘀血阻滞，带脉失约所致。

6. 腰酸

腰酸是指腰部酸楚不适，绵绵不已，或伴有腰部轻度疼痛的症状。

腰酸需与腰痛和腰软区别，腰痛以疼痛为主要症状，腰软是腰部软弱无力。临床上，腰酸与腰痛、腰软又时常兼夹出现，可予以互参。

肾位于腰脊，肾主腰膝，腰为肾之府，故腰酸主要责之于肾。《张氏医通》认为"腰痛尚有寒湿伤损之异，腰酸悉属房劳肾虚"。此外，久居潮湿之地，或劳作汗出当风，或冒雨涉水，或暑夏贪凉受寒，或工作或生活中长期姿势不良，或腰部肌肉长时间处于紧张状态等，腰脊失于养护，气血供养腰部失宜，也可出现腰酸。

临床常见证型如下所述。

（1）肾气虚证：腰部酸楚不适，绵绵不已，喜揉按轻叩，遇劳加剧，休息或睡卧则减轻，反复发作，常伴见膝软弱无力、小便清长、夜尿增多、神疲乏力、气短懒言、自汗脉虚、动则益甚、男子遗精或早泄、女子月经淋漓、带下清稀量多、滑胎、舌淡苔白、脉弱等症。本证多见于老年肾气亏虚者，或房事过度，或久病耗伤肾气者。本证多由肾气亏虚，肾不主腰膝所致。

（2）肾阳虚证：腰膝酸软冷痛，常伴见畏寒肢冷，下肢尤甚，性欲减退、尿频、小便清长、夜尿频多，男子阳痿、滑精、早泄，女子白带量多、宫寒不孕、舌淡苔白、脉沉细无力等症。本证多见于老年肾阳虚，或房事过度，或久病耗伤肾阳者。本证多由肾阳虚损，腰膝失于温养所致。

（3）肾阴虚证：腰膝酸软，常伴见头晕耳鸣、形体消瘦、口燥咽干、潮热、盗汗、五心烦热、舌红少津、脉细数等症。本证多见于老年肾阴亏虚，或房事过度，或久病耗伤肾阴者。本证多由肾阴不足，腰膝失养所致。

（4）肾精不足证：腰膝酸软，常伴见发脱齿摇、足痿无力、行动迟缓、耳鸣、脑鸣、舌淡苔白、脉弱等症。本证多由肾精亏虚，不濡腰膝所致。

（5）腰肌失濡证：腰部酸楚不适，常固定于腰部一侧或某一个部位，因劳累而加重，卧床休息后不能明显缓解，轻度活动后反而减轻，可伴轻度腰痛，但无明显全身症状。本证属"腰肌劳损"范畴。本证多为腰部长期处于同一个固定姿势，腰部肌肉长时间负担过重所致。

7. 胫酸

胫酸是指小腿酸软，甚或无力的症状。

《黄帝内经》认为胫酸主要为髓海不足，如《灵枢·海论》曰："髓海不足，则脑转耳鸣，胫酸。"《灵枢·五癃津液别》诠释了胫酸的形成机制："五谷之津液和合而为膏者，内渗入于骨空，补益脑髓，而下流于阴股。阴阳不和，则使液溢而下流于阴，髓液皆减而下，下过度则虚，虚故腰背痛而胫酸。"肾主骨生髓，肾虚则髓精不充，故发为胫酸。

此外，足太阳膀胱经循小腿之后，膀胱经经气不利亦可导致胫酸，如《广瘟疫论·胫腿痛酸》云："时疫初起，胫痛酸者，太阳经脉之郁也。"

临床常见证型如下所述。

（1）肾阳虚证：小腿酸软，常伴见小腿局部有风吹样凉感、腰膝软而无力、面色黧暗、气短、小便频数、余沥不尽、舌淡苔白、脉沉细无力等症。本证多见于老年肾阳亏虚，或房事过度，或久病耗伤肾阳者。本证多由肾阳亏虚，肾不主腰膝，肾精不充胫骨所致。

（2）肾阴虚证：小腿酸软，常伴见小腿局部有灼热感或骨蒸潮热感、五心烦热、头晕耳鸣、舌红少苔、脉细数等症。本证多见于老年肾阴亏虚，或房事过度，或久病耗伤肾阴者。本证多由肾阴不足，腰膝失养，肾精不充胫骨所致。

（3）肾精不足证：小腿酸软，常伴见发脱齿摇、足痿无力、行动迟缓、耳鸣、脑鸣、舌淡苔白、脉弱等症。本证多由肾精亏虚，不充胫骨所致。

（4）湿热下注证：小腿酸软，常伴见小腿有发胀感或轻度疼痛感、舌苔黄腻、脉濡等症。本证多由外感湿热邪气，困着皮肉，不得发越，髓精难充腿胫所致。

8. 牙齿酸弱

牙齿酸弱是指咀嚼食物时牙齿酸弱，咀嚼无力的症状。

牙齿酸弱分虚实。其虚者，肾主骨，齿为骨之余，肾虚不主骨，发为牙齿酸弱。足阳明经入齿中，胃气失衡，也发牙齿酸弱；其实者，多由风寒侵扰牙龈所致。

临床常见证型如下所述。

（1）肾气虚证：牙齿酸弱，牙齿虚浮松动，咀嚼无力，遇劳累更剧，遇寒、热、酸、辣等皆明显不适，休息或可缓解，常伴见膝软弱无力、小便清长、夜尿增多、神疲乏力、气短懒言、自汗、动则益甚、舌淡、脉虚无力等症。本证多见于年高衰老，或房事过度，或久病耗伤肾气者。肾气亏虚，牙齿失于肾气充养，故见牙齿酸弱无力。

（2）胃气虚证：牙齿酸弱，牙齿虚浮松动，咀嚼无力，遇寒、热、酸、辣等皆明显不适，休息或可缓解，常伴见牙龈隐隐疼痛不适、胃脘隐隐疼痛、纳食减少、面色无华、舌淡苔白、脉弱等症。本证多见于劳累过度或重病久病耗伤胃气者。胃气亏虚，阳明经气不足，牙齿失于充养，故见牙齿酸弱无力。

（3）风寒袭络证：牙齿酸弱，齿间常有风冷吹拂感，遇风遇寒更甚，得热可缓解，喜热食，恶冷食。本证多由外感风寒邪气，袭扰牙龈所致。

9. 牙齿浮动

牙齿浮动，又称牙齿动摇，是指牙齿虚浮松动，酸弱不适，咀嚼无力的症状。

手阳明大肠经入下齿，足阳明胃经入上齿。肾主骨，齿为骨之余，寄龈以为养。故牙齿浮动与手足阳明经、肾脏关系密切。

牙齿浮动与牙齿酸弱常相兼出现，临证可参见"牙齿酸弱"。

【文献辑要】

《素问·痹论》：痹者，四肢解㑊。

《灵枢·寒热病》：身有所伤，血出多，及中风寒，若有所堕坠，四肢懈惰不收，名曰体惰。

《素问·示从容论》：肝虚肾虚脾虚，皆令人体重烦冤。

《世医得效方·身疼》：男子妇人气血劳伤，四肢倦怠，肌体羸瘦，骨节烦疼。

《灵枢·经脉》：膀胱足太阳之脉……从腰中下挟脊，贯臀，入腘中……是动则病，冲头痛，目似脱，项如拔，脊痛，腰似折，髀不可以曲，腘如结，踹如裂，是为踝厥。

《广瘟疫论·身重》：时疫初起，发热身重者，湿胜于热也。

六、烦　躁

【症状特征】

烦躁是指心中烦乱不安，急躁易怒，手足或行为举止躁动不宁的症状。

"烦"与"躁"略有区别，"烦"是自觉症状，患者自我感觉心中烦闷，情绪不安；"躁"为他觉症状，患者表现出行为动作躁扰不宁，或语言增多，或注意力不集中而缺乏头绪。两者常同时并见，合称"烦躁"。

烦躁之轻者称为"心烦"或"烦心"，仅有心中烦热郁闷，而无躁动不宁症状。若心中烦热、闷乱不堪、莫可言状者，又称"懊憹"。

【症机辑要】

烦躁的基本病机为心神扰动，病因多责于火。心为火脏而主通明，心神以清明为要。火为阳邪，其性炎上，易扰心神，神志扰动则见烦躁之症。《素问·至真要大论》曰："诸躁狂越，皆属于火。"经文中的"躁"即躁动不安，"狂"即神志狂乱，"越"即举止失常。

烦躁一症，分虚实两方面。实者多因邪热、痰火等为患，虚者多由阴虚火旺为患，但核心皆为热扰心神，故《杂病源流犀烛》云："烦躁，心经火热病也。"

【证型辑要】

（1）心阴虚证：心烦不寐，甚则烦躁不安，常伴见潮热、盗汗、口燥咽干、五心烦热、舌红少津、脉细数等症。本证多见于劳神暗耗心阴或外感温热邪气耗伤心阴者。心阴亏虚，阴不制阳，虚热扰动心神，故见烦躁。

（2）心火亢盛证：烦躁，常伴见不寐、发热、汗出、口渴、面赤、口舌生疮、小便黄赤、舌红、脉数等症。本证多见于外感火热邪气，或情志过极化火，或过食辛辣温燥者。心火亢盛，热邪扰动心神，故见烦躁。

（3）痰火扰神证：烦躁不宁，甚则狂躁妄动，哭笑无常，打人毁物，神昏谵语，常伴见发热、口渴、面红目赤、舌红苔黄腻、脉滑数等症。本证可见于外感热病和内伤杂病。外感热病多由热灼津液而为痰，痰火互结，上扰心神；内伤杂病多见于情志刺激，暴怒化火，炼津为痰，痰火互结，上扰心神。神志扰动，故见烦躁不宁。

（4）肝火炽盛证：烦躁，常伴见情绪急躁易怒、胸胁灼痛、头晕目眩、面红目赤、口苦口干、不寐、舌红苔黄、脉弦数等症。本证多见于平素急躁易怒、所欲不遂者。肝藏血而藏魂，肝火亢盛，火热内扰，神魂不安，故见烦躁。

（5）肠热腑实证：烦躁不安，常伴见腹部硬满疼痛、大便秘结、发热、口渴、手足汗出、小便短赤、舌红、苔黄燥或焦黑、脉沉数有力或沉迟有力等症。本证多由大热、大汗等导致津液过度外泄，肠中燥屎内结不下，聚结肠道，里热炽盛，上扰心神所致。

（6）气分证：心烦懊恼，坐卧不安，常伴见壮热、大汗、大渴、胸膈灼热、唇焦咽燥、口苦、小便黄、舌红苔黄燥、脉数等症。本证多见于外感温热邪气不解而传入气分，或温邪直达气分，或邪热从营分转出气分。邪在气分，热扰心神，心神不宁，则见心烦懊恼、坐卧不安等症。

（7）热入营血证：烦躁不寐，甚则神昏谵语，常伴见身热夜甚、斑疹隐隐、舌红绛、脉细数等症。本证多由温病热入营血，灼伤营阴，扰动心神所致。

（8）伤暑证：烦躁，常伴见身热、汗出、口渴、神疲乏力、肢体倦怠、舌红、脉濡数等症。本证多见于夏季暑热，或长时间身处高温湿热环境者。暑热伤及气阴，热扰心神，故见烦躁。

【类症辑要】

1. 狂躁

狂躁是指患者情绪高涨，易激惹，言语和活动增多，注意力不集中，行为轻率的症状。

狂躁与"烦躁"的区别主要在于易激惹（遇小事或稍不随意就大发脾气），以及情绪高涨（如语速增快、言语急促、言语和活动增多、行为鲁莽等）。轻者烦躁，重则狂躁。

狂躁多由热扰心神所致。

临床常见证型如下所述。

（1）心火亢盛证：狂躁，常伴见性情急躁、情绪高涨、兴奋话多、手舞足蹈、口若悬河、大便秘结、发热、口渴、舌红、少苔或无苔、脉弦数等症。本证多见于外感火热邪气，或情志过极化火，或过食辛辣温燥者。心火亢盛，热邪扰动心神，故见狂躁。本证可有遗传或体质因素，若平素性情狂躁多怒者，多见于《黄帝内经》所谓"太阳之人"。《灵枢·通天》曰："太阳之人，居处于于，好言大事，无能而虚说，志发于四野，举措不顾是非，为事如常自用，事虽败而常无悔，此太阳之人也。"所谓"居处于于"，是指时时得意自足的样子；"志发于四野"是指到处宣扬自己，恐人不知；"为事如常自用"是指意气用事，自以为是。《灵枢·通天》认为，太阳之人属于"多阳而少阴"，其甚者，"阳重脱者，易狂。阴阳皆脱者，暴死不知人也。"

（2）痰火扰神证：狂躁，常伴见面红目赤、两目怒视、狂乱妄动、骂詈号叫等症。本证多见于狂病患者。本证多由五志化火，痰火互结，痰随气升，上扰心神，脑神昏乱所致。

2. 太息

太息是指患者自觉胸闷不畅而长吁气或短叹息，每以长吁短叹为舒的症状。又称"叹息"，在《黄帝内经》还有"善太息""好太息""善气"等称谓。

太息多由情志抑郁，气机不畅所致。《黄帝内经》有许多篇章论及太息形成的病因，一是忧思导致"心系急"。如《灵枢·口问》曰："忧思则心系急，心系急则气道约，约则不利，故太息以伸出之。"所谓"心系"，当指心脏相连属的血脉及心脉系统，手少阴心经"从心系上挟咽"。心为君主之官而主神志，对精神、意识、思维、情志等心理活动具有调控作用。忧思过度则伤心，心经经气急促则咽喉气道约束不畅，故每以长吁短叹以促其舒。二是胆病。如《灵枢·邪气脏腑病形》曰："胆病者，善太息。"《灵枢·经脉》曰："胆足少阳之脉……是动则病，口苦，善太息。"《灵枢·四时气》曰："善呕，呕有苦，长太息，心中憺憺，恐人将捕之，邪在胆，逆在胃。"胆为中正之官，主决断。胆气不利，抉择伤神，易发太息。三是肝病或脾病。如《素问·刺疟》曰："足太阴之疟，令人不乐，好太息……肝疟者……太息"。肝主疏泄，肝失疏泄则情志失于调畅，郁结不舒则叹息；脾在志为思，脾藏意（"意"指尚未成定见的思维意向），脾病则意动不决而叹息。

临床常见证型如下所述。

（1）肝郁气滞证：常欲叹息，常伴见长吁短叹、胸闷不舒、神情默默、胁肋胀痛、口苦、眩晕、舌淡、脉弦等症。本证多见于所欲不遂，情志所伤者。肝气郁滞而失条达，胸中气机不畅，故每欲叹息以舒畅胸中之气。

（2）气虚证：常欲叹息，常伴见神疲乏力、气短、懒言、自汗、苔白、脉虚等症。本证多见于劳神劳力过度者，或久病失养者，或素体气虚者。气虚则五脏调神不及，故欲叹息而得快然。本证可伴见心气虚证、肝气虚证、胆气虚证、脾气虚证等。

3. 善喜

善喜是指未遇喜乐之事，或非高兴之时，经常无故喜笑不休的症状。

心在志为喜，在声为笑。七情之"喜"是指心情愉悦的一种情感体验，其核心机制是心气充沛，心脏精气对外界刺激做出应答。心气不足，则遇喜乐之事而无动于衷；心气过实，则遇事而喜。善喜为心有实邪干犯所致。《素问·调经论》曰："神有余则笑不休"，《灵枢·本神》认为"喜乐者，神惮散而不藏……实则笑不休。"心有邪，常以心包受之，故《灵枢·经脉》指出"心主手厥阴心包络之脉……是动则……喜笑不休。"

临床常见证型如下所述。

（1）心火亢盛证：时时想笑、发笑，情绪高涨，兴奋话多，甚则狂言乱语，常伴见面赤、汗出、心烦躁动、舌红、脉弦数等症。本证一种情形见于志得意满之时，心神飘扬浮越，时见笑声不止，话意隆盛，语声高昂；另一种情形多由疾病导致，多由五志郁而化火，心火亢盛，神无所舍所致。

（2）痰火扰神证：喜笑不休，甚则狂笑不止，骂詈号叫，狂乱妄动，常伴见面红目赤、口流涎沫、举止失常、舌红苔黄腻、脉滑数等症。本证属于"狂病"范畴。本证多由痰火互结，痰随气升，上扰心神，神志昏乱所致。

（3）痰蒙心神证：喜笑不休，常伴见神志痴呆、喃喃自语、举止失常、苔白腻、脉滑等症。本证属于"癫病"范畴。本证多由痰气互结，蒙蔽心神所致。

4. 善怒

善怒，又称"喜怒""易怒""怒狂"，是指无故发怒，或易于大怒，情绪急躁，不能自制的症状。

"怒"的本义为妾奴对于主人的无情役使而发泄不满。七情之"怒"是指愿望受阻，或行为受挫，导致气愤不平，怒气勃发的一种情感体验。其核心机制是肝气充沛，肝之精气对外界刺激做出应答。肝藏血而体阴，主疏泄而用阳，调畅气机，在志为怒。木气太过则"气逆"而善怒，木气不及则"气郁"善怒，故《素问·脏气法时论》曰："肝病者，两胁下痛，引少腹，令人善怒。"《素问·风论》曰："肝风之状……善怒。"《素问·脉解》曰："所谓少气善怒者，阳气不治，阳气不治则阳气不得出，肝气当治而未得，故善怒。"《素问·调经论》曰："气血以并，阴阳相顷……血并于上，气并于下，心烦惋善怒。"

临床常见证型如下所述。

（1）肝郁气滞证：情绪抑郁，常欲叹息，却又易激惹善怒，常伴见长吁短叹、胸闷不舒、神情默默、胁肋胀痛、口苦、眩晕、舌淡、脉弦等症。本证属于"气郁则怒"范畴，多见于所欲不遂者。此类人群，性格特征或有《灵枢·通天》所谓"太阴之人"特点，即"心郁而不发"，遇事心情抑郁而不外露，其郁越深，越易激惹而发怒。本证多由肝气郁滞而失条达，肝失疏泄，气机不畅所致。

（2）肝火炽盛证：急躁易怒，易激惹，常伴见头目胀痛、耳鸣、口苦、胁肋灼痛、舌红苔黄、脉数等症。本证多见于长期忿恚恼怒者。肝火炽盛，气机失于调畅，木气太过则"气逆"，情绪易怒。

5. 善悲

善悲是指无故悲伤，哀伤欲哭，不能自制的症状。

"悲"的本义为违背意愿的痛楚、哀伤。七情之"悲"是指自怨哀伤的一种情感体验，是各种情绪累积到一定程度的发泄方式，是调节情绪内稳平衡的重要形式。其核心机制是肺气充沛，肺之精气对外界不愉快刺激做出应答。

善悲则是气机内敛消沉的表现，与心、肺功能失调有关。心为君主之官而藏神，心气虚则对喜乐之事的应答能力下降，故《灵枢·本神》曰"心气虚则悲"，《素问·调经论》曰"神不足则悲"。肺为相傅之官，主气司呼吸，主宣发肃降，对全身气机具有节制作用。《灵枢·九针论》和《素问·宣明五气》都提出"五精所并"概念，此"五精所并"可理解为五脏精气聚合，过度充滞于某一脏，过犹不及，导致该脏生理功能下降。精气并于肺，导致肺对气机的节制作用下降，故言"并于肺则悲"。

临床常见证型如下所述。

（1）心肺气虚证：时时悲伤欲哭，情绪低落，不能自制，常伴见胸闷、气短、心悸、咳喘无力、神疲乏力、懒言、自汗、舌淡、苔薄白、脉弱或脉结代等症。本证多见于素体虚弱，或过度劳累耗气，或老年体虚，或久病咳喘者。心肺气虚，心藏神与肺藏魄不及，神魂飘扬，对喜乐之事应答下降，故情绪低落，时时悲伤欲哭。

（2）脏躁：时时悲伤欲哭，常伴见哭笑无常、喜怒不能节制、语言不能自主、频作伸欠、神疲乏力，甚至出现幻觉，知觉过敏或迟钝等症。此不是中医证型，因其常见，故列于此。《金匮要略·妇人杂病脉证并治》曰："妇人脏躁，喜悲伤欲哭，象如神灵所作，数欠伸。"脏躁是以精神情志异常为主的病证，可发生于妇女各个时期，发生于妊娠期者称"孕悲"，发生在产后则称"产后脏躁"。脏躁病，内因主要是五脏精血不足，五脏失于濡养，阴不制阳，虚火上扰心神所致。因于心血不足者，可见神疲恍惚、喜怒无常等症；因于阴虚火旺者，或见时悲时笑、坐卧不定等症；因于肝肾阴虚者，可见神志恍惚、无故悲伤易哭、不能自控等症；因于痰火上扰者，可见烦乱易怒、狂怒、殴扯物件等症。

6. 善忧思

善忧思是指经常思虑绵绵，忧郁不解，郁郁不乐的症状。

"忧"指忧愁，本义是思虑重重而步履沉重，是面对难题却无力解决，心情低沉，并伴有自卑的一种情感体验。"思"指思虑，是集中精力考虑问题的一种情感体验。心藏神，脾藏意，肺藏魄，忧思的核心机制是心脾肺气充沛，脏腑精气对外界刺激做出应答。

《灵枢·本神》曰："心有所忆谓之意，意之所存谓之志，因志而存变谓之思，因思而远慕谓之虑。"过度思虑忧愁则是心脾精气不足的表现。此外，《素问·阴阳应象大论》还认为"在志为忧，忧伤肺"，《灵枢·本神》也指出："愁忧者，气闭塞而不行"，故善忧思也与肺有关。

临床常见证型如下所述。

（1）心脾两虚证：终日思虑不休，郁闷难解，常伴见反应迟钝、近事记忆力下降、注意力障碍、抽象思维能力差、思路闭塞、思维迟缓、语速减慢，以及时寐时醒、多梦、心悸、食欲不振、面色萎黄、眩晕耳鸣、神疲乏力、舌淡嫩、脉弱等症。本证多见于学习、生活或工作中劳神过度，或心有所欲而不遂，或重病久病不愈者。心血亏虚则藏神不及，脾气亏虚则意动不定。心脾两虚，对外界刺激的思维应答能力下降，故终日思虑绵绵、忧郁不解、郁郁不乐。

（2）心肺气虚证：忧思欲哭，郁郁寡欢，轻者无愉快感，兴趣减退，重者悲观绝望，患者会出现自我评价降低，产生无用感、无望感、无助感和无价值感，常伴见胸闷、心悸、气短、神疲、懒言、自汗、舌淡苔白、脉细弱等症。本证多见于遇重大变故而悲伤过度，或素体心肺气虚，或老年心肺衰弱，或疾病久耗者。心藏神，肺藏魄，心肺气虚，魄随神动，调节正常七情忧思的能力下降，气消神散，故终日忧思欲哭、郁郁寡欢。

（3）肺脾气虚证：忧思悲戚，情绪低落，不想做事，喜欢静处，回避社交，常伴见气短而喘、食欲不振、面白无华、语声低微、舌淡苔白、脉细弱等症。本证多见于素体肺脾气虚，或长期肺病、脾病者。肺脾气虚，肺失主气，脾失主运，脾肺母子俱虚，魄不藏，意不定，故终日忧思悲戚，情绪低落，不想做事。

7. 善惊

善惊是指易受惊吓，或经常无故自觉惊慌，心中惕惕然不安，并且不能自我控制的症状。

善惊在《黄帝内经》中有"洒淅喜惊""闻木声则惕然而惊""闻木音则惕然而惊，钟鼓不为动""见人心惕惕然"等描述。

善惊应与"心悸""怔忡"相区别。心悸是自觉心慌，心搏跳动异常而不能自制；怔忡无明显外界诱因，但自觉心悸不安，发无定时，不能自制；善惊则以胆小怯弱，易受惊吓，心中不安为特点。

七情之"惊"是指突然遭受意外事件而引起紧张惊骇的一种情感体验。对于意外惊吓的反应，主要取决于心主神志和胆主决断。

善惊多由心胆气虚所致。心虚则神不内守，胆虚则少阳之气失于升发，决断无权。

此外，《黄帝内经》也有阳明病导致善惊的记载，如《素问·诊要经终论》曰："阳明终者……善惊"，《素问·厥论》曰："阳明厥逆……善惊"，《素问·四时刺逆从论》曰："阳明有余……时善惊"。也有因热而善惊者，如《灵枢·热病》曰："热病嗌干，多饮，善惊，卧不能安。"《素问玄机原病式·热类》曰："惊，心卒动而不宁也。火主于动，故心火热甚也。"说明火热扰动心神，神不内守则易惊。

临床常见证型如下所述。

（1）心胆气虚证：平素胆怯怕事，遇事易惊，常伴见寐而易惊、多梦、语声低微、气短懒言、舌淡苔薄白、脉细弱等症。本证多见于平素性格懦弱内向或遇事犹豫不决者。心气虚则神不内守，神思失敏。胆气虚则决宜失度，每因闻声响，或见异相，或遇突发冲突事件而发。

（2）心营亏虚证：寐而易惊，常伴见多梦、心慌、潮热、盗汗、口燥咽干、爪甲色淡、舌淡或红、脉细等症。本证多见于老年人，或久病导致心阴、心血皆有耗伤者。心阴不足则虚火扰神，心血不足则神失所养，故睡中多梦，时时惊醒。

（3）心火亢盛证：寐而易惊，常伴见烦躁不寐、面赤、口渴、口舌生疮、小便黄赤、舌尖红、脉数等症。本证以小儿为多见。本证多由心火亢盛而神志扰动、神无所舍所致。

（4）胆郁痰扰证：胆怯易惊，常伴见惊悸不宁、失眠、烦躁、胸胁胀闷、善太息、口苦、舌红、苔黄腻、脉弦数等症。本证多由所欲不遂，肝失疏泄，气郁化火，灼津为痰，痰热互结，内扰胆腑，胆主决断失职所致。

8. 善恐

善恐是指未遇恐惧之事而有恐惧之感，终日神志不安，如有人将捕之的症状。

善恐在《黄帝内经》中有"惊骇""惊恐""悲以恐""善恐""意恐惧""恐如人将捕之""善恐如人将捕之""善恐心惕惕如人将捕之""心下澹澹恐人将捕之"等描述。

"恐"与"惊"有细微差异，但临床常常并见，合称"惊恐"。

"恐"之本义是内心强烈惧怕，有如大杵击捣心脏。通常情况下，"恐"没有外界紧张惊骇刺激（这是恐与"惊"的区别），克服这种内在恐惧，取决于脏腑精气的充沛程度，尤其是肾精充盈程度。肾藏志，所谓"志"，是经过反复思考，重复和强化的意志或志向。只有意志坚定之人，才能够做到遇事淡然，神志安定，内无恐惧。因此，善恐之症，其根源为肾精不足，肾藏志失常，故《素问·阴阳应象大论》指出："（肾）在志为恐，恐伤肾"。

临床常见证型如下所述。

（1）肾精不足证：心悸善恐，终日神志不安，疑有人将捕之，常伴见头晕、耳鸣、健忘、腰膝酸软、男子精少不育、女子经闭不孕、老人发脱齿摇、小儿发育迟缓、骨骼酸软、舌淡、脉弱等症。本证多见于年老体衰，或久病肾精亏损，或房劳过度，或内心忧惧事件持续不解，或小儿禀赋不足者。肾精不足，髓海失充，脑腑失养，对恐惧的调节适应能力减弱，故未遇恐惧之事而有恐惧之感，终日神志不安。

（2）心胆气虚证：心悸善恐，终日神志不安，常伴见平素胆怯怕事、遇事易惊、寐而易惊、多梦、语声低微、气短懒言、舌淡苔薄白、脉细弱等症。本证多见于平素性格懦弱内向或遇事犹豫不决者。心气虚则神不内守，神思失敏。胆气虚则决宜失度，故善惊易恐。

【文献辑要】

《素问·逆调论》：阴气少而阳气胜，故热而烦满也。

《证治准绳·杂病·神志门·烦躁总论》：合而言之，烦躁为热也。析而言之，烦阳也，躁阴也。烦为热之轻者，躁为热之甚者。

《张氏医通·神志门·烦燥》：先哲治独烦不躁者多属热，惟悸而烦者为虚寒，治独躁不烦者多属寒，惟火旺脉实者为热。

《广瘟疫论·烦躁》：烦乃心烦，情思不定，神不安而形如故。躁则形扰，扬手掷足，形不宁而神复乱。烦轻而躁重也。

《证治准绳·杂病·神志门·烦躁总论》：惊……由是观之，肝、胆、心、脾、胃皆有惊证明矣。

《医宗必读·惊》：外有危险，触之而惊，心胆强者，不能为害，心胆怯者，触而易惊。

《类证治裁·怔忡惊恐论治》：惊者，神气失守，由见闻奇气，而骇出暂时也。

《张氏医通·神志门·恐》：似惊悸而实非，忽然心中恐惧，如人将捕之状，属肾本脏，而旁及他脏，治法则有别焉。

七、失 眠

【症状特征】

失眠，又称"不寐""不得眠""不得卧""目不瞑"等，是指经常不易入睡，或寐而不酣、时寐时醒、醒后不能再寐、多梦，甚则彻夜不寐的症状。

失眠是低质量睡眠状态、恶劣主观感受、日间残留效应三者交互影响的结果，长期失眠会导致对自我健康和睡眠质量的高度关注，出现焦虑、抑郁、紧张及易激惹等精神心理应激症状，这些症状又会反过来提高患者的警觉水平，使睡眠质量进一步下降，从而在次日出现头晕、头胀、头痛、嗜睡、精神不振、疲劳、记忆力下降、注意力不集中等日间残留效应，并由此降低生活质量，影响社会活动功能，引发各类疾病。

【症机辑要】

正常睡眠是阴阳消长顺乎节律、营卫之行不失其常、阴阳跷脉经气平顺、五脏功能平和有制、气血盛实充养有源、七情制化无失其度等生理机制的综合反映。失眠的基本病机是阴阳失交，或阳盛不入于阴，或阴虚不纳于阳。证分虚实，实者，总属心神扰动而神无所舍；虚者，总属营阴不足，神失所养，神不安舍。

【证型辑要】

（1）心脾两虚证：不易入睡，寐而不酣，多梦，失眠次日可出现反应迟钝，思睡，记忆力下降，注意力不集中，疲乏等日间残留效应，常伴见心悸、头晕、目眩、食欲不振、舌淡苔白、脉细弱等症。本证多见于学习、生活或工作中劳神过度，或久病失调，或慢性失血者。心血暗耗则藏神不及，脾气虚损则运化不及。气血两虚，神失所养，神不安舍则寐而不酣。

（2）心肾不交证：辗转反侧而难以入睡，睡眠潜伏期可达 1～3 小时甚或更长，或见多梦，失眠次日可出现心悸，头晕，耳鸣等日间残留效应，常伴见腰膝酸软、潮热、盗汗、口燥咽干、五心烦热、男子遗精、女子月经不调、舌红少苔、脉细数等症。本证可因房事不节，肾阴耗伤，肾水不济心火，以致心火炽盛，心神扰动，阴不纳阳而失眠；

也可因五志过极化火，心火独炽，不温肾水，阳不入阴而失眠。水火既济失调，阳难入阴，故以不易入睡为特点。

（3）心胆气虚证：虚烦不寐，或寐而易惊，失眠次日可出现记忆力下降，注意力不集中等日间残留效应，常伴见触事易惊、终日惕惕、胆怯心悸、气短、自汗、倦怠乏力、舌淡、脉细等症。心主神志，胆主决断，心气虚则神不内守，胆气虚则决宜失度，神魂飘荡而无归属，故寐而易惊。

（4）肝火扰神证：心烦不寐，甚则彻夜不眠，多梦，失眠次日可出现情绪急躁、易怒、头晕、头胀等日间残留效应，常伴见目赤、耳鸣、口干苦、大便秘结、小便黄赤、舌红苔黄、脉弦数等症。本证多由情志不遂，肝郁化火，扰动心神所致。

（5）痰热扰神证：心烦不寐，肢体倦怠却神清无睡意，失眠次日可出现嗜睡、头昏沉、精神不振、疲劳等日间残留效应，常伴见胸闷脘痞、泛恶嗳气、口苦、苔黄腻、脉滑数等症。本证多见于内有痰湿、复感热邪者。痰热互结，痰湿困阻则肢体倦怠，热扰心神则神清无睡意。

【类症辑要】

1. 嗜睡

嗜睡，又称"多眠"，是指睡意深浓，不分昼夜不由自主地入睡，入睡时间较长，但呼之能醒，醒后复睡的症状。

嗜睡需与"昏睡""神昏"相鉴别：昏睡是指日夜沉睡，呼之可醒，但神志朦胧，偶可对答；神昏是指神志昏乱，不省人事；嗜睡也不同于病后虚弱、过度劳累的疲乏熟睡；此外，大病愈后，阴阳得复，人喜酣睡，醒后清爽者，与嗜睡迥异。

嗜睡的基本病机为阳不出阴，以致神气不足。多因气血虚弱，心神失养，神气不足；或痰湿、瘀血、浊毒困阻，以致清阳不升。

临床常见证型如下所述。

（1）脾胃气虚证：困倦易睡，常伴见食少纳呆、腹胀、神疲乏力、形体衰弱、舌淡、脉弱等症。本证多见于素体胃脾虚弱或久病损伤脾胃者。脾胃气虚，水谷精微无以上承，心神失养，神气不足，故见嗜睡。

（2）心脾两虚证：倦怠多寐，常伴见心悸怔忡、食欲不振、腹胀、便溏、面色萎黄、舌淡嫩、脉弱等症。本证多见于久病失调，或劳神过度，或慢性失血者。心脾两虚，气血化生不足，心神失养，神气不足，故见嗜睡。

（3）心肾阳虚证：极度疲惫，神志朦胧，似睡非睡，常伴见心悸怔忡、腰膝酸软、形寒肢冷、舌体胖大、苔淡白、脉微细。本证多由心肾阳衰，阳气不振，神气不足所致。

（4）痰湿困脾证：昏昏欲睡，困倦多卧，常伴见睡中鼾声如雷、形体肥胖、头身沉重、脘闷不舒、纳呆欲呕、舌淡苔腻、脉滑等症。本证多见于形体肥胖之人，或过食肥甘生冷者。痰湿困脾，清阳不升，神气不振，故见嗜睡。

（5）瘀阻脑络证：神倦嗜睡，常伴见头昏、头痛、舌质紫点或紫斑、脉涩，或伴有口眼㖞斜、半身不遂等症。本证多见于头部外伤，或中风患者，病程较长。本证多由瘀阻脑络，气血运行不畅，阳气蔽阻，神气不振所致。

2. 食后困顿

食后困顿是指进食之后困倦嗜睡，或进餐过程中疲困难支而停食入睡的症状。

食后困顿在《肘后备急方》和《诸病源候论》中称"谷劳"，《杂病源流犀烛》称"饭醉"。

食后困顿的病位在脾，病机为脾不升清，多由脾气亏虚或湿浊困脾所致。

临床常见证型如下所述。

（1）脾气虚证：食后困顿，甚则停食入睡，常伴见倦怠乏力、食欲不振、食后腹胀、便溏、舌淡苔白、脉弱等症。本证多见于老年人或素体脾气亏虚者。脾主运化，主升清，脾气亏虚，运化不及则谷气不消，清阳不升则神气不爽，故见食后困顿。

（2）痰湿中阻证：食后困顿，常伴见头身困重、脘腹痞闷不舒、食少纳差、便溏、口腻不爽、舌淡胖嫩、舌边有齿痕、苔白滑、脉沉等症。本证多见于形体肥胖或嗜食肥甘者。痰浊困阻中焦，脾不升清以养神，痰浊也可直接蒙蔽清窍，故见食后困顿。

3. 多梦

多梦是指睡眠不实，睡眠中梦扰纷纭，甚则整夜均在梦境中的症状。

因噩梦而突然惊醒者，称"梦惊"；随梦境而说梦话者，称"梦呓"。

正常人睡眠也偶有梦，不影响正常生活、学习或工作者，不属病态。

多梦通常是失眠的兼症，也可作为独立症状。多梦可一夜一梦，或一夜数梦，或整夜皆梦，梦境或清晰或模糊。多梦也属于睡眠质量下降，机体通常得不到有效休息，次日可伴见头晕、疲乏等残留效应。

《黄帝内经》认为多梦的基本病机为外邪侵袭五脏，以致"魂魄飞扬"，多从"五脏神"理论诠释梦境，兹录如下。

《灵枢·淫邪发梦》曰："正邪从外袭内而未有定舍，反淫于脏，不得定处，与营卫俱行，而与魂魄飞扬，使人卧不得安而喜梦……阴气盛则梦涉大水而恐惧，阳气盛则梦大火而燔焫，阴阳俱盛则梦相杀。上盛则梦飞，下盛则梦堕，甚饥则梦取，甚饱则梦予。肝气盛则梦怒，肺气盛则梦恐惧、哭泣、飞扬，心气盛则梦善笑恐畏，脾气盛则梦歌乐……肾气盛则梦腰脊两解不属……厥气客于心，则梦见丘山烟火。客于肺，则梦飞扬，见金铁之奇物。客于肝，则梦山林树木。客于脾，则梦见丘陵大泽，坏屋风雨。客于肾，则梦临渊，没居水中。客于膀胱，则梦游行。客于胃，则梦饮食。客于大肠，则梦田野。客于小肠，则梦聚邑冲衢。客于胆，则梦斗讼自刳。客于阴器，则梦接内。客于项，则梦斩首。客于胫，则梦行走而不能前，及居深地窌苑中。客于股肱，则梦礼节拜起。客于胞䐡，则梦溲便。"

《素问·方盛衰论》曰："是以少气之厥，令人妄梦……是以肺气虚则使人梦见白物，见人斩血藉藉，得其时则梦见兵战。肾气虚则使人梦见舟船溺人，得其时则梦伏水中，若有畏恐。肝气虚则梦见菌香生草，得其时则梦伏树下不敢起。心气虚则梦救火阳物，得其时则梦燔灼。脾气虚则梦饮食不足，得其时则梦筑垣盖屋。"

4. 梦魇

梦魇，俗称"鬼压床"，是指梦境恐怖可怕，欲醒不能醒，欲动不能动，或有强烈压抑而感呼吸困难，惊醒后因梦境强烈而有恐惧感，或伴通身大汗的症状。

梦魇可能与下列因素有关：一是压力过大、劳累过度、作息不规律；二是睡姿不当，如胸前受压，或呼吸不畅；三是精神因素，如睡眠过度紧张，或受到惊吓；四是身体虚弱，常见于心胆虚怯和肝血虚；五是邪气侵扰，多见于痰热。

临床常见证型如下所述。

（1）心胆气虚证：多梦，梦境恐怖，时常惊醒，常伴见平素胆怯怕事、遇事易惊、语声低微、气短懒言、舌淡苔薄白、脉细弱等症。本证多见于平素性格懦弱内向或遇事犹豫不决者。心气虚则神不内守，神思失敏，胆气虚则决宜失度，故睡中神魂飘荡、多梦、梦境恐怖。

（2）痰火扰神证：多梦，梦境恐怖，时常惊醒，常伴见发热、口渴、面红目赤、舌红苔黄腻、脉滑数等症。本证多见于外感热邪较重或情志过极化火者。火热炼津为痰，痰火互结，内扰心神，神不守舍而多梦。

5. 呵欠

呵欠是指情不自禁地张嘴大口吸气的症状。《黄帝内经》中有"欠""善欠""数欠"等称谓。

呵欠可见于生理状态的疲倦欲睡或初醒之时，病理状态则不拘时间，频频发作。因呵欠频作，或伴见眼泪流淌，或涕泪俱下。

呵欠的基本病机是阳气与阴气上下相引。阳气主升，阴气主降，阳动阴随，阳主阴从。若阴气隆盛，聚积于下，则阳动阴随的平衡被打破，阳气引阴而不出，阴气引阳而不入，阴阳相引，则发呵欠，此即《灵枢·口问》所云："阳者主上，阴者主下。故阴气积于下，阳气未尽，阳引而上，阴引而下，阴阳相引，故数欠。"以此推论，疲倦欲睡的呵欠是阴气增长而阳气衰减的表现，初醒之时打呵欠是阳气未振的表现。若白天时时呵欠，则是阳气不足、阴气过盛的表现，故《金匮要略·腹满寒疝宿食病脉证治》云："夫中寒家，喜欠。"

临床常见证型为气虚证。时时呵欠，常伴见神疲乏力、气短、懒言、自汗，动则尤甚，舌淡、脉虚等症。本证多见于素体气虚，或劳力劳神过度，或手术损伤耗气，或大病久病后者。本证多由气虚不升清阳，阳气与阴气上下相引所致。本证日久不愈，或寒邪直中伤及阳气，可发展为阳虚证，表现为气虚症状加重，并伴随畏寒之象，呵欠频次增多。

6. 鼻鼾

鼻鼾，又称"鼾眠"，是指在熟睡或神昏未醒时，因气道不畅，经鼻喉发出时断时续的一种声响。

若鼻鼾发于熟睡状态，且无其他不适症状，多见于中老年人或肥胖多痰者。鼻鼾也广泛见于鼻咽疾病者、舌体肥大者、老年痴呆者、肥胖症患者等。若鼾声不绝，昏睡不醒，多见于高热神昏或中风入脏之危证。

鼻鼾的基本病机是气道不利。《黄帝内经》认为，鼻鼾与肺之络脉气逆有关，《素问·逆调论》曰："夫起居如故而息有音者，此肺之络脉逆也。络脉不得随经上下，故留经而不行，络脉之病人也微，故起居如故而息有音也。"《诸病源候论·瘿瘤等病诸候·鼾眠候》曰："鼾眠者，眠里喉咽间有声也，人喉咙，气上下也。气血若调，虽寤寐不妨宣畅。气有不和，则冲击喉咽而出声也。其有肥人眠作声者，但肥人气血沉浓，迫隘喉咽，涩而不利，亦作声。"

临床常见证型如下所述。

（1）脾虚湿蕴证：鼾声沉闷，常伴见形体肥胖、呼吸如喘、气息不畅、夜寐不实、脘腹痞闷、神倦嗜卧、纳差、大便溏薄、舌胖大色淡、齿痕舌、苔腻、脉滑等症。本证多见于素体肥胖痰湿之人，或嗜食肥甘厚味，或长期饮食不节者。脾虚失运，聚湿生痰，痰湿上犯于肺，肺失宣肃，气道不利，故见熟睡则鼻鼾。

（2）痰热壅肺证：鼾声如雷，常伴见喉间气粗痰鸣、夜寐不实、胸胁憋闷、咳嗽、咳吐黄痰、苔黄腻、脉滑等症。本证多见于外感火热邪气或外感风寒入里化热者。热邪灼津成痰，痰热互结，闭阻肺络，气道不利，故见熟睡则鼻鼾。

7. 齘齿

齘齿是指上下牙齿相互磨切，"咯咯"有声的症状。

齘齿的基本病机为面颊阳明经经筋拘急，引动上下牙齿相互磨切。足阳明胃经"入上齿中，还出挟口，环唇，下交承浆，却循颐后下廉，出大迎，循颊车"，手阳明大肠经"贯颊，入下齿中，还出挟口，交人中，左之右，右之左，上挟鼻孔"。因此，齘齿多与阳明经经气不利有关。

临床常见证型如下所述。

（1）胃热炽盛证：睡中齘齿，常伴见消谷善饥、大便秘结、小便黄赤、舌红苔黄、脉数等症。本证多见于嗜食辛辣肥甘者。胃热蕴积，热邪循足阳明胃经上犯面颊，经筋拘急，引动上下牙齿相互磨切，发出"咯咯"声响。

（2）虫积肠道证：睡中齘齿，常伴见胃脘嘈杂、饮食偏嗜或异嗜、面黄肌瘦、面部白斑等症。本证多由于饮食不洁，虫积肠道，虫体躁动不宁，扰动阳明经气，引上下牙齿相互磨切，从而发出"咯咯"声响。

（3）热极生风证：齘齿有声，常伴见高热神昏、牙关紧闭、颈项强直、四肢抽搐、角弓反张、舌红苔黄燥、脉弦数等症。本证多由于外感温热病邪，邪热炽盛，燔灼筋脉，引动肝风，以致筋脉挛急，引上下牙齿相互磨切，从而发出"咯咯"声响。

【文献辑要】

《灵枢·口问》：卫气昼日行于阳，夜半则行于阴。阴者主夜，夜者卧，阳者主上，阴者主下，故阴气积于下，阳气未尽，阳引而上，阴引而下，阴阳相引，故数欠。阳气尽，阴气盛，则目瞑。阴气尽而阳气盛，则寤矣。

《灵枢·邪客》：厥气客于五脏六腑，则卫气独卫其外，行于阳，不得入于阴，行于阳则阳气盛，阳气盛则阳跷陷，不得入于阴，阴虚，故目不瞑。

《灵枢·寒热病》：阴跷、阳跷，阴阳相交，阳入阴，阴出阳，交于目锐眦。阳气盛则瞋目，阴气盛则瞑目。

《灵枢·大惑论》：卫气不得入于阴，常留于阳，留于阳则阳气满，阳气满则阳跷盛，不得入于阴则阴气虚，故目不瞑矣。

《灵枢·营卫生会》：卫气行于阴二十五度，行于阳二十五度，分为昼夜，故气至阳而起，至阴而止……夜半而大会，万民皆卧……壮者之气血盛，其肌肉滑，气道通，营卫之行，不失其常，故昼精而夜瞑。老者之气血衰，其肌肉枯，气道涩，五脏之气相搏，其营气衰少而卫气内伐，故昼不精，夜不瞑。

《医宗必读·不寐》：不寐之故大约有：一曰气虚，一曰阴虚，一曰痰滞，一曰水停，一曰胃不和。大端虽有五，然虚实寒热，互有不齐，神而明之，存乎其人耳。

《医述·杂证汇参·不寐》：不寐由阴气之虚，不寤由阳气之困，故不寐当养阴，而不寤当养阳也。

八、健　忘

【症状特征】

健忘，又称"喜忘""善忘""多忘""好忘""易忘"等，是指意识清楚，但记忆力、解决日常生活问题能力、已习得技能下降，以善忘为特征的症状。

健忘需与"痴呆"相区别：痴呆是指生性迟钝，天资不足，自幼低能，表现为神情呆钝、语无伦次、不明事理；健忘是神志如常，明晓事理，但近事或远事记忆力下降。

【症机辑要】

健忘的形成以内因为主，多为本虚标实。第一，本虚是发病的根本。虚证健忘好发于老年人，发病率随年龄增长而增长。年迈体虚，久病耗损等导致精、气、血等精微物质亏损不足，气、血、阴精亏虚是关键，病位在脑，以心、脾、肾精气虚损者居多。脑为元神之府，灵性记忆所凭，脑髓失于充养，神机失用，故而善忘。第二，标实多责之气滞、血瘀、痰凝，阻滞清窍，清窍失用。

【证型辑要】

（1）肾精不足证：健忘，精神恍惚，表情呆钝，反应迟钝，近事或远事记忆力下降。若发于儿童，常为先天禀赋不足，常伴见发育迟缓、身材矮小、囟门迟闭、骨骼痿软等症；若发于青年人，多为后天失于调养，或房劳太过，或大病耗散，常伴见性欲减退、女子不孕、男子不育、头晕耳鸣、腰膝酸软等症；若发于老年人，多为年老体衰、肾精亏虚的表现，常伴见头晕耳鸣、腰膝酸软、足酸无力、夜尿频多、嗜睡多卧等症。总之，本证为肾精亏耗，髓海失充，脑府失养，神机失用。因此，《类证治裁·杂病》指出："小儿善忘者，脑未满也，老人健忘者，脑渐空也。"

（2）心脾两虚证：健忘，多为近事记忆力下降，常伴见反应迟钝、思路闭塞、语速减慢、注意力障碍等症。本证多见于久病失调者，或思虑过度者，或劳倦太过患者，导致心脾两虚，气血不足，脑失所养，神机失用。《诸病源候论·瘿瘤等病诸候·多忘候》曰："多忘者，心虚也，心主血脉而藏于神，若风邪乘于血气，使阴阳不和，时相并隔，乍虚乍实，血气相乱，致心神虚损而多忘。"

（3）心肾不交证：健忘，多为近事记忆力下降，常伴见虚烦不寐、心悸、头晕耳鸣、腰膝酸软、潮热盗汗、五心烦热、咽干、男子遗精、女子月经不调、舌红、脉数等症。本证多见于大病久病，或情志过激化火，或房劳太过患者，导致心肾水火既济失调，肾水亏耗则不济心火，心阳亢旺则不温肾水，心藏神不及，肾藏精不足，元神、神志皆失其用。

（4）痰瘀阻络证：健忘，常伴见神思欠敏、语言迟缓、头晕、头痛、形体肥胖、嗜睡、呕恶、咳吐痰涎、舌暗有紫斑紫点、脉涩等症。本证多见于头部外伤，或中风后遗，或形体肥胖多痰者。痰瘀互结，阻滞脑络，以致神机失用。

【类症辑要】

痴呆

痴呆是指在意识清醒状态下，记忆力、理解力、判断力、定向力、计算力明显减退，神情呆滞，反应迟钝，甚至生活不能自理的症状。

痴呆是老年人最常见的大脑变性疾病，以获得性、持续性智能障碍为主要特征。起病缓慢而隐匿，早期主要表现为近事记忆力下降，思维敏捷性和创造性减退，对环境适应能力下降，易于疲劳、焦虑，易激惹，神情淡漠，寡言少语。继而出现远事记忆力下降，反应迟钝，分析、综合、理解、判断能力下降，重复言语和刻板动作等。疾病后期可出现运动功能障碍、感觉障碍、记忆障碍、认知障碍、言语障碍、人格特征改变、情感障碍等，如终日不语、闭门独居、口中喃喃自语、言辞颠倒、行为失常、忽哭忽笑、数日不知饥饿等。其重者，生活不能自理，无自主运动，或成为植物人。痴呆的发病原因各有不同，临床表现各异，但达到较严重程度之后，症状特征则大同小异。

痴呆之症，病位在脑。脑为元神之府，主神志之用。脑髓失于充养，或脑络阻滞，则神机失用而引发痴呆，其病因、病机、临床常见证同"健忘"。

兹录《景岳全书·天集·杂证谟·癫狂痴呆》以供参阅："痴呆证，凡平素无痰，而或以郁结，或以不遂，或以思虑，或以疑惑，或以惊恐，而渐致痴呆，言辞颠倒，举动不经，或多汗，或善愁。其证则千奇万怪，无所不至。脉必或弦或数，或大或小，变易不常。此其逆气在心或肝胆二经，气有不清而然……然此证有可愈者，有不可愈者，亦在乎胃气、元气之强弱，待时而复，非可急也。"

【文献辑要】

《类证治裁·健忘》：健忘者，陡然忘之，尽力思索不来也。夫人之神宅于心，心之精依于肾，而脑为元神之府，精髓之海，实记忆所凭也。

《辨证录·健忘门》：人有老年而健忘者，近事多不记忆，虽人述其前事，犹若茫然，此真健忘之极也。人以为心血之涸，谁知是肾水之竭乎？

九、神 昏

【症状特征】

神昏，又称"昏迷""昏蒙""昏愦不语""昏不识人"，是指神志昏糊，或昏睡不醒，甚则人事不省的症状。

神昏轻者，可为一过性短暂意识丧失，表现为突然昏倒、不省人事、时间较短、移时苏醒、醒后如常，又称为晕厥或昏厥。

神昏需与"嗜睡"区别：嗜睡是指神志清醒，但精神困顿，时时欲睡，呼之可醒；神昏是神志模糊，不省人事，呼之不应。

【症机辑要】

心主神志，脑为元神之府，神昏属于脑、心的病证。

神昏是临床危急重症，病机复杂，但总属虚、火、风、痰、气、血之乱，多见于闭证和脱证。闭证为实证，总属邪闭清窍，神机失用，以神昏时牙关紧闭、身体强直、面赤气粗、痰涎壅盛等为主要表现；脱证为虚证，总属神无所依，神机失用，以神昏时目合口开、手撒尿遗、呼吸微弱、大汗淋漓等为主要表现。

【证型辑要】

（1）热陷心包证：神昏，常伴见高热、谵语、狂躁、抽搐、肢厥、舌红绛、脉细数等症。本证多见于外感温热邪气，由卫分邪热直接内陷心包所致，即《温热论》所云："温邪上受，首先犯肺，逆传心包。"心主神志，但心不受邪而以心包代之，热陷心包，扰及心神，神机失用，故见神昏。

（2）肠热腑实证：神昏，常伴见谵语妄言、高热、日晡潮热、面赤、气粗如喘、腹部硬满疼痛、大便秘结、小便短黄、舌红苔黄燥、脉沉实有力等症。邪热亢盛已极，热邪结于胃肠，与积滞相结，燥热与浊气合而上冲，上扰心神，神机失用，故见神昏。

（3）痢毒上攻证：神昏，常伴见病势暴急、剧烈腹痛、上吐下泻、高热、烦躁、舌红、脉疾等症。湿热痢毒蕴结肠腑，痢毒暴作而不解，毒热上扰心神，神机失用，故见神昏。

（4）中暑证：突然晕倒，不省人事，常伴见高热、大汗出、呼吸急促，甚则抽搐、舌绛干燥、脉细数等症。本证多见于感受夏季高温暑热或长时间身处高温热环境者。暑热伤津耗气，上扰清窍，引动肝风，神机失用，故见神昏。

（5）瘀阻脑络证：突然晕倒，不省人事。脑部外伤，损及脑髓，瘀阻脑络，神机失用，故见突然神昏。

（6）气闭证：突然晕倒，不省人事，常伴见腹中绞痛、二便不通、呼吸气粗、脉实有力等症。本证多见于瘀血、结石等实邪阻滞管腔，或强烈精神刺激，或溺水、触电等事故，以致气机逆乱、升降乖戾过度者。气机升降乖戾，神机失用，故见突然神昏。

（7）气脱证：突然晕倒，不省人事，常伴见呼吸微弱、汗出不止、目合口开、手撒身软、舌淡、脉微欲绝等症。本证常见于大汗、大吐、大泻、大失血、极度饥饿、极度疲劳、邪毒暴伤等，导致元气欲脱而神志离散者。元气欲脱，神机失用，故见突然神昏。

（8）血脱证：突然晕倒，不省人事，常伴见面色苍白、心悸、舌淡或枯白、脉微欲绝等症。本证多见于长期失血或急性大失血，导致血液亡脱，神无依附者。神机失用，故见突然神昏。

（9）亡阴证：突然晕倒，不省人事，常伴见大汗出，热汗如珠如油，身热，烦躁，呼吸急促，脉细疾促，按之无力等症。本证多见于大热、大汗、大吐、大失血、严重烧伤等引起阴液暴脱者。阴液衰竭，阴竭阳浮，神无依附，神机失用，故见突然神昏。

（10）亡阳证：突然晕倒，不省人事，常伴见冷汗淋漓、面色苍白、四肢厥冷、脉微欲绝等症。本证多见于大汗、大失血、失精等引起的阳气暴脱者。阳气暴脱，神无所依，神机失用，故见突然神昏。

【类症辑要】

1. 循衣摸床

循衣摸床是指患者在神昏状态下，两手不由自主地无意识胡乱动作的症状。其中，手抚衣被，如有所见者，称为"循衣"；手动摸床，似欲取物者，称为"摸床"。两者常合称"循衣摸床"，又称"捻衣摸床"。

循衣摸床的基本病机为神志错乱。本证多见于邪盛正虚、元气将脱的危重病候患者。《证治准绳·伤寒·总例·察身》曰："凡伤寒传变，循衣摸床，两手撮空，此神去而魄乱也。"

临床常见证型如下所述。

（1）热陷心包证：神志昏糊，循衣摸床，常伴见高热、谵语、狂躁、抽搐、肢厥、舌红绛、脉细数等症。本证多由外感温热邪气，邪热内陷心包所致。热陷心包，扰及心神，神机失用，故见循衣摸床。

（2）肠热腑实证：神志昏糊，循衣摸床，常伴见腹部满硬、大便干涩难下、日晡潮热、汗出、脉沉实有力等症。邪热炽盛，灼伤肠道津液，燥屎内结于肠道，里热炽盛久而未解，热毒上扰心神，神志错乱，故见循衣摸床。

（3）热炽津枯证：神志昏糊，循衣摸床，常伴见谵语、躁扰不宁、身热口渴、脉细数等症。本证为热极津枯，阴不敛阳，阴阳离绝之兆，此即《伤寒论·辨太阳病脉证并治》所云"太阳病中风，以火劫发汗，邪风被火热，血气流溢，失其常度，两阳相熏灼……久则谵语，甚者至哕，手足躁扰，捻衣摸床。"

2. 撮空理线

撮空理线是指患者在神昏状态下，两手不由自主、无意识地向空中抓物，同时拇指和食指不断捻动，状若理线的症状。若患者以手摸索衣服或被单等物品，同时手指又做出类似撮捻的动作，也称为"撮空理线"。

撮空理线与"循衣摸床"通常是同时并见，病因、病机、临床常见证型基本相同。

临床常见证型如下所述。

（1）热陷心包证：参见"循衣摸床"。

（2）肠热腑实证：参见"循衣摸床"。

（3）热炽津枯证：参见"循衣摸床"。

3. 癫

癫，又称"癫疾""文痴"，是指神志痴呆，表情淡漠，静而少动，默默不语，不欲见人，或静而多喜，哭笑无常，自言自语，语无伦次的症状。

癫的基本病机为痰气郁结，蒙蔽心神，神机逆乱。其病位在心、脑，与肝胆、脾胃关系密切。其病因多为禀赋不足，七情内伤，脏腑虚损等。

临床常见证型如下所述。

（1）痰蒙心神证：一类表现为神志痴呆，淡漠寡言，闷闷不乐，静而少动，不欲见人；另一类表现为静而多喜，哭笑无常，喃喃自语，语无伦次。本证多由痰气郁结，蒙蔽心神，神机逆乱所致。

（2）气虚痰郁证：表情淡漠，呆动不语，甚则呆若木鸡，目瞪如愚；或傻笑自语，思维紊乱，妄思妄闻。本证多由久病气虚，或思虑太过而伤神耗气，气不行津，痰浊内聚，阻蔽神明，神机逆乱所致。

（3）肝郁气滞证：神志痴呆，沉默不语，情绪不宁，精神抑郁。本证多由所欲不遂，肝气郁结，津液输布失常，痰浊内聚，阻蔽神明，神机逆乱所致。

（4）心脾两虚证：痴呆若愚，神不守舍，善悲欲哭。本证多由思虑太过而伤神，神不守舍所致；或由思虑太过，伤神耗气，气不行津，痰浊内聚，阻蔽神明，神机逆乱所致。

4. 狂

狂是指精神亢奋失常，狂躁刚暴，怒骂疯狂，妄作妄动，少卧不饥，喧扰不宁，或打人毁物不避亲疏，甚则登高而歌，弃衣而走的症状。《灵枢·癫狂》描述其症状为"狂始发，少卧不饥，自高贤也，自辩智也，自尊贵也，善骂詈，日夜不休……狂言、惊、善笑、好歌乐、妄行不休者……狂，目妄见，耳妄闻，善呼者……狂者多食，善见鬼神。"

狂的基本病机为痰火互结，上扰神明，神机逆乱。

临床常见证型如下所述。

（1）痰火扰神证：狂乱妄动，骂詈号叫，常伴见面红目赤，或打人毁物不避亲疏，甚则登高而歌，弃衣而走等症。本证多由五志过极化火，痰火互结，痰随气升，上扰心神，神机逆乱所致。

（2）阳明炽盛证：狂笑歌号，常伴见打人毁物不避亲疏、面赤身热、袒胸露背等症。本证多由邪热内传阳明，阳明热炽，神明扰动，神机逆乱所致。

（3）肝火炽盛证：狂躁烦乱，常伴见言语失常，两目怒视，易怒，舌红，脉弦等症。本证多由七情内伤，肝失疏泄，气郁化火，上扰神明，神机逆乱所致。

（4）血瘀证：时而怒骂狂躁，言语不休，时而沉默不语，常伴见面色晦暗、舌质紫点紫斑、脉涩等症。本证多由瘀血内阻久积，郁而化火，上扰神明，神机逆乱所致。

5. 痫

痫是指发作性精神恍惚，甚则突然昏倒，不省人事，两目上视，口吐涎沫，强直抽搐，或口中怪叫声，移时苏醒，醒后如常的症状，俗称"羊癫风"。

痫的基本病机为肝风挟痰，上窜蒙蔽清窍，神机逆乱。《张氏医通·神志门·痫》曰："痫证往往生于郁闷之人，多缘病后本虚，或复感六淫，气虚痰积之故。"

临床常见证型如下所述。

（1）肝风挟痰证：发病前多有眩晕、头昏、胸闷、乏力、痰多等症。发作时，轻者可见短暂性神志不清、精神恍惚、持物坠地等症状；重者可见突然昏倒、不省人事、两目上视、口吐涎沫，或伴见强直抽搐，或伴见口中怪叫声，或伴见二便失禁，移时苏醒，醒后如常。本证多见于肥胖患者，或素体痰盛，或嗜食肥甘者。若遇五志过激，肝失疏泄，肝阳化风，风动痰浊，风痰上窜，蒙蔽清窍，神机逆乱，故见本症。此外，本证也见于平素痰多体胖者，因为学习工作压力过大，思虑过度而伤心脾，气不行津，聚液成痰，痰气上扰清窍，神机逆乱，也可见本症。

（2）痰火扰神证：突然昏倒，不省人事，常伴见两目上视、口吐涎沫、强直抽搐、口中出现怪叫声、移时苏醒、醒后如常。本证多见于平素情绪易怒者，常因焦急郁怒事件引发。本证多由痰火互结，痰随气升，上扰心神，神机逆乱所致。

6. 假神

假神是指本已久病重病患者，精气极度衰竭，却突然出现神气暂时"好转"症状，如精神好转、目光明亮、想见亲人、言语不休、语声响亮、颧赤如妆、食欲增强等。

假神的本质是精气衰竭已极，阴不敛阳，虚阳外越，残精外泄。其"好转"症状是一种假象，与整个病情不符，具有突然性、局部性和暂时性。古人将此比作"回光返照""残灯复明"，是临死前阴阳离绝的征兆。《素问·脉要精微论》曰："五色精微象见矣，其寿不久也。"其中，假神的突然能食，食不知饱，又称为"除中"。

【文献辑要】

《素问·生气通天论》：阴不胜其阳，则脉流薄疾，并乃狂。

《素问·宣明五气论》：五邪所乱，邪入于阳则狂。

《难经·二十难》：重阳者狂，重阴者癫。

《杂病源流犀烛·癫狂源流》：癫狂，心与肝胃病也，而必挟痰挟火。癫由心气虚，有热。狂由心家邪热，此癫狂之由。

《临证指南医案·癫痫门》：痫证或由惊恐，或由饮食不节，或由母腹中受惊，以致脏气不平，经久失调，一触痰疾，厥气内风，卒焉暴逆，莫能禁止，待其气反，然后已。

十、眩 晕

【症状特征】

"眩"即目眩，也称"眼花"，是指视物昏花、模糊不清，或眼前发黑的症状；"晕"即头晕，是指自觉头脑眩晕的症状。两者常同时并见，故统称"眩晕"。

先有眼花而致头晕者称为"目眩"，先有头晕而致眼花者称为"巅眩"，头晕重而眼前发黑者称为"眩冒"。眩晕之症，轻者闭目可缓解或停止，重者感觉自身或眼前景物旋转动荡，如坐舟车，不能站立，闭目亦不能缓解，或伴有恶心、呕吐、汗出，甚至昏仆等症状。

【症机辑要】

《黄帝内经》认为眩晕多责于肝，与血虚、髓海不足、邪气干犯等有关，如《素问·至真要大论》云："诸风掉眩，皆属于肝"；《灵枢·海论》云："髓海不足，则脑转耳鸣，胫酸眩冒"；《灵枢·卫气》云："上虚则眩"等。《丹溪心法·头眩》提出："无痰不作眩"，而《景岳全书·理集·杂证谟·眩运》则指出："眩运一证，虚者十有八九"，强调因虚作眩。

眩晕的病因主要与情志、饮食、年老体虚、跌仆外伤等有关。其病位在头窍，但与肝、脾、肾密切相关。其病机分虚实两端，虚者多为气血亏虚、髓海不足，导致清窍失养；实者多为风、火、痰、瘀等邪气扰动清窍。

【证型辑要】

（1）肝阳上亢证：头晕目眩，常伴见头目胀痛、耳鸣、心烦易怒、面红目赤、口苦、腰膝酸软、头重脚轻、步履不稳、舌红少津、脉弦等症。本证的特征是"脾气躁，头胀痛，腰发酸，脚发软"，多见于平素情绪急躁易怒者，在中年以后时见头晕、目眩、耳鸣诸症，应警惕中风先兆，及时防范。本证的病机实质是"肾水亏于下，肝阳亢于上"，肝阳亢逆于上，扰动清窍，故见眩晕。

（2）气血两虚证：头晕目眩，遇劳则发，久站则加重，动则加剧，甚至猝然昏倒，常伴见耳鸣、鸣声如蝉、面色淡白或萎黄、唇甲色淡、神疲乏力、气短懒言、自汗、脉细弱等症。本证多见于思虑无穷，劳心太过；或劳力过度，气血耗伤；或大病久病之后，气血暗耗；或急剧大失血、缓慢持久失血者。气虚则升清不及，血虚则不荣头目清窍，故易见头晕目眩。

（3）肾精不足证：头晕目眩，经久不愈，常伴见耳鸣、声细如蝉、牙齿虚浮松动、健忘、记忆力下降、腰膝酸软、阳痿遗精、月经不调、不孕、不育、舌淡、脉弱等症。本证多见于先天禀赋不足，或年老衰弱，或房劳过度，或产育损伤者。本证多由肾精不足，髓海失充，清窍失养所致。

（4）痰湿中阻证：头晕目眩，常伴见头晕昏沉、头重如裹、肢体困倦、胸闷呕恶、泛吐痰涎、舌淡胖、苔白腻、脉滑等症。本证多见于素体肥胖，或嗜食肥甘厚味，或嗜酒无度者。本证多由痰湿内阻，清阳不升，清窍失养所致。

（5）瘀阻脑络证：头晕目眩，常伴见头部刺痛不移、昼轻夜重、面色晦暗、舌质紫斑紫点、脉涩等症。本证多见于头部外伤之后者。头部外伤一方面可引起脑髓震荡失和，另一方面可因外伤损络而出血，瘀血阻滞，脑络不通，清窍失养，故见头晕目眩。

（6）耳性眩晕：头晕目眩，每遇劳累、乘车乘船、紧张等诱因则发。此非中医证型，多见于耳道发育不良者。乘车船而发者，也称晕动病。

【类症辑要】

头昏

头昏是指头部昏沉不适，走路不稳，甚至失去平衡的症状。

头昏与"头晕"有一定区别：头昏仅指头部昏沉不适，走路不稳，甚至失去平衡；头晕是指感觉自身或外界景物旋转不定，站立不稳，如坐舟车。

因醉酒、醉烟、醉茶、剧烈旋转、饥饿、过劳等导致一过性头昏者，不属于疾病范畴。

头昏以虚证为多，由脑失充养所致。

临床常见证型如下所述。

（1）气血两虚证：头昏，遇劳则发，久站则加重，动则加剧，甚至猝然昏倒，常伴见面色淡白或萎黄、唇甲色淡、神疲乏力、气短懒言、自汗、脉细弱等症。本证多见于大病，或久病，或失血，或过劳者。本证多由气虚亏虚、脑髓失充所致。

（2）肾精不足证：头昏，常伴见耳鸣声细、牙齿虚浮松动、健忘、反应迟钝、腰膝酸软、舌淡、脉弱等症。本证多见于先天禀赋不足，或年老衰弱，或房劳过度，或产育损伤者。本证多由肾精不足，髓海失充，清窍失养所致。

（3）瘀阻脑络证：头昏，常伴见头痛，昼轻夜重，面色晦暗，舌质紫斑紫点，脉涩等症。本证多由头部外伤，瘀阻脑络，清窍失养所致。

【文献辑要】

《灵枢·经脉》：五阴气俱绝，则目系转，转则目运。

《素问·厥论》：巨阳之厥，则肿首头重，足不能行，发为眴仆。

《证治汇补·上窍门·眩晕》：盖眩者，言视物皆黑。晕者，言视物皆转。二者兼有，方曰眩晕。

《诸病源候论·风病诸候·风头眩候》：风头眩者，由血气虚，风邪入脑，而引目系故也。五脏六腑之精气，皆上注于目，血气与脉并于上系，上属于脑，后出于项中。逢身之虚，则为风邪所伤，入脑则脑转而目系急，目系急故成眩也。

《景岳全书·理集·杂证谟·眩运》：无痰不能作眩，当以治痰为主，而兼用他药。余则曰：无虚不能作眩，当以治虚为主，而酌兼其标。

十一、耳 鸣

【症状特征】

耳鸣是指耳内鸣响的症状。

耳鸣多见于两侧同时鸣响，也可发生于单侧，或时发时止，或持续不停，声调有蝉鸣、潮声、风声、雷鸣、汽笛声、哨声、流水声、簸米声等多种类型。

【症机辑要】

耳鸣的基本病机为邪气蔽阻耳窍，或耳窍失于充养。肾气通于耳，耳又为宗脉之所聚，胆经、三焦经、胃经、小肠经、膀胱经的经脉循行分布于耳或耳周围，邪气循经上扰于耳，或气血不上承于耳，都可导致耳鸣。

耳鸣分虚实，若耳鸣突然出现，鸣声大，用手闭按耳郭并突然松开时鸣声不减者，多属实证，多因风、火、痰、瘀所致；若耳鸣逐步出现，声音细小，用手闭按耳郭并突然松开时鸣声减轻者，多属虚证，多为脏腑虚损，气血不足，耳失所养。

【证型辑要】

（1）风热犯耳证：猝然耳鸣，甚则耳聋，常伴见耳部胀闷感、耳痛、头痛、发热、汗出、口渴、舌红、脉数等症。本证在发病初期多见风热表证，若治不及时，或病情急剧加重，风热邪毒循经上攻于耳，蔽阻耳窍，发为耳鸣。

（2）肝火炽盛证：耳鸣，甚则耳聋，耳鸣声音响亮，如雷鸣、潮声，多在郁怒之后突发或加重，常伴见耳道胀痛、头胀头痛、口苦咽干、面红目赤、心烦易怒、舌红、脉弦数等症。本证多见于情绪急躁易怒、所欲不遂者。肝郁化火，火气循经上攻于耳，蔽阻耳窍，发为耳鸣。

（3）痰火郁结证：耳鸣声持续不断，甚至闭塞如聋，常伴见头晕目眩、胸闷、心烦、口腻、痰多、舌红苔黄腻、脉滑数等症。本证多见于形体肥胖多痰、复感热邪者。本证多由痰火郁结，上扰耳窍所致。

（4）中气下陷证：鸣声时作时止，鸣声细微，手按耳部可暂时舒缓，常伴见神疲乏力、气短懒言、自汗、便溏、舌淡、脉沉细等症。本证多见于大病久病，或产后体虚患者。本证多由中气虚损，气虚下陷，清阳不升，耳失濡养所致。

（5）肾精不足证：耳鸣病程长，缓慢进展，鸣声细微，常伴见头晕、夜尿增多、腰膝酸软、行动缓迟、须发早白、舌淡白、脉沉细等症。本证多见于老年体弱者。肾藏精，开窍于耳，肾精不足，耳窍失养，故见耳鸣。

（6）肾阴虚证：耳鸣缓慢进展，鸣声细微，夜卧尤甚，常伴见头晕、失眠、盗汗、烦热、口燥咽干、腰膝酸软，形体消瘦，舌红少津，脉细数等症。本证多见于老年肾阴不足或外感热病迁延等耗伤肾阴者。本证多由肾阴亏虚、虚火上攻耳窍所致。

（7）瘀血阻络证：耳鸣，甚则耳聋，常伴见耳痛、头晕头痛、疼痛部位固定、舌质紫暗或舌面紫点紫斑、脉涩等症。本证多见于耳部或头部外伤者。本证多由瘀血阻滞耳窍经脉，引起耳系听力异常所致。

（8）听力失聪证：耳鸣声持续不断，妨碍听觉。本证常见于某些特殊职业人群。本证多由噪声过于强烈、持久，或噪声反复刺激，引起耳系听力失聪所致。

（9）中毒：服用某些药物或食物后突然出现耳鸣，甚则耳聋，常伴见头晕、恶心呕吐等症状。本证多由药物或食物中毒所致。

【类症辑要】

1. 耳聋

耳聋是指双耳或单耳听觉减退，甚或消失，或客观检查显示听力障碍的症状。本症在《黄帝内经》中有"暴聋""不聪""耳聋时不闻音""耳聋浑浑焞焞""耳聋微闻""耳无所闻"等记载。

耳聋轻者，听力减退，听而不真，或听觉迟钝，称为"重听"。

老年人重听、耳聋逐渐形成者，多属衰老现象，为精气虚衰之故。

耳聋与耳鸣关系密切，耳鸣为耳聋之渐，耳聋是耳鸣之甚。两者既可单独出现，也可先后出现，也时常同时出现。两者病因、病机、临床常见证型基本一致。

临床常见证型如下所述。

（1）风热犯耳证：参见"耳鸣"。

（2）肝火炽盛证：参见"耳鸣"。

（3）痰火郁结证：参见"耳鸣"。

（4）中气下陷证：参见"耳鸣"。

（5）肾精不足证：参见"耳鸣"。

（6）肾阴虚证：参见"耳鸣"。

（7）瘀血阻络证：参见"耳鸣"。

（8）听力失聪证：参见"耳鸣"。

2. 脑鸣

脑鸣，又称"头响""脑鸣响"，是指头脑中有声音鸣响的症状。

脑鸣声调可见蝉鸣、鸟鸣、潮声、风声、雷鸣、汽笛声、哨声等多种类型，多为持续性存在，从而影响思维或注意力，并常与耳鸣并见，如《名医类案·首风》云："头响耳鸣……气挟肝火。"

脑鸣分虚实，实者多属肝火扰动清窍，虚者多属气血虚损，或肾精不足，清窍失于充养。此外，古代医籍中有将脑鸣认为是"雷头风"的主症，如《证治准绳·杂病·身体类·头痛》云："头痛而起核块者是也，或云头如雷之鸣也，为风邪所客，风动则作声也。"该观点认为，脑鸣是由脑中有肿物所引起，属脑鸣之重证，可供临证参考。

临床常见证型如下所述。

（1）气血两虚证：脑鸣，或如虫鸣，或如蝉叫，声音细微，一般不影响听觉，活动或工作状态下鸣响减轻或消失，在夜间、安静、平卧静息状态下鸣响较甚，常伴见神疲乏力、气短懒言、肢体倦怠、面色淡白无华、舌淡、脉细弱等症。本证多见于大病、久病、失血、耗气、神思过度者。本证多由气血亏虚，脑髓失充，清窍失养所致。

（2）肾精不足证：脑鸣，常在静息状态下自觉脑中"嗡嗡"作响，或微或甚，甚至在白天轻微活动下也可察知，常伴见腰膝酸软、行动迟缓无力、须发早白、舌淡、脉细弱等症。本证多见于年老衰弱或房劳过度患者。本证多由肾精不足，髓海失充，清窍失养所致。

（3）肝火炽盛证：脑鸣，轻者"嗡嗡"作响，重者或如"雷鸣"，常伴见耳鸣、头目胀痛、胸胁灼痛、心烦易怒、舌红、脉弦数等症。本证多见于平素情绪急躁易怒患者，复遇暴怒事件，七情失常，肝火炽盛，扰动清窍，发为脑鸣。

【文献辑要】

《医贯·先天要论·耳论》：耳鸣以手按之而不鸣，或少减者，虚也；手按之而愈鸣者，实也。

《杂病源流犀烛·耳病源流》：然耳聋者，音声闭隔，竟一无所闻者也。亦有不至无闻，但闻之不真者，名为重听。

《医学心悟·耳病》：凡伤寒邪热耳聋者，属少阳证……若病非外感，有暴发耳聋者，乃气火上冲，名曰气闭耳聋……若久患耳聋，则属肾虚，精气不足，不能上通于耳。

《诸病源候论·耳病诸候·耳鸣候》：肾气通于耳，足少阴，肾之经，宗脉之所聚。劳动经血，而血气不足，宗脉虚，风邪乘虚随脉入耳，与气相击，故为耳鸣。

《诸病源候论·耳病诸候·耳聋候》：肾为足少阴之经而藏精，气通于耳。耳，宗脉之所聚也。若精气调和，则肾脏强盛，耳闻五音。若劳伤血气，兼受风邪，损于肾脏而精脱，精脱者，则耳聋。然五脏六腑、十二经脉，有络于耳者，其阴阳经气有相并时，并则有脏气逆，名之为厥，厥气相搏，入于耳之脉，则令聋。

《广瘟疫论·耳聋》：耳聋者，少阳邪热挟痰上壅也。时疫耳聋者多，盖邪之传变，出表入里，必干少阳，又时疫属热，热气上升，挟痰涎浊气上壅隧道，故耳聋也。

十二、近　视

【症状特征】

近视，古称"能近怯远"，是指看近物清楚，看远物模糊的症状。

眼科检查屈光度在–3.0D 以下者为轻度近视，–6.0～–3.0D 为中度近视，–6.0D 以上者为高度近视。

【症机辑要】

近视的基本病机是目失濡养，目中神光不能发越于远处。常见病因包括三个方面：一是先天禀赋不足。此多见于肝肾亏损，精血不足，精血无以濡养于目，神光不能发越。因禀赋不足者，可出现先天性近视，或高度近视。二是眼部肌肉疲乏。此为近视最常见、最主要的致病原因，如阅读、书写时照明不足或光线过强，或阅读姿势不正，或持续时间太长，或长期在走路、乘车等动摇状态下看书等。因为用眼习惯不良、过用目力，导致眼部气血供应不足，目系失养，调节神光的能力下降。三是后天气血耗伤，目失荣养。常见于疾病耗伤，或饮食不节，或饮食偏嗜等，《灵枢·大惑论》云："五脏六腑之精气，皆上注于目而为之精"，目是宗脉之所聚，与五脏六腑经络气血的盛衰密切相关，各种原因导致气血亏耗，都可以导致目中神光不能发越于远处。

【证型辑要】

（1）气血两虚证：近视，或视力急剧下降，常伴见心悸、健忘、失眠、食少纳差、腹胀便溏、神疲乏力、面色无华、舌淡、脉细弱等症。本证多见于素体气血虚弱，或疾病耗伤气血，或劳神暗耗气血，或持续用眼过度者。气血虚弱，目失所养，影响神光发越，久则近视。

（2）肝肾阴虚证：近视，呈慢性渐进性发展，常伴见视物昏蒙或有内障渐成、两目干涩、耳鸣、胁肋隐隐灼痛、腰膝酸软、五心烦热、口燥咽干、舌红少津、脉细数等症。本证多见于素体精血不足，或大病、久病耗伤精血者。肝藏血，肾藏精，精血同源互化。肝肾亏虚，精血不足，目失所养，影响神光发越，久则近视。

（3）肾精不足证：近视，常伴见发育迟缓、身形矮小、足痿无力、舌淡、脉弱等症。本证多见于先天禀赋不足或目系发育不良者。

【类症辑要】

1. 远视

远视是指看远物清楚，看近物模糊，或视远比视近清晰的症状。

眼科检查屈光度在+3.0D以下者为轻度远视，+3.0D～+6.0D为中度远视，+6.0D以上者为高度远视。

远视分为先天性和后天性。后天逐步而成远视者，多见于衰老者，多属精血不足，目失所养，以致目系敛聚调节神光的能力下降。

临床常见证型如下所述。

（1）肝肾阴虚证：远视，常须将近物远移方可看清，随年龄增长而加重，常伴见两目干涩、快速转换视远和视近的能力下降、时发耳鸣、腰膝酸软、舌红、脉细数等症。本证多见于中老年人，既可以是自然衰老之象，也可以因疾病影响，其内因多为肝肾亏虚。肝藏血，肾藏精，精血不能上承于目，目失所养，目系敛聚、调节神光的能力下降。

（2）气血两虚证：远视，不耐久视，久视则目酸痛，常伴见心悸、健忘、失眠、神疲乏力、面色无华、舌淡、脉细弱等症。本证多见于长期用眼过度者。本证多由眼部气血供应不足，目系失养，目系敛聚、调节神光的能力下降所致。

2. 斜视

斜视，又称"偏视"，是指双眼注视前方时，黑睛向内或向外偏斜的症状。

目偏视可见一眼或双眼偏向一侧，甚则黑睛为该侧眼眶半掩，或全部掩没，外观只显白睛。

斜视的基本病机为目系经筋收引失衡。或偏侧迟缓不收，或偏侧收引增强。

斜视的病因多见于脾胃亏虚，气血化生不足，眼部络脉空虚，风毒邪气乘虚侵袭，目系经筋迟缓不收；或肝肾阴虚，虚风内动；或外伤于目，目系调节失衡。《诸病源候论•目病诸候•目偏视候》曰："人腑脏虚而风邪入于目，而瞳子被风所射，睛不正则偏视。此患亦有从小而得之者，亦有长大方病之者，皆由目之精气虚，而受风邪所射故也。"

临床常见证型如下所述。

（1）风邪袭扰证：双目斜视，转运受限，或视一为二，常伴见目痛、眩晕、上睑下垂、恶风、舌淡苔白、脉浮等症。本证多见于急性斜视者。本证多由外感风邪毒气侵袭眼目，目系经筋收引失衡所致。

（2）热毒上扰证：双目突然斜视，或视一为二，常伴见高热、汗出、头痛，甚则神昏、舌红、脉数等症。本证多见于小儿高热、神昏、惊风等者。本证多由外感温病热毒，上攻眼目，损伤目系经筋，收引失衡所致。

（3）痰湿阻滞证：双目斜视，逐步发生，常伴见胸闷脘痞、恶心、头晕、目眩、纳差、舌淡苔白、脉滑等症。本证多见于素体肥胖，或嗜食肥甘生冷者。本证多由痰湿内生，上扰眼目，目系经筋收引失衡所致。

（4）瘀血阻络证：斜视，多为单侧，或向内斜视，或向外斜视，常伴见眼部瘀血、头目疼痛、颜面麻木、恶心呕吐、舌紫暗、舌面紫点紫斑、脉涩等症。本证多由头目外伤，眼部脉络受损，瘀血阻滞，目系经筋收引失衡所致。

（5）肝风内动证：双目斜视，常伴见头晕目眩、肢体震颤、肌肉𥆧动、舌红苔少、脉细数等症。本证多见于老年肝肾阴虚，或大病、久病耗伤肝肾阴津者。肝肾阴虚，阴不制阳，肝阳亢逆无制则动风。肝开窍于目，肝风内动，上扰眼目，目系经筋收引失衡。

（6）肝肾亏虚证：单眼或双眼斜视，偏向鼻侧，形似斗鸡。本证主要见于先天禀赋不足或目系经筋发育不良者，其斜视与生俱来，眼球活动度好，或可伴见视力下降。

3. 视瞻昏渺

视瞻昏渺，又称为"目昏""目不明""良久乃得视"等，是指眼睛外观端好，但视力渐降，视物模糊不清，视物有如遮隔轻纱薄雾的症状。

视瞻昏渺的基本病机为目失荣养，神光暗淡或发越受阻。证分虚实，虚者多责之神劳、血少、气虚、精亏等所致；实者多责之湿热、痰瘀内蕴，上犯目窍。

临床常见证型如下所述。

（1）肝肾阴虚证：视物昏蒙，常伴见双目干涩、视物变形、头晕、耳鸣、五心烦热、口燥咽干、腰膝酸软、舌红苔少、脉细数。本证多见于长期用眼过度者，如雕刻细作，或辨别微细，或久看小字等，耗伤阴津，目失濡养，以致神光暗淡，久则视物昏蒙。

（2）精血两虚证：视物昏蒙，常伴见视力下降、视物变形、眩晕耳鸣、神疲乏力、腰膝酸软、舌淡、脉细弱等症。本证多见于先天发育不良，或大病、久病伤及精血，或老年精血衰微者。精血亏虚，目失濡养，以致神光衰微。《证治准绳·杂病·七窍门上·目昏》曰："目内外别无证候，但自视昏渺，蒙昧不清也，有神劳，有血少，有元气弱，有元精亏而昏渺者，致害不一。若人年五十以外而昏者，虽治不复光明。"

（3）肝郁气滞证：视物昏蒙，常伴见视力下降、眼珠隐隐胀痛、视物变形、胁胀或胁痛、口苦、咽干、脉弦等症。本证多见于情志不遂及肝郁不舒者。肝开窍于目，肝气郁滞，目失疏调，神光发越受阻。

（4）湿热上犯证：视物昏蒙，常伴见眼前黑花飞舞，或有灰色或黑色阴影，视物变形、脘腹痞闷、纳少、口苦口腻、苔黄腻、脉濡数等症。本证多由外感湿热，或过食肥甘醇酒，酿生湿热，湿热痰浊蕴结，浊气上犯眼目，神光发越受阻所致。

4. 雀目

雀目，又称"夜盲""鸡盲"，是指白天或在正常光线环境下视力正常，入暮或快速进入昏暗环境则视物不清的症状。《诸病源候论·小儿杂病诸候·雀目候》曰："人有昼而睛明，至瞑便不见物，谓之雀目。言其如鸟雀，瞑便无所见也。"

雀目的基本病机为神光衰弱，视物适应力低下。多由肝血不足或肾阴损耗，目失所养所致。

临床常见证型如下所述。

（1）肝血虚证：白昼目明如常，夜间视物不清，甚至不能视物。部分患者在突然进入昏暗环境时，出现短暂性视物昏蒙或不能视物，稍过片刻，适应黑暗环境后，视物恢复正常。其常伴有视力减退、头晕、目眩、爪甲不荣、肢体麻木、唇舌色淡、脉细等症。本证多见于素体肝脏怯弱者，或失血过多者，或久病耗血者，或血液化生不足者。肝藏血，开窍于目，肝血虚，则目之神膏失于涵养，神光衰弱，视物适应力低下，故见雀目。

（2）气血两虚证：白昼目明如常，夜间视物不清，甚至不能视物，常伴见视力渐降、视物昏蒙、视野狭窄、神疲乏力、面色淡白无华、舌淡、脉细弱等症。本证多见于素体脾胃虚弱，或大病、久病耗伤气血者。气血亏虚，目之神膏失于涵养，神光衰弱，视物适应力低下，故见雀目。

（3）肝肾阴虚证：白昼目明如常，夜间视野狭窄，甚至不能视物，常伴见双目干涩、头晕、目眩、腰膝酸软、五心烦热、潮热盗汗、口燥咽干、舌红少津、脉细数等症。本证多见于热病伤阴，或房事不节，或情志过极者。肝肾阴虚，精血不足，目之瞳仁、黑睛、神膏皆失于涵养，神光衰弱，视物适应力低下，故见雀目。

5. 白内障

白内障是指瞳仁内黄精混浊，逐渐发展成翳障，影响视力，甚至失明的症状。

白内障之初起，瞳仁呈隐隐淡白色，或边缘形如枣花，或如油点浮于水面，或白亮如冰，或如凝脂微赤，或散如鳞点乍青乍白，或白气一片，隐似新月，或外白中黄，或翳色青白。若瞳仁散大，色呈淡绿者称"绿风内障"，色呈淡青色者称"青风内障"，恶化为灰黄色者称"黄风内障"。

白内障的基本病机为晶珠混浊。肝开窍于目，肝血充盛则目能视，肝血虚则晶珠失荣，以致内障渐生。瞳仁为水轮属肾，肾精充足则精采光明，肾精不足，则晶珠失养，日久而成内障。白内障的病因不外脾虚、阴亏、火盛、胎患、外伤数端。其虚者，以老年人为多见，或因肝肾阴亏，或因脾胃虚弱，以致精血不能上荣。其实者，或因肝经风热上攻于目，或外伤暴力所致。《张氏医通·七窍门上·金针开内障论》曰："内障一证，皆由本虚邪入，肝气冲上，不得外越，凝结而成，故多患于躁急善怒之辈。"

临床常见证型如下所述。

（1）肝肾阴虚证：白内障，常伴见视物昏花、眼前黑影、头晕、耳鸣、腰膝酸软、潮热、盗汗、舌红少苔、脉细数等症。本证由肝肾阴虚，精血不足，目窍失养，晶珠逐渐混浊所致。

（2）脾肾阳虚证：白内障，常伴见视物昏蒙、视远不清、形寒肢冷、大便溏薄、小便清长、舌淡苔白、脉沉弱。本证由肾阳虚衰，脾失健运，精气不能上贯于目，晶珠失养，逐渐混浊所致。

（3）气血两虚证：白内障，常伴见目暗无神、视物朦胧、不耐久视、面色淡白或萎黄、神疲乏力、舌淡、脉弱等症。本证由气血不足，目失润养，晶珠逐渐混浊所致。

（4）肝热上扰证：白内障，常伴见视物不明、头昏、眼胀、目涩、多眵、流泪、口苦、咽干、急躁易怒、舌红、脉弦数等症。本证由肝热循经上攻头目，蒸灼黄精，目失濡养，晶珠逐渐混浊所致。

（5）血瘀证：白内障，眼前黑影飘移不定，常伴见视力减退、舌质紫暗、舌面瘀斑瘀点、脉涩等症。本证多见于目受外伤，神水逐渐混浊变白所致。此外，瘀血不去，新血不生，血不充盈，晶珠失荣，以致内障渐生。

6. 瞳神散大

瞳神散大是指瞳神失去正常的展缩功能，瞳神较正常开大，甚至黄仁仅剩窄细如线的症状。

瞳神散大多见于四个方面。一是实火，多见于风热、郁怒、肝胆实火，发病迅速。火性升散，挟风益炽，导致神光怯弱，不能支持而散漫。二是精血亏极。瞳神又称瞳仁，属水轮，内应于肾。久病重病之人，出现瞳仁散大不收，多为肾精耗竭，精气不能敛聚，属濒死危象。《重订通俗伤寒论·伤寒诊法》曰："瞳神散大者，元神虚散。"三是目睛外伤。四是药物或食物中毒（如杏仁、麻黄、曼陀罗、阿托品中毒）。

临床常见证型如下所述。

（1）肝火炽盛证：瞳神散大，常伴见眼珠胀痛欲脱、痛及目眶、视力急剧下降、抱轮红赤、瞳内呈淡绿色、睛珠变硬、恶心呕吐、烦躁不宁、舌红、脉弦数等症。本证多由情绪暴怒，肝失疏泄，肝火炽盛，火热上冲瞳神，目中玄府闭塞，神水瘀积所致。

（2）痰火郁结证：瞳神散大，常伴见视物不清、身热、口渴、舌黄腻、脉滑等症。本证多由脾湿生痰，肝郁化火，肝风挟痰火上攻于目，壅滞瞳神所致。

（3）血瘀证：瞳神散大，常伴见视物昏蒙、头痛、目胀痛，甚则血灌瞳神、胞睑瘀血、胞睑肿胀疼痛、脉涩等症。本证多由眼睛受到外伤损害，直接或间接撞击睛珠，损伤脉络及黄仁所致。

7. 瞳神紧小

瞳神紧小是指瞳神失去正常的展缩功能，持续变小，甚至缩小如粟米或针孔的症状。
瞳神紧小的基本病机为黄仁展而不缩，多由热邪灼伤黄仁所致。
临床常见证型如下所述。

（1）肝经风热证：瞳神紧小，常伴见眼珠胀痛、视物模糊、羞明流泪、抱轮红赤、神水混浊、头痛、发热、口干、舌红、脉弦数等症。本证多由肝经风热上攻，血随邪壅，黄仁肿胀弛纵，展而不缩所致。

（2）肝火炽盛证：瞳神紧小，常伴见目珠疼痛拒按、痛连眉棱、抱轮红赤较甚、神水混浊、口苦、咽干、烦躁易怒、舌红、脉弦数等症。本证多由情绪暴怒，肝火炽盛，热盛血壅，黄仁肿胀弛纵，展而不缩所致。

（3）肝肾阴虚证：瞳神干缺不圆，边缘参差不齐，黄仁干枯不荣，常伴见视物昏花、双目干涩、目痛时轻时重、反复发作、头晕、五心烦热、口燥咽干、舌红少津、脉细数等症。本证病势较缓，多见于素体肝肾阴亏或久病耗伤肝血肾精者。肝肾阴虚，阴精不能上濡于目，故见瞳神干缺不圆。

（4）血瘀证：瞳神紧小，常伴见视力下降、头痛、目胀痛，甚则血灌瞳神，胞睑瘀血、胞睑肿胀疼痛、脉涩等症。本证多由眼睛受到外伤损害，直接或间接撞击睛珠，损伤脉络及黄仁所致。

8. 目睛凝视

目睛凝视，又称"目睛微定"，是指两眼球固定，转动不灵的症状。

固定前视者又称"瞪目直视"，固定上视者又称"戴眼反折"，固定侧视者又称"横目斜视"。

目睛凝视多属肝风内动，或脏腑精气衰竭之证，如《素问·三部九候论》曰："瞳子高者太阳不足，戴眼者太阳已绝。"

临床常见证型为肝阳化风证。目睛凝视不转，常伴见头晕、肢体震颤、肌肉𥆧动、舌红苔少、脉细数等症。本证多见于老年肝肾阴虚，或大病、久病耗伤肝肾阴津者。肝肾阴虚，阴不制阳，肝阳亢逆无制则动风。肝开窍于目，肝风内动，上扰眼目，目系经筋收引挛急，故目睛凝视不转。

【文献辑要】

《杂病源流犀烛·目病源流》：雀目者，日落即不见物也，此由肝虚血少。

《诸病源候论·目病诸候·目不能远视候》：夫目不能远视者，由目为肝之外候，腑脏之精华，若劳伤腑脏，肝气不足，兼受风邪，使精华之气衰弱，故不能远视。

《景岳全书·必集·杂证谟·眼目》：凡病目者，非火有余则阴不足耳，但辨以虚实二字，可尽之矣。

十三、心 悸

【症状特征】

心悸是指自觉心搏跳动异常，心慌不安，不能自主的症状。本症在《黄帝内经》中有"心中憺憺大动""心欲动""心如悬若饥状"等记载。

心悸的主要特点是心搏异常，或快速，或缓慢，或忽快忽慢，或有止息，呈阵发性甚至持续不解，因心慌而有明显的不安全感，不能自主。《医碥·杂症·悸》曰："悸者，心筑筑惕惕然，动而不安也。"《伤寒明理论·悸》曰："悸者心忪是也，筑筑惕惕然动，忪忪松松，不能自安者是矣。"

心悸可与"惊悸"和"怔忡"区别。惊悸常因惊恐、恼怒而诱发，病情较轻；怔忡无明显受惊等诱因，但自觉心悸不安，发无定时，不能自制，病情较重。

【症机辑要】

心悸的病位在心，但与肺、脾、肝、肾关系密切。病机分虚实两端，虚者责之气血阴阳虚损，心脉失养；实者责之邪气干犯心脏，心搏异常，或邪扰心神，心神不宁。

心悸的原因常见于体虚劳倦、七情所伤和外邪侵袭三个方面。一是体虚劳倦，主要见于禀赋不足，或疾病耗伤，或劳倦过度，导致气血阴阳亏乏，心脉失养；二是七情所伤，主要见于遭遇突然、强烈、持久的情志刺激，或平素心虚胆怯者遭遇强烈刺激，忤逆心神，不能自主；三是外邪侵袭，寒凝、气滞、血瘀、痰阻等因素导致心脉痹阻，或医过药邪，导致心脏损伤。此外，《黄帝内经》认为心悸与宗气外泄有关，如《素问·平人气象论》云："胃之大络，名曰虚里，贯膈络肺，出于左乳下，其动应衣，脉宗气也……乳下其动应衣，宗气泄也。"

【证型辑要】

（1）心气虚证：心悸，常伴见胸闷、气短、神疲乏力、面白无华、自汗、舌淡，脉细弱或结、代等症。本证多见于素体虚弱，或久病失养，或劳倦过度，或年高体虚者。心气不足，心气激发和鼓动心脏搏动能力下降，心动失常，故见心悸。

（2）心阳虚证：心悸，常伴见心下空虚、胸闷或胸痛、气短、自汗、神疲乏力、面色㿠白或青白、畏寒肢冷、舌质淡胖或青紫，脉弱或结、代等症。本证多由心气虚进一步发展而来，或其他疾病损伤心阳所致。心阳虚衰，心脏失于温煦，心气鼓动心脏搏动能力也下降，心动失常，故见心悸。

（3）心血虚证：心悸，常伴见失眠、多梦、健忘、头晕目眩、面色淡白或萎黄、唇舌色淡，脉细无力或结、代等症。本证多由劳神过度，或失血过多，或久病耗伤血液，或各类原因导致血液化生不足所致。心主血脉，血液亏虚，心失濡养，心动失常，故见心悸。

（4）心阴虚证：心悸，常伴见失眠、心烦、口燥咽干、形体消瘦、颧红、盗汗、舌红少津，脉细数或结、代等症。本证多由劳倦太过而暗耗心阴，或外感温热邪气耗伤心阴所致。心脏阴液亏损，心失濡养，心动失常，故见心悸。

（5）心阳虚脱证：心悸，常伴见心胸憋闷疼痛、冷汗淋漓、面色苍白、四肢厥冷、呼吸微弱、脉微欲绝，甚则神昏等症。本证多见于心阳虚患者病情加剧，或阴寒暴伤心阳，或痰瘀阻滞心脉，或大汗、大失血等导致心阳暴脱，宗气外泄，心动失常，故见心悸。

（6）心胆气虚证：心悸，常伴见善惊易恐、坐卧不安、睡中易惊醒、恶闻声响、舌淡、脉细等症。本证多见于平素胆小易受惊吓者。胆虚不主决断，心虚不主神志，心神失养，神摇不定，故见心悸。

（7）心脉痹阻证：心悸，常伴见胸闷不舒、胸痛时作，甚则心胸憋闷疼痛、痛引左肩背内臂、短气喘息、舌质紫暗、脉结或代等症。本证多见于心阳不振以致心血运行不畅者。本证多由寒凝、气滞、血瘀、痰阻等因素而诱发心脉痹阻。心脉痹阻不通，心动失常，故见心悸。

（8）水饮凌心证：心悸，常伴眩晕、胸闷痞满、下肢或全身水肿、喘促、形寒肢冷、小便短少、舌淡胖、苔白滑、脉滑等症。本证多见于慢性水肿病患者。素体虚弱，或久病累及肺脾肾，气化失司，水邪犯溢，上干凌心，心动失常，故见心悸。

【类症辑要】

心下悸

心下悸有两种理解，一种理解是心下悸即为心悸；另一种理解是指心之下，胃脘之上的部位出现惕惕然悸动不适的症状。

心下悸虽然在《伤寒杂病论》中反复提及，但悸动的部位并未明确界定，如《伤寒论·辨太阳病脉证并治》云："发汗过多，其叉手自冒心，心下悸，欲得按者，桂枝甘草汤主之。"《金匮要略·痰饮咳嗽病脉证并治》云："水在肾，心下悸……凡食少饮多，水停心下，甚者则悸。"

心下胃上之"心下悸"，多由胃中有饮，上凌于心所致。

临床常见证型为饮停胃肠证。心下悸，常伴见呕泛清水，多饮则甚、形寒肢冷、小便不利、舌淡胖、脉滑等症。本证是多由饮停胃肠，水液气化失司，水邪犯溢，上干凌心，引发心下悸动。

【文献辑要】

《景岳全书·理集·杂证谟·怔忡惊恐》：怔忡之病，心胸筑筑振动，惶惶惕惕，无时得宁者是也……此证惟阴虚劳损之人乃有之，盖阴虚于下，则宗气无根，而气不归源，所以在上则浮撼于胸臆，在下则振动于脐旁。虚微者动亦微，虚甚者动亦甚。

《丹溪心法·惊悸怔忡》：人之所主者心，心之所养者血。心血一虚，神气不守，此惊悸之所肇端也。

《张氏医通·神志门·悸》：悸即怔忡之谓，心下惕惕然跳，筑筑然动。怔怔忡忡，本无所惊，自心动而不宁，即所谓悸也。

十四、咳　嗽

【症状特征】

咳嗽是指气行上升，冲击喉间，声道突然开放而发出"咳-咳"声响的症状。

有声无痰为"咳"，有痰无声为"嗽"，有声有痰为"咳嗽"，临床上常不予区分，统称"咳嗽"。若咳嗽无痰，或痰量极少，不易咳出者，称为"干咳"。

【症机辑要】

咳嗽的基本病机是肺失肃降，肺气上逆，气冲喉间所致。

咳嗽一症，当鉴别外感与内伤。外感咳嗽，为外感六淫邪气侵袭肺系，起病较急，病程较短，必兼表证，多属实证，此即《河间六书·咳嗽论》所言："寒暑燥湿风火六气，皆令人咳。"内伤咳嗽，为脏腑功能失调、内邪干肺所致，起病缓慢，病程较长或反复发作，以虚证居多。

咳嗽的病位在肺，包括肺脏自病和他脏病变累及两个方面。《素问·咳论》指出："五脏六腑皆令人咳，非独肺也"，《医学三字经·咳嗽》又提出："咳不止于肺，而不离乎于肺也"。

临证时，仅凭咳嗽一症，只能提示肺失肃降这一基本病机，具体病机和病因必须结合咳嗽声音、痰质特征和兼症进行综合判断。如咳声紧闷多属寒湿，咳声清脆多属燥热，咳嗽昼甚夜轻者常为热为燥，咳嗽昼轻夜甚者多为肺肾阴亏，咳声低微多属肺气虚等。由于痰质特征具有较高的临床诊断价值，兹辑录于下。

（1）热痰：痰黄黏稠，聚而成块，多因热邪煎熬津液所致。心在五行属火，主火热，故《张氏医通·诸气门下·痰饮》和《望诊遵经·诊痰望法纲要》认为热痰属心，《杂病源流犀烛·痰饮源流》也提出："在心曰热痰，其色赤，结如胶而坚。"但临床多见于肺热。

（2）寒痰：痰白而清稀，或有灰黑点，或颜色青白。寒主凝滞，易伤阳气，气不化津，聚而为痰。因寒水属肾，故《张氏医通》与《望诊遵经》都认为寒痰属肾，《杂病源流犀烛·痰饮源流》曰："在肾曰寒痰，其色有黑点，吐出多稀。"除脾肾阳衰而生寒痰外，也多见于风寒犯肺。

（3）湿痰：痰白滑而量多，易于咳出。因脾虚不运，水湿不化，聚而成痰，故而痰质滑利易出。《望诊遵经·诊痰望法提纲》曰："滑而易出者，湿痰属脾。"《症因脉治·外感痰证》认为，湿痰之因，或坐卧湿地，或当风冒雨，则湿气袭人，内与身中之水液交凝积聚。可见外感湿邪或湿热，蕴结上蒸于肺，亦可成湿痰。《杂病源流犀烛·痰饮源流》曰："在脾曰湿痰，其色黄，滑而易出。"

（4）燥痰：痰少而黏，难于咳出，或痰中带血丝，或咳出如米粒，甚者干咳无痰。多为阴虚肺燥，或秋燥伤肺，《杂病源流犀烛·痰饮源流》认为："在肺曰燥痰，其色白，咳出如米粒。"

（5）风痰：痰色青白，清稀而多泡沫。泡沫痰主要是由风邪穿行痰液而成，与风寒密切相关，也有认为风痰为肝风挟痰之患，如《杂病源流犀烛·痰饮源流》认为："在肝曰风痰，其色青，吐出如沫，多泡，四肢闷满，躁怒……风痰，多瘫痪奇症，头风眩晕，暗风闷乱，或抽搐瞤动。"

（6）老痰：吐痰形如败絮，色如煤灰，或黏稠如胶。《望诊遵经·诊痰望法提纲》指出"形如败絮，色如煤炲者，悉老痰之容。"总体而言，经年累积顽痰，或燥痰日久胶固，即属老痰，可积于胸膈作痞，也可流滞于经络四肢，或流积喉间而咳不出、咽不下。

（7）痰中带血：痰中带血丝，或痰血混杂。本证多由热伤肺络所致。

【证型辑要】

（1）肺气虚证：咳喘无力，常伴见咳痰清稀、气怯声低、少气懒言、神疲乏力、自汗、恶风、易感冒、舌淡、脉弱等症。本证多见于肺病久治不愈或素体肺气虚弱者。本证多由肺气亏虚，宣肃无力，肺气上逆所致。

（2）肺阳虚证：咳嗽气急，晨起咳嗽尤甚，常伴见咳吐风泡痰、量多白色、神疲乏力、畏寒肢冷、胸闷不适、舌淡胖嫩、苔白滑、脉沉细等症。本证多见于素体肺气虚弱或肺病久治不愈者。肺阳亏虚，肺脏失于温煦，津液停聚于肺，宣肃失常，肺气上逆故见咳嗽，气过水液故见风泡痰。

（3）肺阴虚证：干咳，常伴见无痰或痰少而黏、胸痛、痰中带血、形体消瘦、舌红少津、脉细数等症。本证多见于素体肺阴亏虚，或外感温热邪气耗伤肺阴，或痨虫蚀肺者。本证多由肺阴亏虚，肺失宣肃，肺气上逆所致。

（4）风寒犯肺证：咳嗽声重，常伴见咳吐稀薄白痰、咽痒、鼻塞、流清涕、头身疼痛、恶寒发热、舌淡红苔薄白、脉浮紧等症。本证多由外感风寒，邪犯肺卫，肺失肃降，气冲喉间所致。

（5）风热犯肺证：咳嗽剧烈，常伴见咳吐黄痰、咽喉疼痛、鼻塞、流黄涕、头痛、身热、汗出、舌红苔黄、脉浮数等症。本证多由外感风热，邪犯肺卫，肺失肃降，气冲喉间所致。

（6）风燥伤肺证：阵发性呛咳，咳嗽时连声不已，常伴见干咳无痰，或痰少不易咳出，或痰中带血丝，咽喉干燥痛痒、唇鼻干燥、脉浮等症。本证多由外感燥邪，邪犯肺卫，肺失肃降，气冲喉间所致。

（7）肺热炽盛证：咳嗽，常伴见气喘息粗、鼻翼煽动、咳吐黄稠痰或痰少而干、胸闷甚或胸痛、身热、汗出、口渴欲饮、舌红苔黄、脉数等症。本证多由外感风寒化热入里，或外感风热内传及肺，肺热炽盛，肺气上逆所致。

（8）痰热蕴肺证：咳嗽，常伴见气喘息粗、痰多黏黄稠、胸闷胸痛、身热、汗出、舌红苔黄腻、脉濡数等症。本证多由邪热蕴肺，炼液成痰，或肺中宿痰内蕴日久化热，导致痰热搏结肺中，肺失宣肃所致。

（9）痰浊阻肺证：咳嗽，常伴见气喘、喉中哮鸣、痰声漉漉、痰多质腻色白、胸闷、口不渴、舌淡苔白腻、脉滑等症。本证多见于素体痰湿体质者。本证或表现为寒饮停肺，或寒痰阻肺，或痰浊壅肺，症状虽然略有区别，但总属痰饮水湿壅积于肺，肺失宣肃。

（10）肝火犯肺证：咳嗽喘息阵发性发作，常伴见胸闷胁胀、头目或胀或痛、咽中如窒、精神抑郁，或急躁易怒、舌红苔少、脉弦数等症。本证多见于平素急躁易怒者，多由所欲不遂而诱发。本证多由肝失疏泄，郁而化火，木郁侮金，肺失宣肃所致。

（11）肾虚水泛证：咳嗽气喘痰鸣，常伴见心悸、腹部胀满、下肢或全身水肿、小便短少、腰膝酸软冷痛、畏寒肢冷、舌淡胖、苔白腻、脉沉迟无力等症。本证多由于素体虚弱，或久病及肾，或房劳伤肾，导致肾阳亏虚，气化失司，水邪停聚泛溢，水饮上射于肺，肺失宣肃所致。

（12）饮停胸胁证：咳嗽，常伴见咳唾引痛胸胁、呼吸短促、气不接续、肋间隙饱满、咳吐风泡痰、量多易咳、胸闷憋气、背心冷痛、心下坚筑、舌淡胖、苔白腻、脉沉迟等症。本证属"悬饮"范畴。本证多由饮停胸胁，阻滞胸中气机，影响肺主呼吸，肺气上逆所致。

【类症辑要】

1. 喷嚏

喷嚏，又称"打喷嚏"，是指由鼻孔快速喷出气体并发出声音的症状。《素问玄机原病式》描述其症状特征为"鼻中因痒而气喷作于声也"。

喷嚏是阳气振奋，抗拒邪气的表现。此即《灵枢·口问》所云："阳气和利，满于心，出于鼻，故为嚏。"患者在疾病逐步好转过程中，无外感情况下偶见一二喷嚏症状，属阳气回复的征兆。若偶发喷嚏而无不适者，不作病态。若因异物或刺激性气体等刺激鼻咽，可见持续性喷嚏，解除刺激后可迅速缓解或消失者，不作病态。

临床常见证型如下所述。

（1）风寒束表证：喷嚏呈阵发性发作，常伴见鼻塞流清涕、恶寒发热、头身疼痛、颈项强痛、舌淡红苔薄白、脉浮紧等症。本证多由外感风寒，邪犯肺卫，肺气宣发，上冲鼻窍所致。

（2）风热犯表证：喷嚏呈阵发性发作，常伴见鼻痒、鼻塞流浊涕、发热微恶风寒、汗出、头痛、咽喉疼痛、舌红苔黄、脉浮数等症。本证多由外感风热，肺气宣发，上冲鼻窍所致。

（3）肺气虚证：喷嚏时发，遇感易发，时发时止，常伴见对寒热、环境等变化敏感，遇感即出现鼻痒，引发喷嚏连连，流出大量清水样鼻涕，持续数分钟即可消失，平素自汗、恶风、易感冒、舌淡、脉弱等症。本证多见于素体肺气虚弱患者。肺气亏虚，鼻窍适应能力下降，故遇感易发，时发时止。

2. 百日咳

百日咳是指以阵发性痉挛性咳嗽为特点，阵咳后有深长吸气，并发出鸡鸣样吸气吼声的症状。因其病程长达2～3个月，故称"百日咳"。因其为阵发性痉挛性咳嗽，又称"顿咳"。其咳时颈项引伸，形如鹭鸶，又称"鹭鸶咳"。因其为感染时行疫疠之气，具有传染性，又称为"天哮咳""疫咳"。

百日咳多见于小儿，多发于冬春季节。初期症状类似感冒，可见咳嗽、喷嚏、鼻塞、低热等，常持续1～2周，其他症状逐步消失，但咳嗽却逐步加重，渐呈痉挛性咳嗽；中期主要表现为阵发性痉挛性咳嗽，直至咳出痰液或胃内容物，紧随其后有深长吸气，发出鸡鸣样吸气吼声。剧烈咳嗽时可见颈项引伸、张口伸舌、面红目赤、表情痛苦、涕泪交流、唇色紫暗等症。咳嗽频次不等，轻者一日数次，重者可达数十次；疾病后期可见咳嗽发作频次减少，咳嗽程度减轻，一般不再出现痉挛性咳嗽。

百日咳的病因为感受百日咳时邪，邪气侵犯肺脏，肺失宣肃，津液输布不利而成痰，时邪与痰浊搏结，壅阻于气道，喉道挛缩，刺激而发咳嗽。初病多属实，久病多属虚，痰多为实，痰少为虚，咳剧有力为实，咳缓声怯为虚。

临床常见证型如下所述。

（1）寒痰阻肺证：咳嗽剧烈发作，咳声连续不断，咳后须深长吸气，因而发出鸡鸣样吸气吼声，常伴见咳时涕泪俱出、痰液清稀、唇淡或青紫、苔薄白、脉浮紧、指纹淡红等症。本证多由外感百日咳时邪，疫邪犯肺，肺失清肃，疫邪与寒痰搏结，壅阻于气道，喉道挛缩所致。

（2）痰热阻肺证：咳嗽剧烈发作，咳声连续不断，咳后须深长吸气，因而发出鸡鸣样吸气吼声，常伴见咳时涕泪俱出、弯腰曲背、颈项引伸、张口伸舌、面红目赤、痰液黏稠，直至咳出痰液或胃内容物，舌苔黄、脉滑数、指纹紫滞等症。本证多由外感百日咳时邪，疫邪犯肺，肺失清肃，疫邪与热痰搏结，壅阻于气道，喉道挛缩所致。

（3）肺气虚证：阵发性咳嗽，咳势较缓，咳声无力，常伴见痰液稀少、气短声怯、面白唇淡、脉弱，指纹浅淡等症。本证多见于顿咳日久，肺气虚损者。

（4）肺阴虚证：阵发性咳嗽，咳势较缓，干咳，常伴见痰少而干、手足心热、颧红、盗汗、舌红、脉细数、指纹青紫等症。本证多见于顿咳日久及肺阴虚损者。

3. 白喉

白喉，又称"喉痹""喉风""锁喉风""白蚁疮""白缠喉""白喉风"等，是指咽喉部出现白色腐膜，并伴有吸气困难，声音嘶哑，犬吠样咳嗽的症状。

白喉多为感受瘟疫疠气或疫毒燥热时邪，疫气时邪直犯肺胃，壅滞咽喉，腐烂而成伪膜，以致气道不和或梗阻。轻者出现发热，喘咳，干咳如犬吠，声音嘶哑等症状。重者出现面色苍白、痰鸣、唇绀、吸气困难等喉部梗阻症状。

临床常见证型如下所述。

（1）风热疫毒证：咽喉疼痛，肿胀，局部出现灰白色腐膜，范围较小，呈点状或片状，边缘清楚，腐膜紧贴咽喉，不易拭去，坚韧厚实，常伴见恶寒发热、头痛、身痛、苔薄白、脉浮数等症。本证多由外感白喉时邪初期，疫气时邪直犯肺胃，壅滞咽喉，腐烂而成伪膜，以致气道不和所致。若病证轻者，可见轻微发热和全身症状，治疗及时，数日后症状可消失。

（2）疫毒内盛证：咽喉部位出现大片灰白色腐膜，可波及鼻咽部，甚至延及口腔黏膜，常伴见咽喉红肿、剧烈疼痛、口中腐臭气、干咳阵发性发作，咳嗽呈"空空"声或声似犬吠，声音嘶哑甚至失音，中度发热甚或高热，汗出、烦躁不安、呼吸急促、舌青紫、脉疾等症。本证多由疫毒内传，阳明气分热甚，气道梗阻所致。

（3）肺肾阴虚证：咽喉白腐呈点状或片状，紧贴咽壁，不易拭去，常伴见低热、口干舌燥、渴欲引饮、舌红少津、脉细数等症。本证多由时疫白喉后期，疫毒伤及肺肾之阴，阴虚内热循肾经上达咽喉，灼膜为腐所致。

【文献辑要】

《素问·咳论》：肺咳之状，咳而喘息有音，甚则唾血。心咳之状，咳则心痛，喉中介介如梗状，甚则咽肿喉痹。肝咳之状，咳则两胁下痛，甚则不可以转，转则两胠下满。脾咳之状，咳则右胁下痛阴阴引肩背，甚则不可以动，动则咳剧。肾咳之状，咳则腰背相引而痛，甚则咳涎……胃咳之状，咳而呕，呕甚则长虫出……胆咳之状，咳呕胆汁……大肠咳状，咳而遗矢……小肠咳状，咳而矢气，气与咳俱失……膀胱咳状，咳而遗溺……三焦咳状，咳而腹满，不欲食饮。

《诸病源候论·咳嗽病诸候·咳嗽候》：咳嗽者，肺感于寒，微者则成咳嗽也。肺主气，合于皮毛。邪之初伤，先客皮毛，故肺先受之。五脏与六腑为表里，皆禀气于肺。以四时更王，五脏六腑皆有咳嗽，各以其时感于寒而受病，故以咳嗽形证不同。

《诸病源候论·痰饮病诸候·诸痰候》：诸痰者，此由血脉壅塞，饮水积聚而不消散，故成痰也。或冷，或热，或结实，或食不消，或胸腹痞满，或短气好眠，诸候非一，故云诸痰。

十五、气　喘

【症状特征】

气喘是指呼吸困难，气息急迫，甚则张口抬肩，鼻翼煽动，不能平卧，口唇青紫的症状。

气喘在《黄帝内经》有"上喘""盛喘""喘息""上气喘""喘而惋""喘咳逆气""喝喝而喘""咳嗽上气"等记载。

气喘常与咳嗽并见，称"咳喘"。若因咳嗽而引起气喘者，称"喘咳"。若持续性呼吸困难，烦躁不安，面、唇、爪甲青紫，四肢厥冷，冷汗淋漓，脉大无根者，称"喘脱"。

喘分虚实。实喘的特点是发病急骤，呼吸困难，气粗声高，气以呼出为快，脉促有力，甚则不能平卧，仰首突目，多由外邪袭肺或痰浊阻肺所致。虚喘的特点是发病缓慢，呼吸短促，气紧似乎不能接续，但以深吸气为快，活动后喘促更甚，气怯声低，形体虚弱，倦怠乏力，脉微弱，多因肺气亏虚，或肾不纳气所致。

【症机辑要】

气喘的病位在肺，但与心、脾、肝、肾相关，基本病机为肺失宣肃，呼吸不利。《素问·阴阳别论》指出："阴争于内，阳扰于外，魄汗未藏，四逆而起，起则熏肺，使人喘鸣。""阴争于内"泛指各种内因，如肺脏本虚，或他脏虚损累及肺，或内生痰饮水湿侵犯肺脏，引起肺失宣肃；"阳扰于外"泛指各种外因，如六淫疠气、饮食不当、情志失调、劳倦过度，引起肺失宣肃；所谓"魄汗未藏"，核心内涵是指肺失宣肃，津液输布不利，水湿停聚肺中而为痰饮，痰饮反过来又影响到肺之宣肃，导致气喘。

【证型辑要】

（1）风寒犯肺证：偶见气喘，或仅持续咳嗽时出现气喘，常伴见咳嗽、胸闷、咳吐清稀白痰或白色泡沫痰、恶寒发热、头身疼痛、舌淡、脉浮紧等症。外感风寒，邪气犯肺，肺失肃降，故气逆而喘。

（2）肺热炽盛证：气喘息粗，常伴见咳嗽、鼻翼煽动、咳吐黄稠痰或痰少而干、胸闷甚或胸痛、身热、汗出、口渴欲饮、舌红、脉数等症。外感风寒化热入里，或外感风热内传及肺，导致肺热炽盛，肺气上逆。

（3）痰热蕴肺证：气喘息粗，常伴见咳嗽、痰多质黏黄稠、胸闷胸痛、身热、汗出、舌红苔黄腻、脉滑数等症。邪热蕴肺，炼液成痰，或肺中宿痰内蕴久积而化热，导致痰热搏结肺中，肺失宣肃。

（4）痰浊阻肺证：气喘，常伴见咳嗽、喉中哮鸣、痰声漉漉、痰多质腻色白、胸闷、口不渴或渴不欲饮、舌淡胖苔白腻、脉滑等症。本证多见于素体痰湿较重者，或寒饮停肺，或寒痰阻肺，或痰浊壅肺者。本证总属痰饮水湿壅积于肺，肺失宣肃所致。

（5）肝火犯肺证：咳嗽喘息阵发性发作，多由情绪波动而诱发，常伴见胸闷胁胀、头胀头痛、咽中如窒、精神抑郁或急躁易怒、舌红、脉弦数等症。本证多由肝失疏泄，木郁侮金，肺失宣肃所致。

（6）肺气虚证：咳喘无力，常伴见咳痰清稀、气怯声低、少气懒言、神疲乏力、自汗、恶风、易感冒、舌淡、脉弱等症。本证多见于久患肺病，肺气耗损患者；或素体虚弱，肺气虚弱患者。本证多由肺气亏虚，无力宣肃所致。

（7）肾不纳气证：喘促日久，呼多吸少，吸气难入，动则益甚，常伴见腰膝酸软、声音低怯、精神疲惫、自汗、舌淡苔白、脉沉弱等症。本证多见于久病咳喘，或老年肾气亏虚，或劳伤肾气者。肾不纳气则气不归元，肺气肃降失根，故见喘促。

（8）肾虚水泛证：咳喘痰鸣，常伴见心悸、腹部胀满、下肢或全身水肿、小便短少、腰膝酸软冷痛、畏寒肢冷、舌淡胖苔白滑、脉沉迟无力等症。本证多见于素体虚弱，或久病及肾，或房劳伤肾者。本证多由肾阳亏虚，气化失司，水邪泛溢，水饮凌心射肺所致。

（9）喘脱证：持续性呼吸困难，喘逆剧烈，常伴见张口抬肩、鼻翼煽动、端坐不能平卧、心慌悸动、烦躁不安，面、唇、爪甲青紫，四肢厥冷、冷汗淋漓、脉大无根等症。本证多见于持续性气喘而见气脱者。

【类症辑要】

1. 哮鸣

哮鸣是指呼吸急促，喉间有哮鸣音的症状。

哮需与"喘"区别。喘以呼吸困难，气息急迫为特点，哮以喉间哮鸣音为特点，哮必兼喘，喘未必兼哮。如《医学正传·哮喘》曰："大抵哮以声响名，喘以气息言。夫喘促喉如水鸡声者，谓之哮；气促而连属不能以息者，谓之喘。"

哮鸣的基本病机是"宿痰伏肺"，"伏痰"遇感引发。每因外邪侵袭，饮食不当，情志刺激，体虚劳倦等因素而诱发，以致痰随气升，气因痰阻，痰气搏结，壅塞气道，导致肺管狭窄，气行不畅，气过而引发鸣响。

临床常见证型如下所述。

（1）寒痰阻肺证：喉中哮鸣如水鸡声，昼轻夜重，常伴见呼吸急促喘息、胸闷气憋、满闷如塞、咳嗽不甚、痰白稀薄而呈泡沫状、面色晦暗或青紫、背冷如贴冰水、不渴或渴喜少量热饮、舌淡、脉沉紧等症。本证在发病之初可见恶寒发热，头痛，无汗，喉痒咳嗽，呼吸紧迫感，鼻流清涕等症。本证属于"冷哮"范畴，常因天气寒冷或受凉而诱发，好发于冬春季节。本证多由寒邪引动伏痰、痰气交阻喉间所致。

（2）痰热蕴肺证：喉中哮鸣如吼，常伴见呼吸急迫、气促声高、张口抬肩、不能平卧，或呛咳不已，痰多黏黄稠、身热、汗出、舌红苔黄腻、脉滑数等症。本证属于"热哮"范畴，好发于夏季炎热时，或气候燥热时。本证多由痰热壅盛，阻塞气道，肺失清肃所致。

（3）外寒内热证：喉中哮鸣，常伴见呼吸急迫、胸中烦热、咳吐黄稠痰、恶寒发热、头身疼痛、无汗、脉紧等症。本证俗称"寒包火"。本证多由素有痰热在肺，复又外感风寒而引动伏痰，交阻喉间所致。

（4）风痰壅阻证：喉中哮鸣，声若曳锯，或鸣声如吹哨笛，常伴见气急喘息、不能平卧、咳吐白色风泡痰、舌淡苔白滑、脉滑等症。本证多由外感风邪，引动伏痰，交阻喉间所致。故起病多急骤，持续时间较短，全身寒热症状不明显，发作前常有喷嚏，鼻塞，流涕，自觉鼻、咽、目、耳发痒等症。

（5）虚哮：喉中哮鸣，鸣声如鼾声，声音低微，间歇发作，常伴见呼吸气短、喘息气促，动则加剧，痰多清稀色白、自汗、恶风、食少纳呆、便溏、头面四肢浮肿等症。"虚哮"非中医证型，是一个广义概念，一指反复哮喘发作而导致的虚实夹杂证，或实中夹虚，或虚中夹实，或虚实并重；二指因某特殊物质刺激而引动哮喘，如盐哮、糖哮、花粉哮、麦胶哮、酒哮等，此类多与先天禀赋有关，家族中常有哮喘病史患者，可反复性发作，发病前或有先兆症状；三是指哮病缓解期。此类是虚哮最常见者，常见证型包括肺气虚证、脾气虚证、肾气虚证、肺肾气虚证、肺脾气虚证、脾肾阳虚证、心肾阳虚证等，临证时需予以辨析。

（6）喘脱证：持续性呼吸困难，喘逆剧烈，常伴见张口抬肩、鼻翼煽动、端坐不能平卧、心慌悸动、烦躁不安、面唇爪甲青紫、四肢厥冷、冷汗淋漓、脉大无根等症。哮病反复久发，可见本证，由持续性气喘而引发气脱所致。

2. 鼻翼煽动

鼻翼煽动，又称"鼻煽"，是指呼吸喘促，鼻翼频繁扇动的症状。

鼻翼煽动是呼吸困难的表现，多见于哮喘。凡能导致喘息气促者，都可能引起鼻翼煽动。有虚实之分，实者多为新病，或为风寒、火热等六淫邪气干犯于肺，或为痰热、寒痰、痰浊壅塞肺窍，肺失宣肃；虚者多为久病，常见于肾不纳气，或肺气将绝之证。

临床常见证型如下所述。

（1）肺热炽盛证：鼻翼煽动，常伴见气喘息粗、呼吸急迫、咳嗽、咳吐黄稠痰或痰少而干、胸闷甚或胸痛、身热、汗出、口渴欲饮、舌红、脉数等症。本证多由肺热炽盛，呼吸加快，气流冲击鼻翼所致。

（2）痰热蕴肺证：鼻翼煽动，常伴见呼吸急迫、气促声高、张口抬肩、不能平卧、痰多质黏黄稠、身热、汗出、舌红苔黄腻、脉滑数等症。本证多由痰热壅盛，肺失宣肃，呼吸急促，气流冲击鼻翼所致。

（3）肾不纳气证：鼻翼煽动，常伴见喘促、呼多吸少，动则益甚，腰膝酸软、声音低怯、精神疲惫、自汗、舌淡苔白、脉沉弱等症。本证多见于久病咳喘，或老年肾气亏虚，或劳伤肾气者。肾不纳气则不能维系呼吸的正常深度，气促加剧，气流冲击鼻翼，故见喘促而鼻翼煽动，此为肺肾精气虚衰之危证。

3. 鼻塞

鼻塞，又称"鼻室""鼻堵"，是指鼻窍阻塞，呼吸不畅，或伴有嗅觉失灵的症状。

鼻塞的基本病机为鼻道气行不畅。肺开窍于鼻，肺失宣肃则鼻窍不利。若因鼻道本身病变者，多见于发育异常，或胀肿，或外伤等。

临床常见证型如下所述。

（1）肺气虚证：鼻塞呈阵发性发作，持续数分钟或可消失，症状时轻时重，常伴见鼻流清涕，量多如注、自汗、恶风、易感冒、舌淡、脉弱等症。本证多见于素体肺气虚弱者，由肺气亏虚，鼻窍适应能力下降所致。此类鼻塞多发生于寒冷或温热空气的突然刺激，如从寒冷室外突然进入温暖房间，或从温暖房间突然走出寒冷室外，也常见于花粉、特殊气味刺激之时，遇感易发，移时消失。

（2）风寒束表证：鼻塞呈阵发性发作，常伴见恶寒发热、鼻流清涕、喷嚏、头身疼痛、颈项强痛、舌淡苔薄白、脉浮紧等症。本证多由外感风寒，邪束肌表，肺气不宣，鼻窍不利所致。

（3）风热犯表证：鼻塞呈阵发性发作，常伴见发热微恶风寒、鼻流浊涕、汗出、头痛、咽喉疼痛、舌红、脉浮数等症。本证多由外感风热，邪犯肺卫，鼻窍不利所致。

（4）气滞血瘀证：慢性鼻塞，呈持续性发作，日久渐重，常伴见鼻甲肿胀、硬结、表面凹凸不平，嗅觉迟钝，甚者难辨香臭，鼻涕黏稠、鼻涕量可多可少，舌淡或紫暗、脉涩等症。本证多由正虚感邪，邪气久恋鼻道，日久入络，气滞血瘀则肿胀，鼻道变窄所致。

4. 气短

气短，又称"短气"，是指呼吸急促短快，气不接续，似虚喘而不抬肩，喉中无痰鸣音的症状。

气短需与"喘"相区别：气短是气息短促，气喘是呼吸困难。《证治汇补·胸膈门·喘病》曰："少气不足以息，呼吸不相接续，出多入少，名曰气短。气短者，气微力弱，非若喘证之气粗奔迫也。"

肺居胸中，主气司呼吸，主宣发与肃降，肺气宣则浊气出，肺气肃则清气纳，升降相因则呼吸平稳。气短的基本病机是肺司呼吸的宣肃频率失常。证分虚实，虚者多因肺气不足，或因心肺两虚，导致胸阳不振，胸中宗气转运不利；实者多因饮停胸中，或肾虚水泛导致水饮凌心射肺，肺气不利而致呼吸急促。

临床常见证型如下所述。

（1）肺气虚证：呼吸短促，气不接续，常伴见少气懒言、动则气促、语声低微、神疲乏力、自汗、易感冒、舌淡、脉弱、动则诸症加剧、形体虚弱等症。本证多见于素体肺气虚弱，或肺病迁延不愈，或年老体衰者。本证多由肺气亏虚，肺主气司呼吸的功能下降，肺司呼吸的宣肃频率失常所致。

（2）心肺气虚证：呼吸短促，气不接续，常伴见心悸怔忡、咳嗽无力、胸闷不适、神疲乏力、自汗、舌淡、脉弱、动则诸症加剧等症。本证多见于素体虚弱，或心肺久病，或老年衰弱者。心肺同居胸中，心肺气虚，胸中宗气运转不利，影响到肺主呼吸，肺主气司呼吸的功能下降，肺司呼吸的宣肃频率失常。

（3）饮停胸胁证：呼吸短促，气不接续，无痰鸣声，常伴见肋间隙饱满、咳唾引痛、咳稀白水样痰、量多易咳、胸闷憋气、背心冷痛、心下坚筑、舌淡胖、苔白滑、脉滑等症。本证属"悬饮"范畴。本证多由饮停胸胁，阻滞胸中气机，影响肺主呼吸，宣肃频率失常所致。

（4）肾虚水泛证：呼吸急促短快，气不接续，常伴见心悸、咳嗽气喘、下肢或全身水肿、小便短少、腰膝酸软冷痛、畏寒肢冷、舌淡胖苔白滑、脉沉迟无力等症。本证多见于素体虚弱，或慢性水肿病者。本证多由肾阳亏虚，气化失司，水邪泛溢，凌心射肺所致，故见呼吸急促短快，气不接续。

5. 少气

少气，又称"气微"，是指呼吸微弱，不相接续，气少不足以息的症状。

少气与气短都有气息不足的症状，但两者也有区别：少气主要是气少不足，而气短是气息短促，此即《医宗金鉴·诸气辨证》云："短气者，气短不能续息也；少气者，气少而不能称形也。"

少气为气虚不足之象。

临床常见证型如下所述。

（1）肺气虚证：呼吸微弱，不相接续，气少不足以息，言语时声音低怯无力，谈话时自觉气少不足以言，常深吸一口气后再继续说话，常伴见形体虚弱、懒言、动则气促、神疲乏力、自汗、易感冒、舌淡、脉弱等症。本证多见于素体肺气虚弱者，或肺病迁延不愈者，或老年体衰者。本证多由肺气亏虚，肺主呼吸的功能下降所致。

（2）肺肾气虚证：气少不足以息，常伴见喘促、鼻翼煽动、呼多吸少、动则益甚、腰膝酸软、声音低怯、精神疲惫、舌淡、脉弱等症。本证多见于老年肺肾气虚者，为肺肾精气虚衰之象。肺气亏虚，无力主持呼吸，肾不纳气，不能维系呼吸深度，故见气少不足以息。

【文献辑要】

《素问·至真要大论》：诸气𪐴郁，皆属于肺。

《景岳全书·明集·杂证谟·喘促》：喘有夙根，遇寒即发，或遇劳即发者，亦名哮喘。

《症因脉治·喘症论》：诸经皆令人喘，而多在肺胃二家。喘而咳逆嗽痰者，肺也。喘而呕吐者，胃也。

《症因脉治·哮病论》：痰饮留伏，结成窠臼，潜伏于内，偶有七情之犯，饮食之伤，或外有时令之风寒，束其肌表，则哮喘之症作矣。

《临证指南医案·喘》：若由外邪壅遏而致者，邪散则喘亦止，后不复发，此喘症之实者也。若因根本有亏，肾虚气逆，浊阴上冲而喘者，此不过一二日之间，势必危笃，用药亦难奏效，此喘之属虚者也。

《类证治裁·哮症》：新病多实，久病多虚。喉中鼾声者虚，如水鸡者实。遇风寒而发者为冷哮，为实。伤暑热而发者为热哮，为虚。其盐哮、酒哮、糖哮，皆虚哮也。

《医宗必读·喘》：喘者，促促气急，喝喝痰声，张口抬肩，摇身撷肚。短气者，呼吸虽急而不能接续，似喘而无痰声，亦不抬肩，但肺壅而不能下。哮者与喘相类，但不似喘开口出气之多，而有呀呷之音。

十六、声 音 嘶 哑

【症状特征】

声音嘶哑是指发声时或嘶或哑的症状。

声音嘶哑包括声嘶和失音。声嘶是指语声低沉，混浊不清，又称"喉中声嘶"。失音是指完全不能发音，又称"喑""无音""音喑""声哑""声不出""不能言"等。若突然不能发音者，称为"暴喑"或"暴哑"。妇女妊娠期间声音嘶哑称为"妊娠失音""妊娠子喑""妊娠舌喑""子喑"。妇女产后声音嘶哑称为"产后喑"。小儿出水痘时声音嘶哑称为"痘喑"，出麻疹时声音嘶哑称为"麻疹喑"。

【症机辑要】

《诸病源候论·风病诸候·风失音不语候》曰："喉咙者，气之所以上下也。会厌者，音声之户；舌者，声之机；唇者，声之扇。"声音的形成是喉系组织正常振动的结果，声音嘶哑则是声门闭合不全的结果。

声音嘶哑通常是先见声嘶，语声混浊不清，病情继续发展则见失音，两者病因病机基本相似。临证当辨虚实，如《景岳全书·必集·杂证谟·声喑》曰："喑哑之病，当知虚实。实者，其病在标，因窍闭而喑也。虚者，其病在本，因内夺而喑也。窍闭者，有风寒之闭，外感证也。有火邪之闭，热乘肺也。有气逆之闭，肝滞强也。"

新病声音嘶哑，多属实证，责之肺失宣肃，此即"金实不鸣"，常见于风寒犯肺、风热袭肺、痰热蕴肺、痰浊壅肺等。久病声音嘶哑，多属虚证，责之发声无力，此即"金破不鸣"，常见于肺气虚、肺阴虚、肺肾阴虚等。

【证型辑要】

（1）肺气虚证：声音或嘶或哑，声音低下，讲话不能持久，劳累后加重，发病缓慢，病程长，常伴见咳声低沉无力、痰白清稀、舌淡、脉弱等症。本证多由肺气亏虚，发声无力所致。

（2）肺阴虚证：声音或嘶或哑，发音低沉费力，常伴见咽喉微红微肿、干咳、无痰或少痰、痰黏稠、潮热、盗汗、口燥咽干、舌红少津、脉细数等症。本证发病缓慢，病程长。本证多由肺阴亏虚,发声无力所致。

(3)肺肾阴虚证:声哑逐渐加重,夜间尤甚,常伴见口干、咽痒微痛、咽喉色红、肿势不剧、潮热、盗汗、五心烦热、干咳少痰、腰膝酸软、舌红少津、脉细数等症。本证发病缓慢,病程长。本证多由肺肾阴亏虚,发声无力所致。

(4)燥淫证:声音嘶哑,常伴见语声低微、咽干喉痒,或见咳嗽、恶寒发热、舌红苔少、脉数等症。本证分凉燥和温燥,好发于秋季。本证多由外感风燥,肺失宣肃所致。

(5)风寒束表证:声音嘶哑,常伴见语声重浊低微、鼻塞、流清涕、喷嚏、头身强痛、恶寒发热、舌淡、脉浮紧等症。本证多由外感风寒,邪犯肌表,肺失宣肃所致。

(6)风热犯表证:声音嘶哑,常伴见鼻塞、流浊涕、喷嚏、咽喉痛痒、恶寒发热、舌红苔黄、脉浮数等症。本证多由外感风热,邪犯肌表,肺失宣肃所致。

(7)风寒犯肺证:声音嘶哑,常伴见咳嗽、语声重浊、喉痒、咽部有紧塞感或异物感、咽喉红肿不剧、恶寒发热、头身疼痛、舌淡、脉浮紧等症。本证多由外感风寒,邪犯肺卫,肺失宣肃所致。

(8)风热犯肺证:声音嘶哑,常伴见咳嗽、咽喉红肿、灼热疼痛、痰少或黄、发热、汗出、口渴、舌红苔黄、脉浮数等症。本证多由外感风热,邪犯肺卫,肺失宣肃所致。

(9)痰热蕴肺证:声音嘶哑,常伴见咳嗽、胸闷、气喘、咽喉红肿疼痛、咳痰黄稠、舌红苔黄腻、脉滑数等症。本证多由痰热蕴肺,肺失宣肃所致。

(10)痰浊阻肺证:声音嘶哑,常伴见咳嗽、胸闷、气喘、语声低沉、混浊不清、咽喉不适感、咽喉无红肿或肿势不剧、咳吐清稀白痰、舌淡苔腻、脉滑等症。本证多由痰浊阻肺,肺失宣肃所致。

(11)痰瘀互结证:声音嘶哑经久不愈,长期持续,甚则逐渐加重,常伴有声带肥厚或有小结,或有息肉,或喉间有肿块、咽干而痛、口干漱水而不欲咽等症。本证多由痰瘀互结喉间,发声不利所致。

(12)肝火犯肺证:声音嘶哑,常伴见咽喉干燥、灼热疼痛、干咳或呛咳、无痰或少痰、头目胀痛、面红目赤、舌红少苔、脉细数等症。本证多见于暴怒、郁怒之后。本证多由肝气郁结,肝火犯肺,肺失清肃所致。

(13)用嗓过度:声音嘶哑发生于持续高声讲话、唱歌、争吵等事件之后,常伴有咽喉干燥、咽喉疼痛等症,静息不语可缓解。

【类症辑要】

1. 语声重浊

语声重浊,又称"声重",是指声音沉闷不清晰,或发声之中似有鼻音的症状。

声重多由外感引起,一是会厌部位振动不利,二是鼻咽通气不畅而影响会厌部位振动。

临床常见证型如下所述。

(1)风寒束表证:语声重浊,兼症参见"声音嘶哑"。

(2)风寒犯肺证:语声重浊,兼症参见"声音嘶哑"。

2. 失语

失语是指患者在清醒状态下，原已习得的言语-语言功能受损或丧失，造成口语和（或）书面语的理解、表达障碍，表现为获得性言语功能减退，甚至丧失的症状。

失语需与"失音"区别：前者是语言交流能力的障碍，后者是声音嘶哑。

中医学"失语"与现代"失语症"有相似之处，故将失语症的主要表现列录于此，供参考：①布罗卡失语（Broca aphasia），又称"运动性失语症""表达性失语症""前部失语症""非流利性失语症"，特征为失语法，患者不能按照语法规则将字词组成句子，表现为能很好理解语言，但不能用口语表达出来，出现少语、口吃、言语错乱。此外，也有发音障碍和书写能力受限。②感觉性失语（Wernicke aphasia），又称"感觉性失语症""接收性失语症""后部失语症"。患者语言是流畅的，发音、语调及韵律正常，有适当的语法结构，但理解力、有意义的说话能力、书写能力均丧失，表现为谈话内容难以理解，答非所问或讲错话，也不能发现自己的言语缺陷。③命名性失语症，又称"健忘性失语症""词义性失语症""名词性失语症"，是失语症中最多见，也是最轻的一种。患者言语流畅，特征是对人、物和事件名称进行回忆时出现障碍，命名不能或命名困难。④球性失语症，又称"完全性失语症"，是失语症中最严重的一类，表达力和接受能力均丧失，患者几乎完全丧失语言理解和表达能力，无法进行交流，有时只是刻板地重复发声，但言语毫无意义。⑤传导性失语症，又称"中央型失语症""纯字（词）聋症"。患者言语流畅，有很好地理解能力，但突出表现为不能复述，并有一定音素上的混乱。⑥皮质性失语症，主要分为经皮质运动性失语症和经皮质感觉性失语症，前者能理解和复述，但口语困难；后者理解力差，但言语流畅。⑦纯字哑症，又称"言语听觉失认症""词语性听失认症"，是一种少见的听语言理解障碍，主要特征是选择性听言语理解损伤，而其他言语功能和阅读能力正常，患者能识别非词语声音，仅对语言声音听失认，不能理解和复述口头语言，但能正确阅读和理解文字语言，自发谈话正常。

失语的病因分为外因和内因。外因主要包括感受强烈的六淫疠气、脑部外伤、中毒损害等；内因主要包括年迈体衰、七情内伤、久病耗损、病理产物聚积等。

失语的病位主要在脑，与五脏、喉咙、会厌、舌、经脉失调密切相关。

失语的基本病机为神机失用。一方面源于精、气、血亏损不足，髓海失充，脑失所养；另一方面源于风、气、火、痰、瘀诸邪内阻，上扰清窍。失语多为本虚标实，本虚为气血阴精亏虚，标实为风、火、痰、瘀内阻。

临床常见证型如下所述。

（1）肾精不足证：舌强失语，常伴见智力减退，记忆力、计算力、定向力、判断力下降，表情迟钝，发白齿落，行动迟缓或艰难，舌淡，脉弱等症。本证多见于老年衰弱患者，或中风病、头部外伤后遗症期。本证多由肾精不足，髓海空虚，清窍失养，神机失用所致。

（2）脾肾两虚证：舌强失语，常伴见表情呆滞、沉默寡言、记忆力减退、失算失认、口涎外溢、腰膝酸软、夜尿增多、大便溏泄、舌淡胖嫩、脉沉细等症。本证多见于老年衰弱患者。本证多由气血亏虚，肾精虚竭，髓海失养，神机失用所致。

（3）痰蒙神窍证：舌强失语，常伴见智力减退、表情迟钝、呆若木鸡或喃喃自语、喉中痰鸣、口多痰涎、痞满不适、舌淡苔腻、脉滑等症。本证多见于素体痰湿壅盛患者。本证多由痰浊盛实于内，又遇精神情志刺激而风气内动，引动痰浊上逆，蒙蔽清窍，神机失用所致。

（4）瘀阻脑络证：舌强失语，常伴见语言不利、善忘、半身不遂、口眼㖞斜、表情呆钝、面色晦暗、舌质紫暗或有紫点紫斑、脉涩等症。本证多见于头部外伤之后，或中风病之中脏腑的后遗症期。本证多由瘀血内停，痹阻脑络，神机失用所致。

（5）肝郁气滞证：突发失语，多为一过性，时轻时重，易受心理暗示影响，常伴见精神抑郁、长期愁苦、心烦易怒、胸胁胀闷、脉弦等症。本证类似于现代"癔症性失语"，多见于中年女性，具有情志刺激因素。本证多由肝失疏泄，气机逆乱，神明失司所致。

3. 语言謇涩

语言謇涩是指神志清楚，思维正常而吐字困难，或吐字不清的症状。

语言謇涩需与"失语"区别：失语主要表现为语言交流能力的障碍，不存在吐字困难，或吐字不清。语言謇涩也需与"口吃"区别：口吃主要表现为吐字不清，说话不流利，多由舌系带先天性过短，或不良说话习惯而逐步形成。

语言謇涩的基本病机为舌体运转不利。《诸病源候论·风病诸候·风舌强不得语候》指出："脾脉络胃，夹咽，连舌本，散舌下。心之别脉系舌本。今心、脾二脏受风邪，故舌强不语。"

临床常见证型如下所述。

（1）痰瘀阻络证：语言謇涩，常伴见舌体强硬或㖞斜、失语、口眼㖞斜、半身不遂、偏身肢体麻木、舌质淡或紫、脉滑或涩等症。本证多见于中风病后遗症期。本证多由痰瘀阻络，气血运行不利，舌体转动不灵所致。

（2）气虚络瘀证：语言謇涩，常伴见口眼㖞斜、肢体偏枯不用、肢体痿软无力、舌紫暗或舌面瘀点瘀斑、脉涩等症。本证多见于中风病后遗症期。本证多由气虚无以行血，血虚无以荣舌，舌体转动不灵所致。

（3）肝肾阴虚证：语言謇涩，常伴见半身不遂、舌强不语、患肢僵硬、拘挛变形、肌肉萎缩、舌红少苔、脉细数等症。本证多见于中风病后遗症期。本证多由肝肾阴虚，精血不足，舌体筋脉失养，舌体转动不灵所致。

（4）气阴两虚证：语言謇涩，常伴见舌体卷短、手足蠕动或瘛疭、面色无华、口燥咽干、舌红少苔、脉细等症。本证多见于温热病后期或大热大汗伤及气阴者。本证多由阴液耗伤，气随津脱，以致气阴两虚，舌体筋脉失养，舌体转动不灵所致。

4. 错语

错语，又称为"语言颠倒""语言错乱"，是指神志清楚而语言颠倒错乱，语后自知言错，不能自主的症状。

言为心之声，心为君主之官，主神志，主司精神意识思维等活动。错语虚证多由心气不足，心神失养，思维迟钝所致；实证多由痰浊、瘀血、气郁等闭阻心神所致。

临床常见证型如下所述。

（1）心气虚证：语言错乱，常伴见精神疲惫、反应力下降、健忘、头晕目眩、面色不华，甚则语声低怯、少言寡语、舌淡苔白、脉细弱等症。本证多见于老年心气衰弱，或大病、久病耗伤心气，或长期思虑过度而耗伤心气者。本证多由心气不足，心神失养，思维迟钝所致。

（2）心脾两虚证：语言错乱，常伴见近事记忆力下降、头晕、目眩、面色淡白或萎黄、心悸不寐、腹胀纳差、便溏、肢体倦怠、舌淡苔白、脉细弱等症。本证多见于思虑过度或持续思欲不遂者。本证多由心血暗耗，脾气虚损，气血不足，心神失养，思维迟钝所致。

（3）肝郁气滞证：语言错乱，常伴见情绪抑郁、默默少言或喃喃自语、心烦易怒、胸闷、善叹息、两胁胀满、脉弦等症。本证多由突然遭受重大精神刺激或长期情志不遂，以致肝气郁结，疏泄不利，情志失调而语多错乱所致。

（4）痰浊内阻证：语言错乱，常伴见形体肥胖、眩晕、胸闷腹胀、舌淡胖苔白腻、脉滑等症。本证多由素体肥胖、痰湿壅盛，或过食肥甘厚味，以致湿聚酿痰，痰浊上扰神明，思维迟钝所致。

（5）瘀血内结证：语言错乱，常伴见烦躁易怒、月经不调或痛经，或产后恶露不尽、舌质紫暗、脉涩等症。本证多见于女性，每遇行经期出现，或多由产后恶露不尽，瘀血内结，上扰神明所致。如《证治汇补·胸膈门·癫狂》曰："有妇人月水崩漏过多，血气迷心，或产后恶露上冲，而言语错乱。"《寿世保元·产后》曰："败血入心，烦躁发狂，言语错乱，或见妄见似癫。"

5. 独语

独语是指自言自语，喃喃不休，见人语止，首尾不续的症状。

独语的基本病机为神气不足。虚证多由心气不足，心神失养所致；实证多由痰浊、瘀血、气郁等闭阻心神所致。

临床常见证型如下所述。

（1）心气虚证：喃喃自语，常伴见精神恍惚、悲喜欲哭、多欲独处、健忘、头晕、目眩、面色淡白无华、舌淡苔白、脉细弱等症。本证多见于老年心气不足，或暴病重病伤及心气，或劳神过度，或素体心胆气虚者。本证多由心气不足，心神失养，神气不足所致，故喃喃自语，见人语止，首尾不续。

（2）肝郁气滞证：喃喃自语，常伴见情绪不稳定、多疑猜忌、幻想幻听、善叹息、胸闷、两胁胀满、脉弦等症。本证多见于长期情志不遂者，多属"郁病"范畴。本证多由肝气郁结，调畅情志不利所致。

（3）痰浊内阻证：喃喃自语，其伴见症可见于两类情形。一是神志清楚者，可伴见眩晕、胸闷、腹胀、舌淡胖苔白腻、脉滑等症。本证多见于素体肥胖，或痰湿壅盛，或过食肥甘厚味者。本证多由湿聚酿痰，痰浊上扰神明所致。二是神志痴呆者，常并伴见语无伦次、哭笑无常等症，多为"癫病"。本证多由痰气蒙蔽心神所致。

6. 谵语

谵语，又称"谵言""谵妄"，是指神志不清，胡言乱语，语无伦次，声高气粗的症状。

谵语的基本病机为神志扰动，多属实证、热证，尤以急性外感热病多见。

临床常见证型如下所述。

（1）阳明腑实证：谵语，常伴见烦躁、日晡潮热、腹满坚硬、疼痛拒按、大便秘结、矢气臭秽、舌红苔黄燥、脉沉数或沉迟有力等症。本证多由热毒邪气内传入里，邪热与肠道糟粕互结，腑气不通，燥热挟浊气上逆，扰动神明所致。

（2）热入营血证：谵语妄言，常伴见高热神昏、烦躁不安、斑疹隐现或透发，甚则吐衄发斑、四肢抽搐、牙关紧闭、项背强直、舌红绛无苔、脉细数等症。本证多由外感温病热入营血，热邪扰动心神所致。

（3）热毒扰神证：谵语，常伴见壮热面赤、神昏、汗出口渴、舌红苔黄、脉数等症。本证广泛见于疮疡痈肿之病，热毒不解，循经入里，内闭心包；或见于疫痢毒邪，湿热蕴结肠腑，虽痢下而热不解，热毒上攻，神志扰动。

7. 郑声

郑声是指神志不清，言语重复，语声低微模糊，时断时续的症状。

郑声的基本病机为心气大伤，心神失养，神无所依。本证常见于疾病晚期，病情危重，特征是语声低、气息短、神志萎、色无华。

临床常见证型为亡阳证。神志不清，语声低微模糊，时断时续，常伴见大汗淋漓、汗质清冷、肌肤湿冷、四肢厥逆、面色苍白、气短息微、脉微欲绝等症。本证多见于久病重病以致元气衰微者，或阴寒过盛以致阳气暴伤者，或大汗、大失血、失精等引起的阳气暴脱者。本证多由阳气暴脱，神无所依，神机失用，神明散乱所致。

【文献辑要】

《伤寒论·辨阳明病脉证并治法》：夫实则谵语，虚则郑声。郑声重语也。直视谵语，喘满者死，下利者亦死……若剧者，发则不识人，循衣摸床，惕而不安，微喘直视，脉弦者生，涩者死，微者但发热，谵语者，大承气汤主之……阳明病，其人多汗，以津液外出，胃中燥，大便必硬，硬则谵语，小承气汤主之……阳明病，谵语发潮热，脉滑而疾者，小承气汤主之……阳明病，谵语有潮热，反不能食者，胃中必有燥屎五六枚也……阳明病，下血谵语者，此为热入血室……汗出谵语者，以有燥屎在胃中。

《广瘟疫论·谵语》：谵语者，热蒸心也。时疫一见谵语，即当清热……有膈热蒸心而谵语者……有痰涎搏结其热，聚于中、上二焦而谵语者……有胃热蒸心而谵语者……有热入血分而蓄血，血热蒸心而谵语者……有热入小肠膀胱，蓄水之热上蒸心而谵语者……以上皆实证谵语也。

十七、鼻　渊

【症状特征】

鼻渊，又称"脑漏""脑崩""脑渊"，是指鼻流浊涕，如泉下漏，量多不止的症状。《素问·气厥论》曰："鼻渊者，浊涕下不止也。"

鼻渊多见于儿童，外感邪气为常见病因。急性发病者，常见发热、头痛、全身不适、鼻塞、流浊涕、嗅觉障碍、鼻内红肿、鼻部压痛；慢性者长期流浊涕不止，反复发作，可伴有鼻塞，头晕，头痛等症状。

【症机辑要】

鼻渊的病位在鼻道，基本病机为鼻玄府开泄，热搏津液倾注而下。其病因多见于外感风热或湿热，或嗜食辛辣醇酒。

【证型辑要】

（1）风热犯鼻证：鼻流浊涕，色白或黄涕、脓涕，或黄白相兼，质稠而量多，如泉下漏，常伴见嗅觉减退、头额部疼痛、鼻痛、鼻内红肿、发热、咽干、咳嗽、舌淡红苔黄、脉浮数等症。本证初期类似"感冒"症状，如恶寒发热、鼻塞流涕、头身疼痛等，迅速发展而成本证。肺开窍于鼻，外感风热，郁结鼻道不散，一方面热灼津液而成浊涕，另一方面又导致鼻玄府开泄，故浊涕倾注而下，如泉下漏，量多不止。

（2）湿热蕴结证：鼻涕黄浊，量多如注，气味腥臭，常伴见鼻部压痛、鼻内红肿、头胀痛、胸闷脘痞、食欲下降、口中黏腻不爽、苔黄腻、脉滑数等症。本证多见于嗜食辛辣肥甘患者。湿热内生，上扰鼻道不散，浊热稽留，酿成浊涕，又导致鼻玄府开泄，故浊涕倾注而下，如泉下漏，量多不止。

（3）胆腑郁热证：鼻流浊涕，鼻涕黄浊或黄绿，腥臭若鱼脑，量多如注，常伴见剧烈头痛、鼻部压痛、鼻内红肿、鼻腔积留绿脓、发热、口苦、咽干、头晕、目眩、舌红苔黄、脉弦数等症。本证在《黄帝内经》中称"脑漏""脑崩""脑渊"，其机制见于《素问·气厥论》"胆移热于脑，则辛颏鼻渊"，认为胆经蕴热，移热入脑，下注鼻窍，故鼻中有辛辣感，浊涕流注不止。

（4）肺气虚证：鼻流浊涕，色白量多腥臭，遇风遇寒易发，缠绵难愈，反复发作，常伴见鼻部通气下降、嗅觉减退、鼻道肿胀、鼻部轻微压痛、头晕、头胀、自汗、恶风、易感冒、舌淡苔白、脉弱等症。本证多见于鼻渊久治不愈者。肺开窍于鼻，在液为涕，鼻渊缠绵不愈，涕下过度，耗散肺气，鼻玄府愈加不固，浊涕倾注而下，如泉下漏，量多不止。

（5）脾气虚证：鼻流浊涕，色白量多腥臭，遇风遇寒易发，缠绵难愈，反复发作，常伴见食欲下降、纳差、腹胀、便溏、舌淡苔白、脉弱等症。本证多见于鼻渊久治不愈损及脾胃者。脾气亏虚，气血精微生化不足，鼻窍失养，鼻玄府愈加不固。加之脾虚不运水湿，湿浊困聚鼻窍，故浊涕倾注而下，如泉下漏，量多不止。

【类症辑要】

1. 鼻鼽

鼻鼽是指反复阵发性鼻流清涕，量多如注的症状。

鼻鼽大多由外感风邪，或冒雨触寒等诱发，并且遇风遇寒则症状加重，遇热则症状减轻，但一般不兼外感表证，这是与伤风感冒等外感病的重要区别。鼻鼽的特点是没有征兆地突然发作，一旦发作则鼻酸鼻痒，喷嚏频频发作，鼻道随即清涕如水，量多如泉涌下注，持续数分钟不等即可消失，一般无严重鼻塞、喉痒感。反复发作，持续不断，症状消失即如常人。

鼻鼽的基本病机为鼻道玄府失固。正气不足，腠理疏松，鼻道玄府失固，外界风邪、寒邪等乘虚侵袭，客于鼻玄府，邪正相搏，发为鼻鼽。此外，《黄帝内经》主要是从经脉循行角度认识鼻鼽，认为本症主要与手足阳明经和足太阳膀胱经密切相关。后世医家认为，鼻鼽主要责之气虚或阳虚，如《张氏医通》认为鼻鼽属肺寒，《杂病源流犀烛》认为鼻鼽属脑冷，《证治要诀》认为由脑冷或肺寒所致，《寿世保元》认为有气虚和肾虚。

临床常见证型如下所述。

（1）肺气虚证：反复阵发性鼻流清涕，量多如注，常伴见突然发作性鼻酸、鼻痒，喷嚏频频发作，触冒风冷邪气即易发病，以及恶风、自汗、易感冒、舌淡胖苔白、脉弱等症。本证多见于素体肺气亏虚，或鼻鼽久治不愈者。肺开窍于鼻，在液为涕。肺气亏虚，鼻道玄府失固，故涕清如水而量多。

（2）肺阳虚证：反复阵发性鼻流清涕，量多如注，遇冷加重，常伴见鼻腔内积有大量清稀涕液、鼻痒阵发性发作、喷嚏不已、早晚较重、畏寒肢冷、面色淡白无华、舌淡胖苔白、脉沉细等症。本证多由肺气虚证进一步发展而成。肺阳亏虚，气不化津，症状表现进一步加重，鼻涕清稀而量多，遇冷增多。

（3）肺脾气虚证：反复阵发性鼻流清涕，量多如注，常伴见鼻塞、鼻胀、嗅觉减退、恶风、形寒肢冷、纳呆、腹胀、便溏、舌淡苔白、脉弱等症。本证多见于素体脾肺虚弱患者。肺气虚则鼻道玄府失固，脾气虚则水湿不运，以致清涕如水，量多如泉涌下注。

2. 鼻涕量多

鼻涕量多是指鼻腔内大量分泌黏液而流下的症状。

正常人有少量鼻涕流出，或遇刺激物而出现一过性鼻涕流出，属于正常生理现象。

鼻涕量多的基本病机为鼻道玄府失固。涕为肺之液，《诸病源候论·鼻病诸候·鼻涕候》云："夫津液涕唾，得热即干燥，得冷则流溢，不能自收。肺气通于鼻，其脏有冷，冷随气入乘于鼻，故使津涕不能自收。"流涕量多，当分虚实。实者多由外感邪气，肺失宣肃，鼻道玄府失固所致；虚者多属气虚、阳虚，鼻道玄府失固，津液失固所致。

临床常见证型如下所述。

（1）风寒束表证：鼻涕量多，质地清稀，色白，常伴见恶寒重发热轻、鼻塞、喷嚏、头身疼痛、舌淡苔薄白、脉浮紧等症。本证多由外感风寒，邪束肌表，肺失宣肃，鼻道玄府开泄所致。

（2）风热犯表证：鼻涕量多，质地稠浊，色黄，常伴见发热重恶寒轻、发热、汗出、咽痒、喷嚏、舌红苔薄黄、脉浮数等症。本证多由外感风热，邪犯肌表，肺失宣肃，鼻道玄府开泄所致。

（3）风湿困表证：鼻涕量多，质地或清或浊，色黄浊，气味或有腥臭，常伴见头身困重、身热不扬、肌肤瘙痒、舌红苔黄腻、脉濡等症。本证多由外感风湿邪气，邪困肌表，肺失宣肃，鼻道玄府开泄所致。

（4）肺气虚证：反复阵发性鼻流清涕，量多如注，兼症参见"鼻鼽"。

（5）肺阳虚证：反复阵发性鼻流清涕，量多如注，兼症参见"鼻鼽"。

3. 流涎唾

流涎唾是指自觉口中涎唾较多，或频频吐流涎唾的症状。小儿口中流涎，又称"滞颐"。

正常人口中津液充足，其清稀水样者为"涎"，黏稠泡沫样者为"唾"，是肾阴、胃液充沛之表现。养生家认为漱津吞津为长寿之道，如《杂病源流犀烛·诸汗源流》曰："修炼家以舌抵上腭，则津唾满口，咽之足以灭火，足以养心，此唾之无病，且可却病者也。"

老年人睡中流涎，或清醒时口角流少量涎唾，无明显他症者，是衰老的生理表现。幼儿睡中流涎量多，而白天流涎量小，余无异常症状，是脾胃之气尚未充盛之故，《疡医大全》指出，大人嬉戏时喜欢捏压小儿腮颊，以致小儿淌流口水。

大病初愈患者，口中不时有涎唾涌出，是津回液生、胃气恢复的征兆，可望康复。

涎唾过多，主要涉及几个方面：第一，涎为脾之液，脾胃病变可见涎多之症，如《灵枢·口问》曰："饮食者皆入于胃，胃中有热则虫动，虫动则胃缓，胃缓则廉泉开，故涎下。"唾虽出于肾，也与脾胃有关，如《杂病源流犀烛·诸汗源流》曰："痰也、沫也、涎也，同伏于脾，脾与胃相表里，故伏于脾者溢于胃，口为胃之门户，故溢于胃者，流于口。"第二，唾为肾之液，肾虚而脏液上泛，可见多唾。第三，《灵枢·口问》记载涎唾在口腔的溢出处为"廉泉"，即舌下系带两侧小孔。凡能引起舌纵不收的疾病，涎唾溢处迟缓不收，可见涎唾泛溢。

临床常见证型如下所述。

（1）脾胃阳虚证：口角流涎淋漓，常不由自主地频频吞吐口水，睡则流出更甚，常湿枕巾，常伴见食少纳差、腹胀便溏、脘腹冷痛、肢体困倦、神疲懒言、舌淡苔白、脉沉细等症。本证多见于幼儿、老年人及大病久病、平素脾胃虚弱患者。脾胃阳虚，气不摄津，涎唾上泛于口，液自"廉泉"涌出。

（2）肾阳虚证：口中多唾而黏稠，涎液时下而不收，常伴见腰膝酸软冷痛、耳目失聪、精神迟滞、行动迟缓、形寒肢冷、小便清长、夜尿增多、舌淡胖、脉沉细无力等症。本证多见于禀赋不足，或大病久病失于调理，久病及肾，肾阳亏虚，气化无权，上泛为唾。

（3）脾胃湿热证：口出黏涎，常伴见食欲不振、腹胀脘痞、纳差、便溏、身体困倦、舌苔黄厚腻、脉濡等症。本证多见于嗜食辛辣肥甘厚味，或嗜酒过度者。湿热蕴积脾胃，廉泉不能约制，以致流涎。

（4）胃热炽盛证：口中流涎稠浊，进食时涎液明显增多，进食过程中不自觉地从口角流溢而下，常伴见面赤身热、消谷善饥、大便干结、小便黄赤、口腔糜烂、舌红、脉数等症。本证多见于嗜食辛辣肥甘者。胃火蒸腾，或脾胃伏火上蒸，上迫廉泉，津液外溢。此即《灵枢·五癃津液别》曰："水谷入于口，输于肠胃，其液别为五……中热胃缓则为唾……肠胃充郭故胃缓，胃缓则气逆，故唾出。"

（5）虫积肠道证：口出黏涎，常伴见胃脘嘈杂，时作腹痛，腹部按之有条索状物，久按有蠕动感，面黄体瘦，面部有白斑，嗜食异物等症。《灵枢·口问》曰："胃中有热则虫动，虫动则胃缓，胃缓则廉泉开，故涎下。"

（6）风中经络证：一侧口角时时流涎不止，常伴见口眼㖞斜、眼角流泪、患侧颜面麻木、舌淡或青紫、脉细弱或涩等症。本证多见于面瘫者。本证多由手足阳明经脉空虚，外风乘虚袭入，经隧不利，口角不能闭合，津液失于收持所致。

（7）风痰入络证：一侧口角时时流涎不止，常伴见半身麻木不遂、口角㖞斜、舌歪语謇，或神志不清、喉中痰鸣、舌淡、脉沉迟等症。本证多见于中风者。本证多由经隧不利，口角不能闭合，津液失于收持所致。《望诊遵经·诊痰望法提纲》云："舌难言，口吐沫者，邪入于脏。"

（8）痰蒙心神证：患者有明显的神志病变，并见口流涎唾、喜笑不休、神志痴呆、喃喃自语、举止失常等症。本证多由痰气互结，蒙蔽心神所致。此外，若患者表现为狂笑不休、骂詈号叫、狂乱妄动、面红目赤等症，多为痰火扰神证，由痰火互结，痰随气升，上扰心神，脑神昏乱所致；若患者表现为突然昏倒、不省人事、两目上视、强直抽搐、口中怪叫声、移时苏醒，多为肝风挟痰证，多由肝阳化风，风动痰浊，风痰上动清窍所致。

4. 流泪

流泪，又称"泪出""泣下"，是指泪液无制，溢出眼外的症状。

悲喜过于剧烈而流泪，导致一过性五脏皆摇，若不久即平复者，属于生理现象。若因眼部外伤等导致流泪不止者，非本症讨论范畴。

流泪不止的基本病机为泪道开而不闭。肝开窍于目，泪为肝之液，其虚者多责之肝虚不能约束其液，其实者多责之风邪外引。

此外，《黄帝内经》论述流泪，有以下几种观点，兹录于此，供临证参考：一是心脉气血不畅，如《灵枢·邪气脏腑病形》云："心脉……微大为心痹引背，善泪出"；二是膀胱经病变，如《灵枢·经脉》云："膀胱足太阳之脉……是主筋所生病者……泪出"；三是老年人下虚上实，如《素问·阴阳应象大论》云："年六十，阴痿，气大衰，九窍不利，下虚上实，涕泣俱出矣"；四是针刺损伤，如《素问·刺禁论》云："刺匡上陷骨中脉，为漏为盲"；五是风邪中目，如《素问·解精微论》云："是以冲风，泣下而不止。夫风之中目也，阳气内守于精，是火气燔目，故见风则泣下也"；六是心神扰动而液道开启，如《灵枢·口问》云："心者，五脏六腑之主也；目者，宗脉之所聚也，上液之道也……故悲哀愁忧则心动，心动则五脏六腑皆摇，摇则宗脉感，宗脉感则液道开，液道开故泣涕出焉"；七是心肾水火交感而共凑于目，如《素问·解精微论》云："水宗者……肾之精也……水火相感，神志俱悲，是以目之水生也……心悲名曰志悲。志与心精，共凑于目也。是以俱悲则神气传于心精，上不传于志而志独悲，故泣出也。"

临床常见证型如下所述。

（1）肝气虚证：遇风则冷泪频流，常伴见视力下降、视物不清、胁肋隐隐疼痛、头晕、目眩、面白无华、唇甲色淡、舌淡、脉弱等症。本证属于"冷泪"范畴，常见于年老气血两虚者。肝体阴而用阳，肝气虚则无以温养眼目，又无以畅达泪液，目窍空虚而寒邪入侵，故冷泪频涌，遇风更甚。

（2）肝肾阴虚证：白天时流热泪，夜间双目干涩，常伴见头晕、耳鸣、腰膝酸软、胁肋隐痛、舌红少津、脉细数等症。本证多见于老年肝肾阴虚者。肝藏血，肾藏精，精血不足，水不制火，虚火上炎，泪道开而不闭，故热泪频流。

（3）肝经风热证：时流热泪，遇风则甚，常伴见双目赤涩、目痒不适、鼻燥咽干、头晕耳鸣、舌淡红苔白、脉弦数等症。本证属于"热泪"范畴，多见于中年以上女性。本证多由肝经蕴热，复感风邪，风热相搏，上攻于目所致。

【文献辑要】

《灵枢·经脉》：大肠手阳明之脉……是主津液所生病者，目黄口干，鼽衄……膀胱足太阳之脉……是主筋所生病者……鼽衄……足太阳之别……实则鼽窒……虚则鼽衄。

《素问·缪刺论》：邪客于足阳明之经，令人鼽衄上齿寒。

《素问·脉解》：阳明并于上，上者则其孙络太阴也，故头痛鼻鼽腹肿也。

《诸病源候论·小儿杂病诸候·滞颐候》：小儿多涎唾，流出渍于颐下，此由脾冷液多故也。脾之液为涎，脾气冷，不能收制其津液，故令涎流出，滞渍于颐也。

《杂病源流犀烛·诸汗源流》：其或涎自两腮流出而不自知，睡则更甚，气弱不能管摄也。

《医宗必读·痰饮》：更有一种非痰非饮，时吐白沫，不甚稠粘，此脾虚不能约束津液，故涎沫自出。

十八、口 干 渴

【症状特征】

口干渴是指口中津液不足，自觉口中干燥而欲饮水的症状。

"口干"与"口燥""口渴"相似，都具有口中津液不足而自觉干渴的表现，但口干、口燥不一定有饮水欲望，而口渴则多有饮水欲望。

【症机辑要】

口干渴，总由津液不足或输布障碍，口舌失于滋养所致。饮水则是人体津液的主要来源。津液输布于周身，无处不到，上注于口，则口中滋润而不渴。一般而言，津液未伤者口不渴，津伤轻者口干渴也轻，津伤重者口干渴也重，微渴饮少，渴甚饮多。

引起口干渴的原因可以分为三类，一是津液生成不足，常见于饮水过少，或肺气虚损而不宣发津液，或脾气虚弱而不转输津液；二是津液耗散过多，常见于大热、大汗、大吐、大泻、烧伤，或阳气偏旺而暗耗津液，或气候干燥而消散津液；三是津不上承口舌，常见于湿温、暑湿、水饮内停等。

【证型辑要】

（1）燥淫证：口、舌、唇、鼻、咽喉、皮肤干燥，常伴见口渴欲饮、干咳少痰或痰黏难咳、咽喉发痒或疼痛、恶寒发热、有汗或无汗、小便短黄、大便干结、脉浮等症。本证多见于秋季气候干燥，或久居干燥环境者。本证多由燥邪伤津所致。本证尚可分为凉燥证和温燥证，但皆以口舌干燥、干渴、干咳为主症。

（2）风热犯表证：口干渴，常伴见渴喜冷饮、发热重恶寒轻、汗出、咽喉发痒或疼痛、舌淡红苔薄黄、脉浮数等症。本证多由外感风热，热灼伤津所致。

（3）风热犯肺证：口干渴，常伴见渴喜冷饮、咳嗽、咽喉疼痛、咳吐黄痰、发热、汗出、舌红苔黄、脉数等症。本证多由外感风热犯肺，热灼伤津所致。

（4）肺热炽盛证：口干渴，常伴见渴喜冷饮、咳嗽、气喘、胸痛、咽喉疼痛、咳吐黄稠痰、发热、汗出、舌红苔黄燥、脉数等症。本证多由肺热炽盛，热灼伤津所致。

（5）心火亢盛证：口干渴，常伴见渴喜冷饮、心烦失眠、口舌生疮、咽喉痛痒、尿赤涩痛、舌红苔黄、脉数等症。本证多由心火亢盛，热灼伤津所致。

（6）胃热炽盛证：口干渴，常伴见渴喜冷饮、消谷善饥、胃脘灼热、口气臭秽、牙龈红肿疼痛、便秘、尿黄、舌红苔黄燥、脉数等症。本证多见于嗜食辛辣、肥甘厚味、过服温燥物品，或热邪内侵犯胃，或五志过激化火犯胃者。本证多由胃火炽盛，津液耗伤所致。

（7）肝火炽盛证：口干渴，常伴见口苦、头目胀痛、眩晕、面红目赤、急躁易怒、便秘、尿黄、舌红苔黄、脉弦数等症。本证多由肝火炽盛，热灼伤津所致。

（8）暑淫证：口干渴，常伴见发热恶热、心烦、汗出、气短、神疲乏力、肢体困倦、胸脘痞闷、呕恶、舌红苔黄、脉数等症。本证多见于夏季暑热，或长时间身处高温环境者。暑性升散，耗气伤津，故见口干渴。本证轻者称为"伤暑证"，重者称"中暑证"。

（9）热入营血证：口干渴，渴不多饮，常伴见午后潮热、烦躁谵语，或斑疹隐隐、舌红绛少苔、脉细数等症。温病热入营血，耗竭营阴，故见口渴。邪热蒸腾营阴上潮于口，故渴不多饮。

（10）湿热蕴蒸证：口干渴，渴不多饮，或不欲饮，常伴见胸闷脘痞、纳呆、时泛呕恶、身热心烦、肢体倦怠、大便秘结或溏结不调、舌红苔黄、脉濡等症。本证多由感受暑湿或湿温邪气，湿遏热伏，三焦气化失司，阴液不得输布口舌所致。

（11）饮停胃肠证：口干渴，不欲饮，饮水后反有不适，或饮水即吐，常伴见心下痞满、心悸、腹部胀满、身重、肢体浮肿、小便不利、舌淡胖、苔白滑、脉滑等症。饮停胃肠，津液不得输布上承口舌，故口干渴却不欲饮。

（12）津液亏虚证：口、舌、唇、鼻、咽喉、皮肤干燥，常伴见口渴欲饮、小便短黄、大便干结、皮肤枯瘪而缺乏弹性、眼球深陷等症。本证多见于气候干燥，或大热、大汗、大吐、大泻、烧伤等津液耗散过多，或脏腑虚损所致津液生成不足者。本证根据津液亏虚的程度又分为伤津证和脱液证，伤津证以干燥症状为主要表现，脱液证以皮肤枯瘪、眼球深陷为主要表现。

（13）阴虚火旺证：口干咽燥，夜间尤甚，常伴见虚烦不眠、手足心热、骨蒸潮热、大便干结、舌红少津、脉细数等症。本证多见于热病耗伤阴津或久病阴血亏耗者。阴虚则生内热，津液亏虚则不润口舌，故见口干咽燥。若为肺阴虚者，还可见干咳、无痰或少痰、声音嘶哑等症。若为胃阴虚者，还可见胃脘隐隐灼痛、饥不欲食、干呕、呃逆等症。若为肝阴虚者，还可见两目干涩、视物不清、胁肋隐隐灼痛等症。若为肾阴虚者，还可见耳鸣耳聋、腰膝酸软、遗精等症。

（14）消渴病：是指多饮、多食、多尿，消瘦，或尿有甜味为主要表现的疾病。其中，肺热津伤证（上消）可见口渴多饮、口舌干燥、烦热汗多、尿频量多等症，多由肺脏燥热，津液失布所致；胃火炽盛证（中消）可见口渴多饮、多食易饥、尿多、形体消瘦、大便干结等症，多由胃火炽盛，消谷耗津所致；肾阴亏虚证（下消）可见口干唇燥、尿频量多、尿液混浊如脂膏、腰膝酸软等症，多由肾阴亏虚，肾失固摄所致。

【类症辑要】

1. 口渴多饮

口渴多饮，又称"大渴引饮"，是指口渴明显，饮水量多的症状。

口渴多饮是津液大伤的表现。剧烈吐泻，大汗出等造成体内津液大量丢失，可出现大渴引饮。

临床常见证型如下所述。

（1）实热证：口渴喜冷饮，饮水量多，常伴见壮热、汗出、面赤、脉洪大等症。本证多由里热壮盛，灼伤津液，汗出津泄所致。

（2）消渴病：是指多饮、多食、多尿、消瘦、尿有甜味为主要表现的疾病。其中，肺热津伤证（上消）、胃火炽盛证（中消）、肾阴亏虚证（下消）都可见口渴多饮之症。本证可参见"口干渴"。

2. 渴不多饮

渴不多饮是指有口干渴的感觉，但饮水不多的症状。

口渴不多饮，提示津液损伤较轻，或津液输布障碍，口腔失于滋润。

临床常见证型如下所述。

（1）风热犯表证：口干微渴，渴不多饮，常伴见发热重恶寒轻、汗出、头身痛、咽痒或痛、舌淡红苔薄黄、脉浮数等症。本证见于风热袭表之轻证，多由风热轻度伤津所致。

（2）阴虚证：口渴不多饮，常伴见潮热、盗汗、五心烦热、舌红少津、脉细数等症。本证多见于热病耗伤津液或久病阴血亏耗者。虚热灼津，耗伤津液较少，故口渴不多饮。

（3）湿热证：口渴不多饮，常伴见身热不扬、胸脘痞闷、苔腻、脉濡等症。本证多由湿温、湿热所致。湿热内困阳气，气不蒸津，上承于口，则口渴。内有湿郁蒸腾，则渴不多饮。

（4）热入营血证：口渴不多饮，常伴见午后潮热、烦躁谵语或斑疹隐隐、舌红绛少苔、脉细数等症。温病热入营血，耗竭营阴故见口渴。邪热蒸腾营阴上潮于口，故渴不多饮。

3. 渴喜热饮

渴喜热饮是指口干渴，但喜欢热饮的症状。

渴喜热饮的基本病机为津液输布失常。

临床常见证型为痰饮证。渴喜热饮，常伴见脘腹痞胀、胃肠水声辘辘，或泛吐清水，或饮水即吐，舌淡胖嫩、苔白滑、脉滑等症。本证多见于痰饮病者。饮停于胃肠，导致津液输布障碍，阳气不能蒸化津液，上呈于口，故见口渴。饮邪属阴，需阳气蒸化，故喜热饮。饮水后胃肠水停更甚，胃失和降而上逆，故水入即吐。

4. 但欲漱水不欲咽

但欲漱水不欲咽是指有口干渴感觉，但欲漱水而不欲吞下的症状。

欲漱水而不欲咽的基本病机为津液输布失常。

临床常见证型为血瘀证。口干渴，但欲漱水不欲咽，常伴见面色黧黑、肌肤甲错、唇甲青紫、舌质青紫或有瘀斑，或有疼痛、肿块、出血、脉涩等症。本证多由手术、外伤、跌仆及其他原因造成体内出血，或寒凝、气滞、湿浊、痰阻等导致血行不畅，瘀血阻滞气机，津液输布失常，不能上承于口所致。体内津液本不匮乏，故但欲漱水不欲咽。

5. 口唇干裂

口唇干裂是指口唇干枯皲裂的症状。

口唇干裂是津液损伤，唇失滋润的表现。

临床常见证型参见"口干渴"。

6. 咽干

咽干，又称"嗌干""嗌燥"，是指咽喉部干燥的症状。

咽干常与"口干渴"并见。以咽干为主症者，常见于咽喉疾病，常伴见咽部不适、哽咽不顺、咽部异物感。

咽干总由津液不足，或津液不上承于咽喉，咽喉失润所致。

临床常见证型参见"口干渴"。

7. 舌燥

舌燥是指舌质干燥，舌面缺乏津液，望之干枯，扪之枯涩的症状。

舌燥常与"口干渴"并见，合称"口干舌燥"。

舌燥总由津液不足，或津液不上承于舌，舌体失润所致。

临床常见证：参见"口干渴"。

8. 齿燥

齿燥是指牙齿干燥，缺乏润泽的症状。

肾主骨，齿为骨之余。龈护于齿，为阳明经分布之处。正常人牙齿洁白、润泽、坚固，是津液未伤，胃气、肾气充盛的表现。《广瘟疫论·齿燥》将齿燥程度分为轻、重、至重三个层次，"时疫齿燥有三，轻浅者为阳明经热，前板齿燥，身热目疼，鼻干不得卧，此将发斑疹及衄血之先兆……重者为胃府燥热，通口皆燥，甚则黑如煤炭……至重者为阴火煎熬，亡血太甚，肾水涸竭。"

牙齿干燥，提示津液已耗，或伤及胃津，或损及肾液。牙齿干焦而有垢，属气液未竭。牙齿干焦而无垢，属气液已竭。

临床常见证型如下所述。

（1）胃热炽盛证：牙齿干燥，枯白如石，常伴见牙齿多垢或无垢、口燥咽干、舌干、身热口渴、便秘、尿黄、舌红苔黄、脉数等症。本证多见于外感热邪或过食辛辣者。本证多由热邪内伤胃津，牙齿失于津润所致。热蒸胃津则见多垢，胃津耗极则少垢。

（2）肾阴虚证：牙齿燥如枯骨，常伴见牙齿松动稀疏、齿根外露、牙齿无垢、牙齿焦黄甚或焦黑、耳鸣、耳聋、腰膝酸软、舌红少津、脉细数等症。本证多由温热病后期，热邪深入下焦，肾阴枯竭，津不上荣所致。肾阴不足，髓虚血亏，不能荣养于骨，故牙齿表现为干枯黄黑。

9. 目干涩

目干涩是指两目干涩，涩滞不爽，易感疲劳，或似有异物入目等不适感觉的症状。目涩较重者，常伴有目痛，又称"目涩痛"。

目干涩总由津液失润所致。肝开窍于目，在液为泪。肝阴虚，液竭者则目涩；热气乘于肝，冲发于目，则目热而涩。

临床常见证型如下所述。

（1）燥淫证：两目干涩作痒，常伴见口、舌、唇、鼻、咽喉、皮肤干燥，口渴欲饮、小便短黄、大便干结、脉浮等症。本证多见于秋季气候干燥，或久居干燥环境者。本证多由燥邪伤津，目失润养所致。

（2）风热犯目证：两目干涩灼热，沙涩作痒或作痛，常伴见眼睑红赤、睑内现颗粒、羞明流泪、眵多胶黏、口干喜饮、舌红、脉数等症。本证多由风热邪气犯目，热灼津伤，目失润养所致。

（3）肝火炽盛证：两目干涩，常伴见目赤、流泪、头目胀痛、胁肋灼热疼痛、口苦、口干、急躁易怒、头晕、耳鸣、舌红苔黄、脉弦数等症。本证多由肝火炽盛，火灼津伤，目失润养所致。

（4）肝阴虚证：两目干涩，常伴见双目涩滞不爽，视物易感疲劳，久视加重，闭目静养减轻，视物模糊，胁肋隐隐灼痛，口燥咽干，五心烦热，潮热，盗汗，舌红少津，脉细数等症。本证多见于读书用眼太过，或观看电脑等电子屏幕时间过长，或悲伤哭泣过度，或热病伤阴，或久服辛燥之品，或肾阴不足累及肝阴虚者。本证多由肝阴亏虚，目失润养所致。

10. 鼻干

鼻干，又称"鼻燥"，是指鼻腔干燥的症状。

鼻干的基本病机为鼻道失于润养。

临床常见证型如下所述。

（1）燥淫证：鼻腔干燥，常伴见口、舌、唇、目、咽喉、皮肤干燥，口渴欲饮、干咳少痰或痰黏难咳、咽喉发痒或疼痛、恶寒发热、有汗或无汗、小便短黄、大便干结、脉浮等症。本证多见于秋季气候干燥或久居干燥环境者。本证多由燥邪伤津，鼻道失于润养所致。

（2）风热犯表证：鼻腔干燥，常伴见口干渴、渴喜冷饮、发热重恶寒轻、汗出、咽喉发痒或疼痛、舌淡红少津、脉浮数等症。本证多由外感风热，耗伤津液，鼻道失于润养所致。

（3）风热犯肺证：鼻腔干燥，常伴见鼻孔灼热而痛、鼻干出血、口干咽燥、咳嗽、痰黄而量少，或有胸痛、发热、汗出、舌红苔黄、脉数等症。本证多由风热犯肺，肺热上壅于鼻窍，津液耗伤，鼻道失于润养所致。

（4）胃热炽盛证：鼻腔干燥，常伴见鼻干、鼻有灼热感或见鼻部疼痛，或鼻衄，口渴喜饮、口气臭秽、消谷善饥、舌红苔黄、脉数等症。本证多见于过食辛辣或外感热邪犯胃者。本证多由胃热循阳明经上蒸于鼻，耗伤津液，鼻道失于润养所致。

（5）津液亏虚证：鼻腔干燥，常伴见口、舌、唇、目、咽喉、皮肤干燥、口渴欲饮、小便短黄、大便干结、皮肤枯瘪而缺乏弹性、眼球深陷等症。本证多由气候干燥，或大热、大汗、大吐、大泻、烧伤等津液耗散过多，或脏腑虚损所致津液生成不足，以致津液亏虚，鼻道失于润养所致。

（6）肺阴虚证：鼻腔干燥，常伴见干咳、无痰或少痰、潮热、盗汗、口燥咽干、烦热、舌红少津、脉细数等症。本证多见于外感温病耗伤肺阴或痨虫蚀肺而消烁肺阴者。本证多由肺津耗伤，鼻道失于润养所致。

11. 肌肤甲错

肌肤甲错是指皮肤发生局限或广泛的干燥粗糙，形似鱼鳞、蟾皮的症状。发生于耳轮者，又称"耳轮甲错"。因皮肤痂皮、脱屑、肥厚、皲裂、粟粒疹等导致皮肤粗糙者，不属于肌肤甲错范畴。肌肤甲错多由肌肤失养所致。

临床常见证型如下所述。

（1）血虚风燥证：病损皮肤逐渐变成灰色片状，干燥粗糙，状如蛇皮，皮屑与皮肤粘连紧密，皮屑四周向上翘起，抚之或有碍手感，四肢多见，甚者可及全身，但头面很少累及。春秋冬季较重，夏季略轻。本证常伴见皮肤汗液减少。本证多见于"鱼鳞病"，由血虚失濡所致。

（2）血热风燥证：皮损部位初起有粟粒样干燥坚硬丘疹，触之棘手，其后逐步融合成片，基底潮红，皮肤干燥脱屑，常伴见掌跖角化及皲裂，指甲增厚，瘙痒等症。本证多见于中青年患者。本证多由素体血热，或五志过极化火，血热化燥所致。

（3）湿热阻络证：病损皮肤表面粗糙，出现灰褐色痂皮，多发于颈项、耳后、颜面、四肢、胸腹部，似疣状增生，皮肤不红。本证多见于嗜食辛香肥甘者。本证多由湿热内蕴，络脉阻遏，肌肤失养所致。

（4）津液亏虚证：皮肤大面积粗糙，常伴见颈后、躯干、肘膝附近密集角化丘疹，触之坚硬棘手，双目干涩等症。本证发病缓慢，冬重夏轻。本证多由脾肺虚而致津液输布障碍，不能达于肌表所致。

【文献辑要】

《景岳全书·入集·传忠录·十问篇》：问渴与不渴，可以察里证之寒热，而虚实之辨，亦从以见。凡内热之甚，则大渴喜冷，冰水不绝，而腹坚便结，脉实气壮者，此阳证也。

《医碥·四诊·问饮食》：热者必渴，喜冷冻饮料，饮必多。若喜热饮，或饮冷冻饮料而不多，乃虚热，非实热也。

《诸病源候论·唇口病诸候·口舌干焦候》：手少阴，心之经也，其气通于舌。足太阴，脾之经也，其气通于口。腑脏虚热，气乘心脾，津液竭燥，故令口舌干焦也。

《广瘟疫论·舌燥》：舌乃心苗，肾窍通其本，脾脉络其下。时疫舌燥，由火炎土燥，中宫堵截，肾水不能上交心火，须察其苔之有无，与色之深浅施治。白苔而燥，疫邪在表……黄苔而燥，疫邪传胃……酱色苔而燥，疫邪入胃，深及中、下二焦。

《诸病源候论·目病诸候·目涩候》：目，肝之外候也，脏腑之精华，宗脉之所聚，上液之道。若悲哀内动脏腑，则液道开而泣下，其液竭者，则目涩……若脏腑劳热，热气乘于肝，而冲发于目，则目热而涩也，甚则赤痛。

十九、口 苦

【症状特征】

口苦是指患者未进食苦味食物或药物而自觉口中有苦味的症状。

晨起口苦，属于口苦的特殊情况。通常是在夜间 3～5 时因口苦、口干而觉醒，常需饮水以解口中苦味，晨起后自觉口中干苦，早餐及活动后口苦之症消失，白天无明显口苦感，偶尔有胃灼热感。

【症机辑要】

口味多指口中异常味觉。若无五味过食，但口中却出现酸、苦、甘、辛、咸等口味者，称"口中异常味觉"。五味与五脏相应，五脏六腑病变影响到脾胃，或直接累及于口，都可以引起味觉异常，通常情况是热胜则口苦，寒胜则口咸，宿食则口酸，燥热则口涩，阳虚则口淡，湿热则口甘。

苦为胆气之味，也为火气之味。口苦的基本病机总属"气逆于口"，或由胆气上逆，或由火气上逆所致。其中，胆气上逆之口苦，常见机制有五个方面。一是胆热导致胆汁外泄，上逆于口，《黄帝内经》称"胆瘅"病；二是胆虚气上溢；三是肝热导致胆汁外泄，上逆于口；四是胆胀，《灵枢·胀论》认为气在胆腑之外的胸胁部位，向内排压胆腑，向外开张胸胁，以致胆汁外泄，上逆于口；五是胆汁随胃气上逆，此即《灵枢·四时气》所云："善呕，呕有苦……邪在胆，逆在胃，胆液泄则口苦，胃气逆则呕苦，故曰呕胆。"

火气上逆之口苦，常见机制有四个方面。一是心火上承于口，如《灵枢·顺气一日分为四时》云："心为牡脏，其色赤，其时夏，其日丙丁，其音征，其味苦。"二是火生苦，如《素问·阴阳应象大论》云："南方生热，热生火，火生苦……在味为苦。"三是真气上逆于口，由肾阴亏虚，阴不制阳，虚火上逆所致，此即《素问·评热病论》所云："真气上逆，故口苦舌干"。四是脾虚寒火上攻，此由脾阳虚衰，气不化津，阴寒内胜，逼迫虚阳上扰口窍所致。

晨起口苦具有一定的时间节律，两个理论或有助于诠释该现象。

一是十二经经气流注学说。根据昼夜"十二时辰"计时法，夜间 3～5 时为寅时，此时属于足厥阴肝经之气交手太阴肺经，正常生理状态为肝经略虚而肺经略实，经脉内联脏腑之气随之虚盈变化。若肝虚肺实，肝虚失疏泄而肺实促宣发，则易引动胆气泛溢于口咽。

二是五脏精气"相王休囚死"昼夜消长理论，据《灵枢·顺气一日分为四时》《素问·玉机真脏论》《素问·脏气法时》等记载，"相"为精气逐渐旺盛状态，"王"为旺盛状态，"休"为逐渐衰退状态，"囚"为衰弱状态，"死"为极度衰弱状态，此五态循环不已，周而复始，并与平旦、日中、日仄、下晡和夜半这五个时段形成固定的对应关系。依据中医学"邪之所凑，其气必虚"原则，五脏精气的衰弱是疾病发生或加重的内在基础，3～5时属于"平旦"，精气消长属于脾病之"死"，故有学者从脾胃虚寒认识晨起口苦者，认为脾胃虚寒则气机升降失常，胆汁应时而随气上逆。

【证型辑要】

（1）胆腑热盛证：口中时泛苦味，常伴见咽干、目眩、胸胁苦满、脉弦等症。本证也有称为少阳证，《伤寒论》列少阳证辨证提纲为"口苦，咽干，脉弦"，并指出"有柴胡证，但见一症便是，不必悉具"，可作为临床分析要领，病机为热扰少阳，胆汁外泄，胃气上逆。

（2）肝火炽盛证：口中时泛苦味，常伴见心烦易怒、胸胁胀闷、头晕、头痛、目赤、舌红、脉弦数等症。本证多见于情绪急躁易怒者。本证多由肝失条达，气郁化火，肝胆火旺，胆汁上溢所致。

（3）心火亢盛证：口泛苦涩，常伴见心烦、失眠、舌痛、唇疮、小便黄赤、舌红苔黄、脉数等症。苦为火之味，心火亢盛而上逆，故口中时见苦涩味。

（4）胃气上逆证：口泛酸苦，常伴见善呕、呕有苦、苦味中伴有酸苦味、胃脘痞胀、纳呆等症。本证多见于外感邪气犯胃或饮食伤胃者。胃气主降，胃气失于和降，胃中酸苦气逆，故口中时见酸苦味。

（5）肾阴虚证：口苦而咸，常伴见口中黏涎、腰膝酸软、耳鸣、失眠、潮热汗出、形体消瘦、舌红少津、脉细数等症。肾为水火之宅，肾阴亏虚，阴不制阳，虚火上泛，故口中时见苦咸之味。

（6）胆虚气逆证：晨起口苦，白天活动后减轻或消失，常伴见口腻、喜太息、易惊恐、心中憺憺、多疑虑、遇事犹豫不决、舌淡、脉细弱等症。胆气虚以致胆汁排泄失度，肺气实而在寅时宣发亢旺，故突出表现为晨起口苦。

（7）脾胃虚寒证：晨起口苦，白天活动后减轻或消失，常伴见脘腹冷痛或隐痛、食欲不振、纳呆、便溏、舌淡、脉细弱等症。脾胃为气机升降之枢纽，脾升胃降，"平旦"为脾气最弱之时，气机升降失司，胆汁返逆，故为晨起口苦。

【类症辑要】

1. 口淡

口淡，也称"口淡无味""口淡乏味"，是指口中味觉减退，自觉口内发淡而难尝饮食滋味的症状。

若偶发口中味淡，但食则知味，无食欲、食量等异常者，不属病态。

因舌体麻木，感觉减退或消失，从而导致舌头不能尝出饮食滋味者，称"口不知味"，一般无口感异常，需与"口淡"相区别。此症多伴有舌体灵动下降，甚或转动不灵，言语蹇涩等，与心血虚损、痰迷心窍、食物中毒等有关。

口淡的基本病机为脾气不能上承于口，多责之脾胃气虚和湿困脾胃。

临床常见证型如下所述。

（1）风寒束表证：口淡无味，常伴见纳食不香或食不知味，口有黏腻感、恶寒发热、鼻塞流涕、喷嚏、头身疼痛、舌淡苔厚腻、脉浮紧等症。本证多由外感风寒，风寒束表，玄府闭塞，汗出减少，津液外出不利，停滞于口，舌苔厚腻，影响味觉所致。

（2）寒湿困脾证：口淡无味，常伴见食欲不振、纳食不香、口有黏腻感、脘痞、腹胀、肢体困重、舌淡胖、苔白滑、脉滑等症。本证多由寒湿之邪困阻脾气，脾失运化，水湿内生，上犯于口，影响味觉所致。

（3）脾胃气虚证：口淡无味，常伴见食欲不振、纳食不香、口有黏腻感、脘痞、腹胀、神疲乏力、舌淡、脉弱等症。本证多见于素体虚弱或疾病耗伤脾胃者。脾虚不运，胃虚不纳，脾胃之气不能上承于口，故见口淡乏味。

2. 口腻

口腻是指口中黏腻不适的症状。

口腻多伴有舌苔厚腻，食不知味或纳食不香等症。

湿浊、湿热、痰热、食积等困阻中焦，阳热似蒸非蒸，湿浊似化未化，犯逆于口，故见口中黏腻。

临床常见证型如下所述。

（1）寒湿困脾证：口中黏腻，常伴见口淡不渴、食欲不振、纳食不香、脘痞腹胀、肢体困重、舌淡胖、苔白滑、脉滑等症。本证多由寒湿之邪困阻脾气，脾失运化，水湿内生，上犯于口所致。

（2）湿热蕴脾证：口中黏腻，常伴见口气秽浊不爽、食欲不振、纳食不香、渴不欲饮、胸闷呕恶，或有大便不爽、苔黄滑、脉滑数等症。本证多由湿热蕴脾，脾失运化，湿热搏结，上犯于口所致。

3. 口甜

口甜，又称"口甘""舌甘"，是指口中时有甜味感的症状。

《灵枢·顺气一日分为四时》曰："脾为牝脏……其味甘。"口甜之症多由脾液上溢于口所致。

临床常见证型如下所述。

（1）脾气虚证：口中时泛甜味，常伴见脘腹隐痛、食欲不振、食量减少、腹胀便溏、肢倦懒言、舌淡苔白、脉弱等症。本证多见于老年人或久病伤及脾胃者。本证多由脾气亏虚，脾气散精之力下降，脾液甘味上溢于口所致。

（2）脾胃积热证：口中时泛甜味，常伴见口干欲饮、消谷善饥、口舌生疮、大便干结、舌红苔黄、脉滑数等症。本证多见于过食辛辣，或嗜酒无度者。脾胃湿热经年累积，热挟水谷甘味上溢，此即《素问·奇病论》所谓"肥者令人内热，甘者令人中满，故其气上逆。"

（3）湿热蕴脾证：口中时泛甜味，常伴见口中黏腻、脘腹痞闷不舒、食欲不振、脘腹痞闷、头身困重、大便不爽、舌红苔黄腻、脉滑数等症。甜味入于脾，湿热蕴结于脾，浊气上泛于口，故口甜。本证口甜往往是消渴病的前兆。"脾瘅"迁延日久，"脾瘅"常转化为"消渴病"，如《素问·奇病论》曰："有病口甘者，病名为何？何以得之？岐伯曰：此五气之溢也，名曰脾瘅。夫五味入口，藏于胃，脾为之行其精气，津液在脾，故令人口甘也，此肥美之所发也，此人必数食甘美而多肥也。肥者令人内热，甘者令人中满，故其气上溢，转为消渴。"

4. 口酸

口酸是指口中有酸味、酸馊味，或他人闻之口有酸气的症状。

口酸与"吞酸"不同，"吞酸"是胃中酸水上泛，而本症仅见口中酸味。

酸为肝之味，《血证论》指出"口酸是湿热"，《三因极一病证方论》指出"宿食则酸"，故本症多与肝郁、脾胃、饮食等有关。

临床常见证型如下所述。

（1）肝胃不和证：口中泛酸，常伴见胁肋胀痛、胃脘痞满、嗳气、呃逆、情绪抑郁、喜太息、苔薄白或薄黄、脉弦等症。本证多由情志不舒，肝气郁结，横逆犯胃，肝热之气，蕴蒸于胃，化酸生腐，上蒸于口所致。需要注意的是，本证也有因为胃虚而肝木乘之者，此当伴有胃脘隐痛，纳食不佳等症。

（2）食滞胃脘证：口中泛酸，常伴见口中酸腐气味或嗳气酸腐、脘腹或胀或痛、不欲食或厌食、肠鸣、矢气臭如败卵、舌苔厚腻、脉滑等症。本证多见于暴饮暴食或胃虚而饮食失宜者。饮食停积胃中，久积化腐，腐气上升，故口中酸而馊腐。

5. 口咸

口咸是指口中有咸味，或时有咸味痰涎的症状。

咸为肾之味，口咸多为肾液上泛所致。《血证论·口舌》云："口咸是脾湿，润下作咸，脾不化水，故咸也。"认为本症也与脾不运化有关，从"口咸"常伴"口腻"来看，脾失运化也具有参考价值。

临床常见证型如下所述。

（1）肾阴虚证：口中时泛咸味，或时有少量咸味痰涎，常伴见腰膝酸软、形体消瘦、潮热、盗汗、舌红少津、脉细数等症。肾为水火之宅，咸属肾，阴虚生内热，虚热蒸腾，肾液上乘于口，故见口咸。

（2）肾阳虚证：口中时泛咸味，常伴见畏寒肢冷、腰膝冷痛、小便清长、夜尿增多、舌淡苔白、脉沉细无力等症。本证多见于老年肾阳亏虚者。阳虚不煦肾精，肾液上乘，故口咸。

6. 口涩

口涩是指口中有涩味，如食生柿，涩滞不爽的症状。

口涩多由津液耗伤，口舌失润所致。

临床常见证型为燥淫证。口中有涩味，如食生柿，涩滞不爽，常伴见口咽干涩，皮肤、口唇、鼻窍干燥，舌干苔少、脉浮数等症。本证多由感受燥邪，伤及津液，口舌失润所致。

7. 口臭

口臭是指口中出气臭秽，自我能够感觉或为他人所闻的症状。

口臭多由脏腑积热上冲所致，也有由口腔疾病所致者。

临床常见证型如下所述。

（1）胃热炽盛证：口气臭秽，常伴见口渴饮冷、口舌生疮、牙龈肿痛、便秘、尿赤、舌红、脉数等症。本证常见于温热病或过食辛辣肥甘者。本证多由胃热炽盛，蒸腾胃中浊气上冲所致。本证也见于口疮、牙宣等疾病，常散发肉腐溃烂之气。

（2）痰热壅肺证：口气腥臭，常伴见咳嗽、咳吐腥臭脓痰、胸痛、发热、舌红苔黄腻、脉数等症。本证多见于肺热、肺痈等病。痰热壅肺，灼伤肺络，瘀结成痈，血败为脓，故气出腥臭。

（3）食滞胃脘证：口中酸臭，常伴见嗳气酸腐、不欲食或厌食、脘腹或胀或痛、矢气酸臭如败卵、舌苔厚腻、脉滑等症。本证多见于暴饮暴食或胃虚而饮食失宜者。饮食停积胃中，久积化腐，腐气上升，故口中酸臭。

【文献辑要】

《灵枢·邪气脏腑病形》：胆病者，善太息，口苦，呕宿汁，心下淡淡，恐人将捕之，嗌中吤吤然，数唾。

《灵枢·经脉》：胆足少阳之脉……是动则病口苦。

《素问·评热病论》：有病肾风者……真气上逆，故口苦舌干。

《素问·痿论》：肝气热则胆泄，口苦。

《素问·奇病论》：口苦者病名为何？何以得之？岐伯曰：病名曰胆瘅。夫肝者，中之将也，取决于胆，咽为之使。此人者，数谋虑不决，故胆虚气上溢而口为之苦。

《灵枢·胀论》：夫气之令人胀也……夫胀者，皆在于脏腑之外，排脏腑而郭胸胁，胀皮肤，故命曰胀……胆胀者，胁下痛胀，口中苦，善太息。

《伤寒论·辨阳明病脉证并治法》：阳明中风，口苦咽干，腹满微喘，发热恶寒，脉浮而紧。

《伤寒论·辨少阳病脉证并治》：少阳之为病，口苦、咽干、目眩也。

《诸病源候论·虚劳病诸候·虚劳候》：肝劳者，面目干黑，口苦，精神不守，恐畏不能独卧，目视不明。

《诸病源候论·虚劳病诸候·虚劳三焦不调候》：若上焦有热，则胸膈痞满，口苦咽干。

《诸病源候论·伤寒病诸候·中风伤寒候》：阳明中风，口苦而咽干，腹满微喘，发热恶寒，脉浮紧。

《诸病源候论·五脏六腑病诸候·胆病候》：胆气不足，其气上溢而口苦，善太息，呕宿汁。

《素问玄机原病式·六气为病·热类·吐酸》：是以肝热则口酸，心热则口苦，脾热则口甘，肺热则口辛，肾热则口咸。

《古今医统大全·积热门》：积热者，热毒蕴内……盖昧者情纵欲，因致积热，皆出于心。热甚则伤血，或有体气素实，一时感触热毒之气，郁积脏腑之间，或在心肺之内，令人口苦，咽干。

《证治汇补·上窍门·口病》：心热口苦……肝热口酸……脾热口臭……肺热口辛……肾热口咸。

《广瘟疫论·口甘》：口苦、口甘同为热证，苦为燥热，在上、中二焦，多渴，属三阳。甘为湿热，在中、下二焦，多不渴，属三阴。盖脾胃属土，稼穑作甘，土邪下涉肾位，水土相蒸，甘味上溢于口，多兼呕吐。

二十、口 糜

【症状特征】

口糜是指口腔黏膜糜烂，泛见白色糜烂点，形如苔藓，或满口赤烂如米粥的症状。

若口中生疮，呈白色圆形小疱，溃后呈白色或淡黄色小溃疡，周围红肿者，称"口疮""口破"。若口疮溃疡范围局限，病情较轻者，称"口疡"。若口中糜烂如腐，呈片状，范围较大者，称"口糜"。

【症机辑要】

口腔糜烂的基本病机为血腐肉败。本证多见于风热、火毒、湿热上攻，或心脾积热、脾胃积热，或阴虚火旺。《素问·气厥论》云："膀胱移热于小肠，膈肠不便，上为口糜。"提示胃肠积热，湿热内蕴，若不能从便而解，就容易产生湿热上犯，上蒸口腔，出现口腔糜烂。

【证型辑要】

（1）风热火毒证：口腔黏膜出现灼热红斑，或丛簇性小粒状水疮，继而糜烂成片，红肿热痛，起病急骤，影响进食。本证多由外感风热邪气，壅积肺胃，上薰于口所致。若外感火热毒气，火毒炽盛，则见满口红肿溃烂，形如米粥，灼热疼痛，常伴见高热、烦渴、口臭、便秘、尿黄、舌红、脉数等症。

（2）心火上炎证：以舌尖、舌边生疮糜烂为主，大小不等，甚则融合成片，局部或见红肿、灼热、疼痛，影响进食，常伴见心烦、口渴、口苦、便秘、尿黄、舌红、脉数等症。本证多见于思虑等五志过极，或外感热邪，或进食辛辣者。本证多由心火亢盛，热邪循经上炎口舌所致。

（3）脾胃积热证：口、唇、舌、齿龈多处糜烂，疮面黄白，周围红肿，疼痛较为剧烈，影响进食，其严重者可见满口糜腐，色红作痛，甚至出现舌体、牙龈、面腮皆肿，常伴见口渴喜饮、烦躁、口气臭秽、大便秘结、小便黄赤、舌红、脉数等症。本证多见于嗜食辛辣或过食醇酒者。本证多由脾胃积热上犯，热邪灼炎口舌所致。

（4）阴虚火旺证：口、唇、舌、齿龈多处生疮糜烂，疮面黄白，周围淡红，疼痛昼轻夜重，反复发作，间隔数周或延月则发作，症状时轻时重，每因劳累、情志过极、夜寐不佳等诱发，疼痛影响进食，常伴见牙龈红赤、牙根松动虚浮、口干、咽干、口苦、心烦、潮热、盗汗、舌质红绛等症。本证多见于老年阴虚火旺患者。本证多由虚火上攻口腔所致。

（5）脾胃气虚证：口糜反复发作，时轻时重，疮面色淡糜烂，疮周红肿不明显，疼痛可轻可重，影响进食，常伴见牙齿虚浮酸软、食少腹胀、神疲乏力、气短懒言、大便不成形、舌淡、脉弱等症。本证多见于素体脾胃虚弱或长期饮食偏嗜患者，如长期素食、肉食、五味偏食、食类偏嗜等，导致水谷精微化生不足，气血亏虚，口腔失养。本证也广泛见于伤倦过度或疾病久耗者，如工作或学习等持续耗伤心神，导致气血暗耗；或持续劳力过度，耗伤中气等，导致脾胃气虚，气血不足，口腔失养。

【类症辑要】

1. 牙龈溃烂

牙龈溃烂，又称"齿漏""牙疳"，是指牙床周围组织（上龈、下龈）破溃糜烂，流腐臭血水，口气腐臭，牙龈疼痛，甚则唇腐齿落的症状。

牙龈溃烂多因胃火热盛，复感热邪，或外感疫疠之邪，热毒上攻牙龈，龈肉腐败所致。

临床常见证型如下所述。

（1）阴虚火旺证：齿龈多处糜烂，症状时轻时重，反复发作，常伴见牙龈淡红微肿或牙龈萎缩，牙根松动虚浮、口干、咽干、口苦、心烦、潮热、盗汗、舌质红绛、脉细数等症。本证常因为劳累、情志过极、夜寐不佳等诱发，疼痛影响进食。本证多见于老年阴虚火旺者。本证多由虚火上攻牙龈、龈肉腐败所致。

（2）风火热毒证：牙龈初起红肿疼痛，发病迅速，二三日即出现牙龈边缘糜烂、脓血、疼痛，妨碍饮食，常伴见颌下臂核肿大疼痛、恶心、呕吐、大便秘结、舌红、脉数等症。本证属"风热牙疳"范畴。本证多由平素嗜食肥甘厚味，导致胃腑积热，遇外感风热邪气诱发，风热复合积热，循阳明之经上袭牙龈，龈肉腐败所致。

（3）寒郁火毒证：牙龈肿胀，溃烂出脓血，甚者可穿腮破唇。同时可见两腿疼痛，肌肉顽硬，有肿块如云片，色似青黑茄子，大小不一，行动不便。本证属于"青腿牙疳"范围，属上热下寒证，多与地区、生活、饮食有关。其上热之症，多为嗜食肥腻腥膻，少食新鲜蔬菜水果，寒湿郁积胃肠而化火，循阳明之经上炎牙龈，龈肉腐败所致。其下寒之症，多由时常坐卧寒湿之地，寒湿之气滞于下肢经络，气血运行不畅，血聚而成青色肿块。

（4）时邪疫毒证：初发龈边或颊部硬结发红，一二日即溃烂，呈灰白色，随即变黑，流紫黑血水，气味恶臭，腐烂处不痛不痒。黑腐蔓延数日，鼻腮唇周即现青褐色，进而腮穿唇烂鼻塌。本证属"走马牙疳"范畴，多发于儿童，发展迅速而严重，故名。其多由感受时疫、麻疹、痘疹、疟痢、伤寒等邪毒，余毒未清，癖积毒火上攻牙龈，龈肉腐败所致。

（5）钻牙疳：发生于小儿或青年人。其常在大牙牙床内隐现新牙长出，挤于牙根之侧，隐牙钻出，骨尖如刺，导致牙龈溃烂，疼痛异常。本证多由胃肠积热所致。

2. 牙宣

牙宣是指龈肉萎缩，牙根暴露，牙齿松动，牙龈渗血，或有脓水的症状。

牙宣以牙龈萎缩，牙根暴露为主要表现。初起多有牙齿虚浮感，咀嚼无力，牙齿发酸，口臭，进食或刷牙时齿衄。继则牙龈肿痛，牙缝出血或溢脓，牙齿松动，影响咬嚼。严重者发展为全体牙齿松动。《医宗金鉴·外科心法要诀》曰："此证牙龈宣肿，龈肉日渐腐颓，久则削缩，以致齿牙宣露。"

牙宣的基本病机为龈肉失养而致萎缩。肾主骨，齿为骨之余。足阳明胃经"入上齿中，还出挟口"，手阳明大肠经"入下齿中，还出挟口，交人中"。因此，本证多由火邪循经上灼，龈肉失养；或气血不足，龈肉失养所致。

临床常见证型如下所述。

（1）胃热炽盛证：牙龈萎缩，红肿疼痛，出血溢脓，常伴见烦渴喜冷饮、多食易饥、嘈杂、口臭、大便秘结、尿黄赤、舌红苔黄、脉数等症。本证多见于嗜食辛辣肥甘者。本证多由胃热炽盛，循经上灼龈肉，龈肉失养，逐渐萎缩所致。

（2）肾阴虚证：牙龈萎缩，牙齿疏豁松动，齿根宣露牙龈溃烂，微肿微痛，易渗血，常伴见头晕、耳鸣、腰酸、舌红少苔、脉细数等症。本证多见于老年肾阴亏虚者。本证多由虚火上灼龈肉，龈肉失养，逐渐萎缩所致。

（3）气血两虚证：牙龈萎缩，颜色淡白，牙龈渗血，刷牙及吮吸时易出血，牙根宣露，牙齿松动，咀嚼无力，常伴见面色淡白无华、头晕目眩、失眠多梦、倦怠、气短懒言、舌淡、脉细弱等症。本证多见于素体虚弱或长期疾病耗伤气血者。本证多由气血亏虚，龈肉失养，逐渐萎缩所致。

3. 睑弦赤烂

睑弦赤烂是指眼睑边缘，或两眦皮肤红赤糜烂的症状。

眼睑边缘红肿糜烂称"睑弦赤烂"或"眼弦赤烂"；两眦部睑弦及皮肤赤烂者称"眦帷赤烂"；若发于初生婴儿，称"胎风赤烂"。其初起时常见睑缘潮红，细小湿疹弥漫，溃后渐渐出现睑缘红肿、糜烂胶结，或两眦部皮肤赤烂，睫毛根部有结痂或糠麸样皮屑附着，日久可致睫毛脱落，睑弦变形。

本症初期多属风热郁火，痒痛交作；溃烂期多属湿热，以睑缘赤烂渗水为主；后期多属血虚生风或脾虚湿盛，以皮屑附着睫毛根部为主。

临床常见证型如下所述。

（1）风热证：眼睑边缘红肿，痒痛交作，以痒为主，睑缘有鳞屑黏附，常伴见发热、汗出、舌红苔黄、脉浮数等症。本证多由外感风热，上犯眼目，聚于眼睑边缘所致。

（2）郁火上冲证：眼睑皮肤灼热刺痒，红肿较甚，糜烂略轻，色如涂丹，常有黏液脓汁溢出或结痂成块，常伴见头目胀痛、口苦、心烦易怒、舌红、脉数等症。本证多见于劳心忧虑，思虑过度，情志过极者。本证多由气郁化火，郁火上攻所致。《审视瑶函·风沿》曰："赤胜烂者，多于劳心忧郁忿悖，无形之火所伤。"

（3）湿热蕴脾证：睑弦红肿溃烂，剧烈瘙痒，甚至剧烈疼痛，常伴见畏光羞明、流泪不止、睫毛根部有结痂或小脓疱、口干苦、小便黄、舌红苔黄腻、脉滑数等症。本证多见于嗜食肥甘厚味，素体脾胃蕴热者。《银海精微·风弦赤眼》认为，本证"因脾土蕴积湿热，脾土衰不能化湿，故湿热之气相攻，传发于胞睑之间，致使羞明泪出，含在胞睑之内，此泪热毒，以致眼弦赤烂。"

（4）脾虚湿蕴证：睑弦微红，糜烂胶着，或见白色鳞屑积聚在睫毛周围，常伴见脘痞腹胀、食少纳呆、疲乏无力、舌淡苔白、脉濡等症。本证多见于饮食不节伤脾或思虑伤脾者。脾气亏虚，水液不运，停聚胞睑，湿蕴糜烂。

（5）血虚风燥证：睑弦赤烂，眼睑干涩作痒，睫毛根部有鳞屑附着，或见眼睑皮肤增厚粗糙，常伴见头晕、目眩、面色无华、舌淡、脉弱等症。本证多见于老年人。本证多由脾胃虚弱，气血化生不足，胞睑失于濡养，风邪乘虚侵客，结于眼睑，肉腐糜烂所致。

4. 耳周湿烂

耳周湿烂是指耳郭及耳周围皮肤灼热、水疱、糜烂、渗液的症状。

耳周湿烂急性发作者多由风湿热毒所致，慢性迁延者多由血虚风燥所致。

临床常见证型如下所述。

（1）风热湿毒证：耳郭及耳周围皮肤潮红、灼热、瘙痒，急性发作，可见多个小水疱，溃烂后流出黄色脂水，黄水渗出处皮损可蔓延扩大，糜烂处或有黄色痂皮。本证多见于嗜食肥甘厚味者，内有湿热蕴积，若遇外感风毒，则风毒与体内湿热相并，上扰于耳。

（2）血虚风燥证：耳郭及耳周围皮肤瘙痒，反复发作，病情迁延，耳部皮肤出现粗糙、增厚、皲裂，表面或有痂皮鳞屑，常伴见头晕目眩、面色无华、舌淡、脉弱等症。本证多见于老年之人。本证多由气血亏虚，耳郭失养所致。

5. 脓耳

脓耳，又称"聤耳"，是指耳内流出脓液，其色或黄或青，其质或稠或稀的症状。

脓耳的基本病机为耳道肌膜化腐为脓。其虚者多责之肝胆湿热，或风热上扰；其虚者多责之脾虚湿困，或肾阴亏耗。

临床常见证型如下所述。

（1）风热上扰证：耳内流脓，脓液色黄，常伴见耳内疼痛，甚或剧痛，耳膜破溃、听力下降、头痛、发热、口渴、舌红、脉数等症。本证多见于外感风热邪毒者。本证多由风热熏蒸耳窍，耳道肌膜化腐生脓所致。

（2）肝胆湿热证：耳内流脓，量多色黄，常伴见耳内疼痛、发热、口苦、咽干、苔黄腻、脉弦数等症。本证多见于外感湿热邪气，或过食辛辣肥甘者。本证多由湿热蕴结肝胆，循足少阳胆经上扰耳窍，湿热搏结耳道肌膜，化腐成脓所致。

（3）脾虚湿盛证：耳内流脓，清稀量多，日久不愈，时轻时重，常伴见听力减退、头昏、倦怠乏力、纳差、便溏、舌淡苔白、脉弱等症。本证多由久病耗伤脾气，脾虚不运水湿，湿浊停聚耳道，迁延日久，耳道肌膜化腐成脓所致。

（4）肾阴虚证：耳内流脓，量少质稠，日久不愈，时轻时重，常伴见耳鸣、耳聋、头晕、目眩、腰膝酸软、潮热、盗汗、舌红少苔、脉细数等症。本证多见于老年肾阴亏耗或久病耗伤肾阴者。本证多由肾阴亏虚，虚火内灼耳道肌膜，化腐成脓所致。

【文献辑要】

《诸病源候论·唇口病诸候·口舌疮候》：手少阴，心之经也，心气通于舌。足太阴，脾之经也，脾气通于口。腑脏热盛，热乘心脾，气冲于口与舌，故令口舌生疮也。

二十一、呕 吐

【症状特征】

呕吐是指胃中之物上涌，从口中吐出的症状。

有物有声谓之"呕"，有物无声谓之"吐"，无物有声谓之"干呕"，仅吐痰沫又称"吐涎"，妊娠呕吐又称"恶阻"。

【症机辑要】

呕吐的基本病机是胃失和降，胃气上逆。胃主受纳和腐熟水谷，以通为和，以降为顺，各种原因影响胃腑失和失降，皆可导致胃气上逆而成呕吐。

呕吐的病因是多方面的，包括外感六淫、内伤饮食、情志不调、禀赋不足、病后体虚等。除胃腑本身的疾病可导致呕吐而外，肺、脾、肾、肝、胆、肠的病变，以及耳眩晕、头部内伤、颅内病变、某些药物中毒、中暑、晕动病、脏厥疾病等，都可以影响到胃失和降，胃气上逆而发生呕吐。

《景岳全书·明集·杂证谟·呕吐》指出："呕吐一证，最当详辨虚实。"实证多见于食滞胃脘、外邪犯胃、痰湿中阻、肝气犯胃等，发病较急，病程较短，呕吐量多，呕吐物多有酸臭味；虚证多见于胃气虚、胃阴虚、胃阳虚等，发病较缓，病程较长。

【证型辑要】

（1）寒滞胃脘证：呕吐先出清水，继而呕出食物残渣，呕吐物清稀无臭，常伴见胃脘部冷痛、得温或吐后痛减、遇寒加剧、口淡不渴、恶寒肢冷、舌淡苔白、脉沉紧等症。本证多见于外感风寒，或暴食生冷，寒邪客于肠胃，胃气上逆，以致呕吐。外感寒邪者必兼风寒表证，暴食生冷者可有肠鸣腹泻。《景岳全书·明集·杂证谟·呕吐》认为凡病呕吐者，多为寒气犯胃，胃寒者十居八九，内热者十只一二，而外感之呕尤多寒邪。

（2）食滞胃脘证：呕吐未消化食物，酸腐味臭，常伴见胃脘部胀满疼痛、拒按、吐后痛减、厌恶食物、嗳腐吞酸、肠鸣腹胀、矢气臭如败卵、大便酸腐臭秽、舌苔厚腻、脉滑等症。本证多因暴饮暴食，或体虚而饮食不慎，导致食滞于胃，宿食不化，久则腐败，胃失和降，气逆于上。此外，小儿因乳食过饱，停蓄胃中，以致运化不及，满而上溢者，称为"伤乳呕吐"。偶尔为之，不为病态，但若乳食不节，经常溢乳，则致脾胃受伤，宿乳成积，也属于食滞胃脘证范畴。

（3）胃热炽盛证：呕吐物酸臭秽浊，吐势涌猛，常伴见胃脘部灼痛、拒按、口气臭秽、渴喜冷饮、大便秘结、小便黄赤、舌红苔黄、脉数等症。本证多由过食辛辣、肥甘、温燥之品，或热邪内侵于胃，胃有实热，胃失和降，胃气上逆所致。

（4）痰湿中阻证：呕吐痰涎清水，量多，常伴见胸闷、脘腹水声漉漉、口干不欲饮、苔腻等症。本证多因饮水过多，或脾失健运，饮停胃腑，胃失和降，痰饮随胃气上逆而呕吐。

（5）肝胃不和证：呕吐不化食物，酸腐气味不重，吐物不多，亦不剧烈，呕吐随情绪波动而变化，常伴见胃脘及胁肋部胀痛或窜痛、呃逆、嗳气、情志抑郁、喜太息或烦躁易怒、脉弦数等症。本证多由情志不遂，以致肝郁不舒、肝气横逆犯胃、胃失和降、胃气上逆所致。

（6）肝胆湿热证：呕吐黄绿或青蓝苦水或酸水，常伴见恶心、厌油、口苦、胁肋胀痛、纳呆、腹胀、舌红苔黄腻、脉弦滑等症。本证多由嗜食肥甘厚味，湿热内生，熏蒸肝胆，热迫胆汁泄溢，以致胃失和降，胃气上逆而呕吐。

（7）胃气虚证：饮食稍多即欲呕吐，时作时止，呕吐量少，不臭，呕势徐缓，常伴见胃脘隐隐作痛、喜按、纳少、嗳气、神疲乏力、气短懒言、面白无华、舌淡、脉弱等症。本证多见于饮食不节，或久病失养，或素体胃气虚弱者。本证多由胃气虚弱，无力腐熟水谷及顺降气机，无力束约贲门，以致胃气上逆而呕吐。

（8）胃阳虚证：泛吐清水，或呕吐不消化食物，常伴见胃脘冷痛、绵绵不已、喜温喜按、口淡不渴、舌淡胖、脉沉细等症。本证多见于嗜食生冷，或过用苦寒药物，或久病失养者。本证多由胃阳不足，难以腐熟水谷，以致胃失和降、胃气上逆而呕吐。

（9）胃阴虚证：先吐食物，继之清水，食水吐尽，则呕胆汁，或时作干呕，常伴见胃脘隐隐灼痛、嘈杂不舒、呃逆、口燥咽干、舌红少津、脉细数等症。本证多由热病后期，或气郁化火，或吐泻太过，或过食辛辣，导致胃阴耗伤、胃失和降、胃气上逆而呕吐。

【类症辑要】

1. 呃逆

呃逆，俗称"打嗝""打咯忒"，是指胃气上逆动膈，喉间呃呃作响，声短而频，不能自制的症状。

呃逆在《黄帝内经》中称为"哕"，可见于许多篇章，如《灵枢·口问》曰："人之哕者，何气使然？岐伯曰：谷入于胃，胃气上注于肺。今有故寒气与新谷气，俱还入于胃，新故相乱，真邪相攻，气并相逆，复出于胃，故为哕。"

常人进食后即遇风寒，或进食过快，膈间气机不利，可见一过性呃逆，大多能自愈。

呃逆的基本病机为胃失和降，气逆动膈。胃居膈下，胃腑以通为和，以降为顺。若遇外感邪气、饮食不当、情志不遂、病后体虚等病因，引起胃气失于和降，胃气上逆则动膈，气冲喉间，则成呃逆。

临床常见证型如下所述。

（1）寒滞胃脘证：呃声沉缓有力，常伴见胸膈及脘腹不舒、遇寒加剧、得热则缓、口淡不渴、恶寒肢冷、舌淡苔白、脉沉紧等症。本证多见于外感风寒，或恣食生冷者。本证多由寒邪犯胃，胃失和降，气逆动膈所致。

（2）胃热炽盛证：呃声洪亮有力，声音冲逆而出，常伴见胃脘灼痛、拒按、口臭、心烦、口渴、大便秘结、小便黄赤、舌红苔黄、脉数等症。本证多见于过食辛辣、肥甘、温燥之品者。本证多由阳明热盛，胃火上冲，气逆动膈所致。

（3）肝胃不和证：呃逆连作，常因情志不畅而诱发或加重，常伴见胁肋胀痛、胃脘痞胀、嗳气、肠鸣、矢气、脉弦数等症。本证多由情志不遂，肝郁不舒，肝气横逆犯胃，气逆动膈所致。

（4）胃阳虚证：呃声低长无力，气不得续，常伴见泛吐清水、脘腹不舒、喜温喜按、神疲乏力、舌淡胖、脉沉细等症。本证多见于嗜食生冷，或过用苦寒药物，或久病失养者。本证多由胃阳不足，阴寒内生，胃失和降，气逆动膈所致。

（5）胃阴虚证：呃声短促而不得续，常伴见口燥咽干、胃脘隐隐灼痛、胃脘嘈杂不舒、食后饱胀、口燥咽干、舌红少津、脉细数等症。本证多见于热病伤阴，或气郁化火，或吐泻太过，或过食辛辣者。本证多由胃阴不足，胃失滋养，胃失和降，气逆动膈所致。

2. 恶心

恶心是指胃中不舒，时时泛恶，欲吐不吐，欲罢不止的症状。《诸病源候论·呕哕病诸候·恶心候》云："心里澹澹然欲吐，名为恶心也。"

恶心的基本病机是胃失和降，胃气上逆。《景岳全书·明集·杂证谟·恶心嗳气》云："虽曰恶心，而实胃口之病，非心病也。"

临床常见证型如下所述。

（1）寒滞胃脘证：恶心欲呕，泛吐清水或涎沫，常伴见胃脘冷痛、得温则缓、遇寒加剧、口淡不渴、恶寒肢冷、舌淡苔白、脉沉紧等症。本证多见于外感风寒，或恣食生冷者。本证多由寒邪客胃，胃失和降，胃气上逆所致。

（2）食滞胃脘证：恶心欲呕，常伴见胃脘胀满疼痛、厌恶食物、嗳腐吞酸、肠鸣腹胀、矢气臭如败卵、大便酸腐臭秽、舌苔厚腻、脉滑等症。本证多由暴饮暴食，或体虚而饮食不慎，食滞胃脘，胃失和降，胃气上逆所致。

（3）胃热炽盛证：恶心欲呕，常伴见胃脘灼痛、胃脘嘈杂、口气臭秽，渴喜冷饮，大便秘结，小便黄赤，舌红苔黄，脉数等症。本证多见于过食辛辣、肥甘、温燥之品，或热邪犯胃者。本证多由胃失和降，胃气上逆所致。

（4）痰湿中阻证：恶心欲呕，常伴见胸闷、脘痞、苔腻口淡、不欲饮、肠鸣等症。本证多由胃内停饮，痰饮阻滞气机，胃失和降，胃气上逆所致。

（5）胃气虚证：恶心欲呕，常伴见心中泛泛然不舒、胃脘隐隐作痛、喜按、纳少、嗳气、神疲乏力、气短懒言、面白无华、舌淡、脉弱等症。本证多由脾胃虚弱，运化无力，胃气上逆所致。

3. 嗳气

嗳气，古称"噫"，俗称"打饱嗝"，是指胃中气体上出咽喉所发出的沉长而缓的声音。《景岳全书·明集·杂证谟·呃逆》曰："噫者，饱食之息，即嗳气也。"若嗳气的气味酸腐而臭，又称"嗳腐"。

饱食或喝碳酸饮料之后，偶有嗳气，无其他兼症者，不属病态。

嗳气的基本病机是胃气上逆。临证分虚实，虚证嗳气，其声多低弱无力。实证嗳气，其声多高亢有力，嗳气后腹满得减。

临床常见证型如下所述。

（1）食滞胃脘证：嗳气，有酸腐臭味，声音沉闷，或嗳气连续不断，常伴见胃脘胀满疼痛、厌恶食物、恶心、肠鸣腹胀、矢气臭如败卵、大便酸腐臭秽、舌苔厚腻、脉滑等症。本证多由暴饮暴食，或体虚而饮食不慎，饮食所伤，食滞胃脘，胃失和降，胃气上逆所致。

（2）寒滞胃脘证：嗳气频频发作，常伴见胃脘部冷痛、得温则缓、遇寒加剧、口淡不渴、恶寒肢冷、舌淡苔白、脉沉紧等症。本证多见于外感风寒，或恣食生冷者。本证多由寒邪客胃，胃失和降，胃气上逆所致。

（3）肝胃不和证：嗳气频频发作，声音响亮，嗳气后脘腹胀满减轻，常因情志不畅而诱发或加重，常伴见胸胁胃脘满闷、肠鸣矢气、脉弦数等症。本证多由情志不遂，忧思恼怒，肝郁气滞，横逆犯胃，胃气上逆所致。

（4）胃气虚证：嗳气声音低沉，时断时续，无明显酸腐味，常伴见胃脘隐隐作痛、喜按、纳少、神疲乏力、气短懒言、面白无华、舌淡、脉弱等症。本证多见于素体虚弱，或病后失于调理者。本证多由脾胃虚弱，运化无力，胃气上逆所致。

4. 吞酸

吞酸，又称"噫酸""咽酸"，是指胃中酸水上泛，上溢至咽嗌之间，随即咽下，酸味刺心，有若吞酸之状的症状。若不咽下而吐出者，称为"吐酸"。

吞酸的基本病机为肝气犯胃，胃失和降，胃液随胃气上逆。其实者多为木克土，其虚者多为土虚木乘。《寿世保元·吞酸》曰："夫酸者，肝木之味也，由火盛制金，不能平木，则肝木自甚，故为酸也。"

临床常见证型如下所述。

（1）肝胃不和证：吞酸频频发作，常伴见胃中烧灼感、咽干、口苦、胸胁不舒、心烦易怒、脉弦数等症。本证多由情志不遂，肝郁气滞，横逆犯胃，胃失和降，胃液随胃气上逆所致。

（2）胃气虚证：吞酸时断时续，常伴见胃脘隐隐作痛、喜按、纳少、神疲乏力、气短懒言、面白无华、舌淡、脉弱等症。本证多见于素体虚弱，或病后失于调理者。本证多由脾胃虚弱，以致土虚木乘，胃失和降，胃液随胃气上逆所致。

5. 反胃

反胃是指饮食入胃，宿谷不化，朝食暮吐，暮食朝吐的症状。

反胃又称"胃反"，其名见于《金匮要略·呕吐哕下利病脉证治》："脾伤则不磨，朝食暮吐，暮食朝吐，宿谷不化，名曰胃反。"《太平圣惠方》称"反胃"，后世即崇此称谓。

反胃有两个重要机制：一是"宿谷不化"，由胃腑腐熟功能低下或受到遏制所致；二是"久停上逆"，由胃腑和顺肃降功能低下或受到遏制所致。

临床常见证型如下所述。

（1）脾胃虚寒证：朝食暮吐，暮食朝吐，吐后则舒，常伴见脘腹胀满、食后尤甚、神疲乏力、气短懒言、面色无华、舌淡胖苔白、脉沉细等症。本证多由素体虚弱，或饥饱无常，或嗜食生冷，伤及脾胃，中焦阳气不振，导致脾无糜谷消食之能，胃无腐熟水谷之力，水谷在胃中停而不化，滞而不下，停运良久，最终逆而向上。

（2）脾肾阳虚证：朝食暮吐，暮食朝吐，吐后则舒，常伴见完谷不化、脘腹胀满、食后尤甚、腰腹冷痛、四肢不温、畏寒、五更泄泻、舌淡胖、脉沉迟无力等症。本证多由久病耗伤脾肾之阳，脾阳不振则胃不熟谷，肾阳不充则胃关失司，宿食不化，停运良久，最终逆而向上。

（3）痰饮中阻证：朝食暮吐，暮食朝吐，吐后则舒，常伴见脘腹胀满、食后尤甚、呕吐宿食中夹有痰涎或白沫、舌淡胖、苔白滑、脉沉迟等症。本证多见于素体肥胖多痰者。本证多由痰饮停聚于胃，阻遏胃主腐熟及气机肃降，浊阴不降，停运良久，最终逆而向上。

（4）胃腑湿热证：朝食暮吐，暮食朝吐，吐后则舒，常伴见脘腹胀满、食后尤甚、呕吐宿食酸臭或夹黏稠液体、心中烦闷、口干少饮、舌红苔黄腻、脉滑数等症。本证多见于嗜酒多饮，或嗜食辛辣肥甘者。醇酒肥甘以致湿热内生，蕴郁胃腑，阻遏胃主腐熟及气机肃降，浊阴不降，停运良久，最终逆而向上。

【文献辑要】

《诸病源候论·呕哕病诸候·呕吐候》：呕吐者，皆由脾胃虚弱，受于风邪所为也。若风邪在胃，则呕。膈间有停饮，胃内有久寒，则呕而吐。

《医宗必读·呕吐哕》：上焦吐者，皆从于气……其证食已即吐……中焦吐者，皆从于积……其证或先痛后吐，或先吐后痛……下焦吐者，皆从于寒，其证朝食暮吐，暮食朝吐。

《杂病源流犀烛·呕吐哕源流》：有食已暴吐，脉浮而洪者，此上焦火逆也，有下闭上呕者，亦因人在上焦。有由下焦实热，二便闭，气逆呕吐者，名曰走哺……有由肝火出胃者，有由胃本经火盛者……有由大病后，胃热虚烦而呕者。

《证治准绳·杂病·诸呕逆门·呕吐》：千金方治痰饮水吐无时节者，其原因冷饮过度，遂令脾胃气羸，不能消于饮食，饮食入胃，则皆变成冷水，反吐不停。

《诸病源候论·脾胃病诸候·胃反候》：荣卫俱虚，其血气不足，停水积饮在胃脘则脏冷，脏冷则脾不磨，脾不磨则宿谷不化，其气逆而成胃反也，则朝食暮吐，暮食朝吐，心下牢，大如杯，往往寒热，甚者食已即吐。

二十二、食欲不振

【症状特征】

食欲不振是指进食欲望减退，进食过程中的欣快感降低或消失，甚至不想进食的症状。

进食食物涉及两个层面。一是食欲，即进食的欲望和进食过程中的欣快感。食欲不振属于吃饭欲望的范畴，主要表现为不想进食，或食之无味，又称为"不欲食""不嗜食""不思食""食欲差""食欲减退""不知饥饿"等。二是食量，即实际的进食量。进食量减少，称为"纳少"。纳少进一步加重，即为"纳呆"，"纳"即胃之容纳、受纳，"呆"即迟缓、减退、呆滞，表现为胃的实际容纳量减少，胃腑受纳力降低，可食可不食。胃受纳力降低，患者还可以表现出无饥饿和要求进食之感，甚则厌恶食物。因此，"纳呆"与通常所言恶闻食臭，见食则恶心，甚至呕恶欲吐的"厌食""恶食"又有所区别。

食欲下降和食量下降可以单独出现，也可以同时出现。

【症机辑要】

食欲与食量，与脾胃密切相关。胃主受纳，脾司运化，同为后天之本，脾胃纳运相因，升降相济，生精微化气血，从而滋养脏腑、经络、四肢百骸，故古人认为"四时百病，胃气为本""有胃气则生，无胃气则死"。

食欲与食量常作为判断脾胃功能强弱的标志。疾病过程中，食欲渐复，提示脾胃之气渐复，预后良好；反之，食欲渐退，食量渐减，提示脾胃之气渐衰，预后多不良。

脾胃虽同为"仓廪之官"，但功能职司却有区别。胃为六腑之一，主受纳和腐熟水谷，以降为顺，以通为用，这个功能的实施源于脾的调控。脾主运化，包括糜谷消食、吸收精微和转输精微三个层面，其中，糜谷消食，即是促进胃腑将食物腐熟而变为食糜。因此，食欲的强弱与脾脏功能更密切，食量的多少与胃腑功能更密切。

【证型辑要】

（1）脾气虚证：食欲不振，进食的欲望和进食过程中的欣快感降低，食之无味，甚至厌食，常伴见纳少、腹胀、便溏、面色萎黄、肢体倦怠、少气懒言、舌淡苔薄白、脉弱等症。本证多见于素体脾气亏虚，或劳神过度，或疾病耗伤脾气者。本证多由脾气亏虚，脾脏糜谷消食功能下降所致。

（2）脾阳虚证：食欲不振，进食的欲望和进食过程中的欣快感降低，食之无味，甚至厌食，常伴见纳少、腹胀、腹部冷痛、喜温喜按、大便清稀或完谷不化、畏寒肢冷、舌淡胖、脉沉迟等症。本证多见于素体脾阳虚，或过食生冷损伤脾阳者。本证多由脾阳亏虚，脾脏糜谷消食功能下降所致。

（3）胃气虚证：纳少或纳呆，常伴见食欲不振、胃脘痞满、胃脘隐痛而喜按、嗳气、面色萎黄、消瘦、少气懒言、舌质淡、苔薄白、脉弱等症。本证多见于素体胃气虚，或饮食不节，或久病失养者。胃气亏虚，胃主受纳和腐熟水谷功能下降，故以食量减少为特点。同时，患者因为受纳能力下降而不敢多食，"显得"食欲下降，此即《灵枢·大惑论》所云："胃脘塞，故不嗜食也"。

（4）胃阳虚证：纳少或纳呆，常伴见食欲不振、胃脘冷痛、喜温喜按、食后痛减、泛吐清水、畏寒肢冷、舌淡胖、脉沉迟等症。本证多见于素体胃阳虚，或嗜食生冷，或过用苦寒之品，或久病失养者。胃阳亏虚，胃失于温煦，胃主受纳和腐熟水谷功能下降，故以食量减少为特点。本证常因受纳能力下降，患者不敢多食而"显得"食欲下降。

（5）胃阴虚证：饥不欲食，常伴见胃脘隐隐灼痛、干呕、呃逆、口燥咽干、大便秘结、小便短黄、舌红少苔、脉细数等症。本证多见于热病后期，或气郁化火，或吐泻太过，或过食辛辣，以致胃阴耗伤者。胃阴不足，虚火内扰，催动胃腑腐熟水谷功能虚性亢奋，糜谷消食进程加快则易饥。虚火内灼胃津，胃腑失于濡养，胃腑主受纳功能下降，则不欲食。

（6）寒湿困脾证：食欲不振，进食的欲望和进食过程中的欣快感降低，食之无味，常伴见纳少、脘腹痞满、口腻、泛恶欲吐、头身困重、面色晦暗而黄、舌淡胖、苔白腻、脉濡等症。本证多由冒雨涉水，或久居阴寒之地，或过食生冷，以致寒湿内生，阴寒内盛，困阻脾气，脾糜消食功能下降所致。

（7）湿热蕴脾证：食欲不振，进食的欲望和进食过程中的欣快感降低，食之无味，常伴见厌油食、纳少、脘腹痞满、口苦口黏、身热不扬、渴不多饮、皮肤瘙痒、便溏不爽、舌质红苔黄腻、脉濡数等症。本证多由外感湿热，或嗜食肥甘厚味，或嗜酒无度，以致湿热内生，蕴结于脾，脾糜谷消食功能下降所致。

（8）食滞胃脘证：厌食，甚则恶闻食嗅，常伴见胃脘胀满疼痛，拒按，嗳腐吞酸，或呕吐酸腐之物，腹痛泻下，矢气臭如败卵，苔厚腻，脉滑等症。本证多见于暴饮暴食导致食积不化者。其食欲下降是由食积未下所致。

（9）肝郁脾虚证：食欲不振，常伴见胸胁胀痛或窜痛、腹胀、腹痛欲泻、泻后痛减或便溏不爽、舌淡苔白、脉弦等症。本证多由情志不遂，肝郁气滞，肝气横逆犯脾，影响脾主糜谷消食功能所致。

【类症辑要】

1. 饥不欲食

饥不欲食是指虽有饥饿感，但不欲进食，或进食量少的症状。

饥不欲食属于广义层面的"食欲不振"范畴，多见于胃阴虚证。

临床常见证型为胃阴虚证。饥不欲食，常伴见胃脘隐隐灼痛、干呕、呃逆、口燥咽干、大便秘结、小便短黄、舌红少苔、脉细数等症。本证多见于热病后期，或气郁化火，或吐泻太过，或过食辛辣，以致胃阴耗伤者。胃阴不足，虚火内扰，催动胃腑腐熟水谷功能虚性亢奋，糜谷消食进程加快则易饥。虚火内灼胃津，胃腑失于濡养，胃腑主受纳功能下降，则不欲食。

2. 消谷善饥

消谷善饥，又称"多食易饥""善食易饥"，是指食欲亢进，进食量多，易感饥饿的症状。

消谷善饥的基本病机为胃腑腐熟食物过快。本证多见于胃热者，如《灵枢·大惑论》云："热气留于胃，胃热则消谷，谷消，故善饥。"

临床常见证型如下所述。

（1）胃热炽盛证：消谷善饥，常伴见胃脘灼热疼痛、拒按、胃脘嘈杂、口气臭秽、牙龈红肿疼痛、口渴喜冷饮、大便秘结、小便黄赤、舌红苔黄、脉数等症。本证多见于过食辛辣、肥甘、温燥之品，或热邪内侵于胃者。胃腑主受纳和腐熟水谷，胃热炽盛，腐熟食物过快，则易感饥饿，进食量多。因饥饿而有食欲亢进之感。本证也见于消渴病之中消证者，常伴见口渴、尿多、消瘦、大便干燥、苔黄、脉滑有力等症。

（2）胃强脾弱证：多食易饥，常伴见大便溏泻、形体消瘦等症。胃热蒸腾则腐熟力强，故多食易饥，脾虚不运故见大便溏泻。

3. 偏嗜

偏嗜，又称"异嗜""嗜食异物"，是指嗜食某种食物或异物的症状。

不喜欢甚至厌恶某类食物，如厌恶坚果、油腻食物等，也属于偏嗜范畴。

受生活习惯的影响，某些地域存在一定程度的饮食偏嗜，如偏好酸食，偏好酸辣，一般不会引起疾病。但若饮食偏嗜太过，则可能诱发或导致疾病，此即《素问·生气通天论》云："是故味过于酸，肝气以津，脾气乃绝。味过于咸，大骨气劳，短肌，心气抑。味过于甘，心气喘满，色黑，肾气不衡。味过于苦，脾气不濡，胃气乃厚。味过于辛，筋脉沮弛，精神乃央。"《素问·五脏生成》也指出："多食咸则脉凝泣而变色，多食苦则皮槁而毛拔，多食辛则筋急而爪枯，多食酸则肉胝而唇揭，多食甘则骨痛而发落。"

妇女妊娠期间，偶有嗜食酸味者，属于正常。《丹溪心法·产前》云："怀妊爱物，乃一脏之虚，假如肝脏之虚，肝气止能生胎……不能荣其肝，肝虚故爱酸物。"

偏嗜的基本病机为脏腑阴精虚乏失调。人体正常生理活动有赖于饮食提供营养，饮食五味能生五脏阴精，此即《素问·阴阳应象大论》所云："味归形，形归气，气归精，精归化，精食气，形食味。"《素问·经脉别论》也指出："食气入胃，浊气归心，淫精于脉。脉气流经，经气归于肺，肺朝百脉，输精于皮毛。毛脉合精，行气于府。"《素问·五运行大论》则进一步强调"酸生肝……苦生心……甘生脾……辛生肺……咸生肾。"因此，五味偏嗜或食类偏嗜常提示脏腑阴精虚乏失衡。

临床常见证型如下所述。

（1）虫积肠道证：喜食泥土、生米、泥炭等异物，常伴见脐腹部条索状虫体，久按有异动感，食欲不振、绕脐腹痛等症。本证多见于饮食不洁，寄生虫在肠道内滋生繁殖，争食水谷，导致脏腑阴精虚乏失衡，故见偏嗜。

（2）小儿疳积：喜食泥土、生米、泥炭等异物，常伴见面黄肌瘦，或面色乍黄乍白、皮毛憔悴、腹部胀大、青筋暴露、纳呆、便溏等症。此不是中医证型。疳积多见于小儿饮食不节，或乳食喂养不当，或慢性腹泻，或肠道寄生虫。脾胃纳运失职，谷食久聚则成积滞。积滞日久，脾胃更伤，转化为疳。本证总属脾胃虚弱，气血化源不足，脏腑阴精虚乏失衡，故见偏嗜。

4. 厌食

厌食是指厌恶食物，食欲大减，甚至恶闻食臭的症状。

临床常见证型如下所述。

（1）食滞胃脘证：厌食，常伴见嗳气酸腐、腹胀腹痛、舌苔厚腻等症。本证多由暴饮暴食，脾胃损伤，腐熟运化功能失常所致，此即"伤食必恶食"。

（2）妊娠恶阻：妇女妊娠期厌食呕吐，脉滑数冲和。此属有孕而恶心，由妊娠冲脉之气上逆，阻碍胃气和降所致。

5. 嘈杂

嘈杂，又称"饥证"，俗称"心嘈"，是指胃中空虚，似饥非饥，似痛非痛，似辣非辣，莫可名状的症状。

嘈杂既可单独出现，也常与胃痛、吞酸、嗳气、痞满、恶心等症状同时并见。《医学正传·嘈杂嗳气》云："夫嘈杂之为证也，似饥不饥，似痛不痛，而有懊不自宁之状者是也。其证或兼嗳气，或兼痞满，或兼恶心，渐至胃脘作痛，乃痰火之为患也。"

嘈杂的基本病机为胃气不和，受纳失常。本证多由饮食不节和情志抑郁所致。

临床常见证型如下所述。

（1）胃热炽盛证：胃中嘈杂，进食之后仍有饥饿感觉，胃中有辛辣感，常伴见嗳腐吞酸、口渴喜冷饮、心烦、口气臭秽、消谷善饥、舌红苔黄、脉数等症。本证多由过食辛辣、肥甘、温燥者。胃热炽盛，腐熟水谷加快，胃气不和，故见胃中嘈杂。

（2）肝胃不和证：胃中嘈杂，常伴见情绪抑郁或易怒、胃脘胀痛、呃逆、时泛酸水、舌淡红苔薄白、脉弦等症。本证多由情志不舒，肝气横逆犯胃，胃气不和所致。

（3）胃气虚证：胃中嘈杂，似饥非饥，时作时止，常伴见纳少、饮食无味、不欲饮食、疲倦乏力、舌淡、脉弱等症。本证多见于素体胃气虚，或疾病耗伤胃气者。本证多由胃气亏虚，受纳和腐熟水谷能力下降，食谷不化，胃气不和所致。

（4）胃阴虚证：胃中嘈杂，似饥非饥，或饥不欲食，常伴见胃脘隐隐灼痛、干呕、呃逆、口燥咽干、舌红少苔、脉细数等症。本证多见于热病伤阴，或气郁化火，或吐泻太过，或过食辛辣者。胃阴不足，虚火内扰则易饥，胃弱不纳则不欲食，胃弱而虚火扰动则嘈杂而似饥非饥。

6. 除中

除中是指危重患者，病重毫无食欲，或本不能食，却突然暴食，食量大增的症状。除中是脾胃之气将绝的危象，临死之前兆，属"回光返照"的一种表现。

【文献辑要】

《脾胃论·脾胃胜衰论》：胃中元气盛，则能食而不伤，过时而不饥。脾胃俱旺，则能食而肥。脾胃俱虚，则不能食而瘦，或少食而肥，虽肥而四肢不举，盖脾实而邪盛也。又有善食而瘦者，胃伏火邪于气分，则能食，脾虚则肌肉削。

《赤水玄珠·不能食》：不能食者，由脾胃馁弱，或病后而脾胃之气未复，或痰客中焦，以故不思食。

《灵枢·五邪》：阳气有余，阴气不足，则热中善饥。

《景岳全书·理集·杂证谟·饮食门》：凡喜茶叶，喜食生米者，多因胃有伏火，所以能消此物……又有喜食炭者，必其胃寒而湿，故喜此燥涩之物。

《景岳全书·明集·杂证谟·嘈杂》：此证有火嘈，有痰嘈，有酸水浸心而嘈。大抵食已即饥，或虽食不饱者，火嘈也……痰多气滞，似饥非饥，不喜食者，痰嘈也……酸水浸心而嘈者，戚戚膨膨，食少无味，此以脾气虚寒，水谷不化也……总之，嘈杂一证，多由脾气不和，或受伤脾虚而然，所以治此者，不可不先顾脾气。

二十三、腹　胀

【症状特征】

腹胀是指剑突以下至耻骨毛际以上的腹部胀满，痞塞不舒，如物支撑，或有腹部胀大但无胀急之象（无便意）的症状。

腹胀轻者，仅有腹部胀满感觉，但外无胀大之形，又称"腹满"。其重者，腹部胀大绷急，腹皮青筋暴露，称"膨胀"。若腹中胀满，全腹或局部可触及硬结或板硬，称"腹部硬满"。

【症机辑要】

腹部的范围较广，膈以下至耻骨以上统称腹部，剑突的下方称心下，心下至脐上称大腹，上腹中部鸠尾下称胃脘部，脐周部位称脐腹，脐下至耻骨上缘统称小腹，小腹两侧称为少腹。不同部位之腹胀反映不同病变，如上腹部胀多属脾胃病变，小腹部胀多属膀胱病变，左胁下部胀多属肝胆病变。

腹胀的基本病机为胃肠气机不畅，气机升降失常。如《素问·阴阳应象大论》云："清气在下则生飧泄，浊气在上则生䐜胀"。腹胀的病位以脾胃大小肠为主，其证分虚实，虚则气不运，实则气郁滞。虚证多见脾虚不运，实证多见于寒邪、热邪、气滞、痰饮、食积、瘀血、虫积等。

【证型辑要】

（1）寒湿中阻证：腹部胀满，按之不减，常伴见食欲不振、纳差、恶心、呕吐、腹痛、大便溏薄或泄泻、身体困重、面目晦黄、口淡不渴、舌淡、脉沉等症。本证多由寒邪直中胃肠，或过食生冷食物，寒湿困阻中焦，胃肠气机不畅，气机升降失常所致。

（2）湿热蕴结证：腹部胀满，按之不减，常伴见食欲不振、纳差、口中黏腻、恶心、呕吐、大便溏薄或泄泻、身热不扬、身目发黄、舌红苔黄腻、脉滑数等症。本证多由过食辛辣肥甘，或嗜食醇酒过度，湿热蕴结中焦，胃肠气机不畅，气机升降失常所致。

（3）寒热错杂证：腹部胀满，时作时止，常伴见心下痞闷、吞酸、嘈杂、肠鸣腹泻、舌红、脉紧等症。本证多见于肠胃不和，清浊不分，上有胃热则脘痞、吞酸、嘈杂，下有肠寒则腹胀、肠鸣、泄泻。

（4）食滞胃肠证：腹部胀满，常伴见嗳腐吞酸、恶食厌食、腹痛拒按、大便泻下臭秽、舌苔黄腻等症。本证多见于暴饮暴食，或平素饮食不节制，以致食积胃肠，气机升降失常。

（5）肝脾不调证：腹部胀满，时作时止，常伴见情志抑郁、遇情志不舒加重、喜太息、嗳气、胁肋不舒、大便溏结不调、舌淡苔白、脉弦或缓等症。本证多由所欲不遂，肝失疏泄，肝气郁滞，肝木克脾土所致。

（6）阳明腑实证：腹部硬满疼痛，痞闷不适，拒按，常伴见身热、面赤、口渴多饮、腹部或可触及肠形、大便干结、小便黄赤、舌红苔黄燥、脉数等症。本证多由热结胃肠，阳明腑实，胃肠气机升降失常所致。

（7）脾胃气虚证：腹部胀满，时作时止，常伴见食少纳差、腹胀便溏、肢倦懒言、舌淡苔白、脉弱等症。本证多由素体脾胃亏虚，或久病损伤脾胃，脾胃气虚，气机升降失常所致。

【类症辑要】

1. 脘痞

脘痞是指上腹中部鸠尾之下，胃脘部痞塞胀满，触之无形，按之柔软，压之不痛，望之无胀大的症状。

脘痞的基本病机是胃失和降，胃气壅塞。《伤寒论·辨太阳病脉证并治》曰："满而不痛者，此为痞。"《丹溪心法·痞》云："痞者与否同，不通泰也。"脘痞的病位在胃腑，但与肝脾密切相关。证分虚实，虚者多为脾胃虚弱，实者多由外邪、痰饮、食积、气滞所致。

临床常见证型如下所述。

（1）胃气虚证：胃脘痞满不适，常伴见胃脘隐隐作痛、喜温喜按、纳食量减少、嗳气、面色萎黄、神疲乏力、少气懒言、舌淡、脉弱等症。本证多见于素体虚弱，或饮食不节，或饮食偏嗜，或久病失养，或劳逸过度者。本证多由胃气虚弱，胃失和降所致。

（2）胃阴虚证：胃脘痞满不适，常伴见胃脘隐隐灼痛、胃中嘈杂、饥不欲食、口干舌燥、干呕、呃逆、舌红少苔、脉细数等症。本证多见于外感热病后期，或呕吐泻痢太过，或过食辛辣物品者。本证多由胃阴耗伤，胃失和降所致。

（3）食滞胃脘证：胃脘痞满不适，常伴见胃脘胀满疼痛、厌恶食物、嗳腐吞酸、呕吐酸馊食物、肠鸣、腹痛、泻下酸腐臭秽、舌苔黄腻等症。本证多由暴饮暴食，或长期饮食不节而导致食滞难化，胃失和降所致。

2. 胸闷

胸闷是指胸中痞塞不畅，满闷不舒的症状。

胸部微胀不舒者为"满"，满而无痛者为"痞"。痞有形，满无形，自觉胸膈饱闷而不舒畅，故又称"胸痞""胸满"。本症在《灵枢·经脉》手太阴肺经"是动病"中以"交两手而瞀"来描述，形象生动。

胸闷与胸胀、胸痛可见于同一种病证的不同发展阶段，胸闷轻，胸胀重，胸痛甚。三者的病因、病机大致相同，可互参。

胸闷多由胸部气机不畅所致。造成胸部气机不畅的原因很多，可出现于多种病证之中。如外邪束表，肺气失宣，胸阳不畅，气机不利而胸闷；或肝气郁结，气滞停于胸中，胸阳受阻；或痰湿内蕴，阻遏胸阳；或瘀血阻滞，胸中气机不运；或气虚血瘀，胸阳不振。

临床常见证型如下所述。

（1）风寒犯肺证：胸闷较轻或偶见，常伴见咳嗽、气急、咳吐白痰、恶寒重发热轻、头身疼痛、无汗、舌淡、脉浮紧等症。外感风寒，入里犯肺，肺失宣肃，胸中气机不畅，宗气转运失常，故偶见轻度胸闷。

（2）风热犯肺证：胸闷较轻或偶见，常伴见咳嗽、气急、咳黄稠痰、发热重恶寒轻、身热、汗出、舌红、脉数等症。外感风热，入里犯肺，肺失宣肃，胸中气机不畅，宗气转运失常，故偶见轻度胸闷。

（3）肺热炽盛证：胸闷气急，常伴见咳嗽、气喘、咳黄稠痰、胸痛、咽喉疼痛、舌红、脉数等症。本证多见于外感风热入里，或外感风寒入里化热者。本证多由热邪蕴结于肺，肺失宣肃，胸中气机不畅，宗气转运失常所致。

（4）痰热壅肺证：胸闷气急，常伴见咳嗽、气喘、咳滑腻黄稠痰、痰量多、喉中痰鸣、舌红苔黄腻、脉滑数等症。本证多见于素有宿痰，蕴久化热，或外感热邪灼液为痰，痰热壅滞于肺者。本证多由肺失宣肃，胸中气机不畅，宗气转运失常所致。

（5）寒痰阻肺证：胸闷气急，常伴见咳嗽、气喘、痰多色白、喉中哮鸣、形寒肢冷、面白虚浮、舌淡苔白滑、脉滑等症。本证多见于素有痰饮内积，复感寒邪；或素体阳虚，寒湿内聚成痰者。本证多由寒痰干犯于肺，肺失宣肃，胸中气机不畅，宗气转运失常所致。

（6）肝郁气滞证：胸胁胀闷不舒，常伴见情志抑郁、喜太息、脉弦等症。本证多由所欲不遂，肝失疏泄，胸中气机不畅所致。

（7）饮停胸胁证：胸闷不舒，常伴见气喘息急、不得平卧、面色晦暗、肋间隙饱满、咳吐涎沫、舌淡苔白滑、脉滑等症。本证多由水饮停聚胸中，胸中气机不畅，宗气转运失常所致。

（8）心脉痹阻证：胸闷气急，常伴见胸部憋闷疼痛、痛引左侧肩臂或牵引肩胛部疼痛、唇舌青紫、舌下脉络瘀青、脉涩等症。本证多见于心脉痹阻者，尚可兼见寒凝、气滞、血瘀、痰阻等相关征象。本证多由心脉痹阻，胸中气机不畅，宗气转运失常所致。

（9）水饮凌心射肺证：胸闷气急，常伴见下肢水肿、形寒肢冷、面部浮肿、腹胀痞闷、心悸、气短、咳嗽、咳白色泡沫样清稀白痰、小便量小、舌淡苔白、脉沉细等症。本证多见于水肿病后期。本证多由肾阳亏虚，水饮犯溢，上凌心肺，胸中气机不畅，宗气转运失常所致。

（10）心肺阳虚证：胸闷气急，常伴见咳嗽气喘、咳吐风泡样清稀白痰、心悸、面色淡白无华、颜面虚浮、神疲乏力、气短懒言、自汗、畏寒、肢冷、舌淡、脉沉细等症。

本证多见于长期咳喘病后期，或心脏疾病后期，或老年虚弱病者。本证多由心肺阳气亏虚，胸中气机不畅，宗气转运失常所致。

3. 憋气

憋气是指胸中窒塞不通，憋闷不舒，呼吸不畅的症状。

憋气与"胸闷"常同时并见，胸闷轻而憋气重，胸闷不一定有憋气，但憋气必兼胸闷，两症可予以互参。

临床常见证型如下所述。

（1）心肺阳虚证：胸中窒塞不通，憋闷不舒，呼吸不畅，兼症参见"胸闷"。

（2）心脉痹阻证：胸中窒塞不通，憋闷不舒，呼吸不畅，兼症参见"胸闷"。

（3）水饮凌心射肺证：胸中窒塞不通，憋闷不舒，呼吸不畅，兼症参见"胸闷"。

（4）心阳虚脱证：心胸憋闷疼痛，常伴见突然冷汗淋漓、四肢厥冷、面色苍白、呼吸微弱，甚则神志昏糊、舌淡、脉微欲绝等症。本证多由心阳虚证进一步发展而成，或寒邪暴伤心阳，或心脉痹阻，或急性亡津失血，引起心阳虚脱所致。

4. 头胀

头胀，俗称"脑胀"，是指头部发胀如裂的症状。

若因睡眠不足、醉酒等因素偶然发生头胀者，不属于病态。

临床常见证型如下所述。

（1）风热袭表证：头目胀痛，常伴见发热、汗出、面赤、口渴、咽喉疼痛、舌淡红苔薄黄、脉浮数等症。本证多由外感风热，邪气上逆头部阳络所致。

（2）湿浊困阻证：头胀，常伴见头重如裹、头昏沉、肢体困重、腹胀、胸闷脘痞、不欲饮食、形体肥胖、舌体胖大、面目虚浮、脉沉紧等症。本证多见于久居寒湿之地，或冒雨涉水感受湿邪，或过食肥甘生冷者。本证多由清阳不升，浊阴不降，湿浊困阻脑络所致。

（3）肝火炽盛证：头目胀痛，常伴见头筋突起、烦躁、目赤、口干、口苦、舌红苔黄、脉弦数等症。本证多由情志过激，肝失疏泄，肝火上逆，袭扰清窍所致。

5. 胁胀

胁胀是指一侧或两胁肋部胀满，或伴胸胁满闷的症状。胁胀常与"胸闷"同时伴见，合为"胸胁胀满"。

临床常见证型如下所述。

（1）肝郁气滞证：胸胁满闷，兼症参见"胸闷"。

（2）饮停胸胁证：胸胁满闷，兼症参见"胸闷"。

【文献辑要】

《医学心悟·臌胀》：然胀满有寒热虚实、浅深部位之不同，若不细辨，何由取效？

假如溺赤、便闭、脉数有力、色紫黑、气粗厉、口渴饮冷、唇焦、舌燥，多属于热。假如溺清、便溏、脉细无力、色白、气短促、喜饮热汤、舌润、口和，多属于寒。又如腹胀，按之不痛，或时胀时减者，为虚；按之愈痛，腹胀不减者，为实。凡胀满，饮食如常者，其病浅；饮食减少者，其病深。且胀有部分，纵是通腹胀满，亦必有胀甚之部，与病先起处，即可知属何脏腑，而用药必以之为主。

《诸病源候论•痞噎病诸候•八痞候》：夫八痞者，荣卫不和，阴阳隔绝，而风邪外入，与卫气相搏，血气壅塞不通，而成痞也。痞者，塞也，言腑脏痞塞不宣通也。由忧恚气积，或坠堕内损所致。

《诸病源候论•腹痛病诸候•腹胀候》：腹胀者，由阳气外虚，阴气内积故也。阳气外虚，受风冷邪气。风冷，阴气也。冷积于腑脏之间不散，与脾气相拥，虚则胀，故腹满而气微喘。

二十四、便　秘

【症状特征】

便秘，也称"大便不通""大便难""大便秘""秘结"等，是指大便秘结不通，排便周期延长，或欲大便而坚涩不畅的症状。

便秘包含以下特点：一是便质干燥坚硬，故每次排便量可减少；二是排出困难，或大肠有明显撑胀感，或每次排便不完全，或需用力排便，或需要依靠外力帮助排便；三是排便间隔时间延长，7日内排便次数少于2次。若以排便间隔时间延长，便次减少为特征者，又称"大便秘结"；若以排便困难为特征者，又称"大便艰难"。

【症机辑要】

健康人通常1~2日大便一次，此即《医学入门》所言："一日一便为顺，三四日不便为秘，一日便三四次为利。"正常大便干湿适中，成形质软，颜色淡黄，内无脓液、黏液及未消化食物，排便顺利通畅。

正常情况下，大肠濡润，气机调和，传导功能正常，则排便正常。引起便秘的原因，一是饮食不节，或过食辛辣肥甘，或恣食生冷；二是气机失调，或因思虑过度，或因所欲不遂，或因久坐少动；三是身体虚弱，或气虚传导无力，或血虚失养，或津亏失濡；四是外邪干犯，或外感热邪耗伤胃肠津液，或外感寒邪而阴寒凝滞。

便秘的基本病机为大肠传导失常。大便的排泄，虽由大肠所主，但与肠道气机、津液盈亏、脾胃腐熟运行、肝胆疏泄、肺气宣肃、肾阳温煦密切相关。

便秘的病性分虚实，实证便秘总属邪滞胃肠、壅塞不通，包括热秘、气秘、冷秘；虚证便秘总属肠失润养、推动无力，包括气虚秘、血虚秘、阴虚秘、阳虚秘。

【证型辑要】

（1）肠热腑实证：大便干结成块，排便困难，甚则便块撑裂肛门而下血，常伴见腹胀、腹部硬满疼痛、拒按、面赤、身热（日晡潮热）、汗出、口干渴、口气臭秽、小便短赤、舌红苔黄燥、脉数等症。本证属于"热秘"范畴，多见于素体阳明热盛，或外感邪热亢盛，或热盛汗出过多，或误用汗剂者。肠腑燥热伤津，肠道津液减少，燥屎内结，故排便困难。

（2）气机郁滞证：大便多日不解，干结成块，或不甚干结，常伴见欲排大便而不出或排便不爽、肠鸣矢气、腹中胀痛、嗳气频作、脘腹痞满不适、舌淡、脉弦等症。本证属于"气秘"范畴，多由忧思郁怒、所欲不遂，以致肝郁气滞、气机不畅，此类患者尚可见情志抑郁、胸胁胀闷不舒等症；或见于久坐少动、气机不畅者，此类患者尚可见呃逆、嗳气等胃气上逆等症。

（3）阴寒内盛证：大便秘结艰难，常伴见腹部冷痛、拘急、胀满拒按、腹部喜暖、遇寒加重、手足不温、舌淡苔白、脉沉紧等症。本证属于"冷秘"范畴，多见于过食生冷或寒邪直中胃肠者。本证多由阴寒内盛、凝滞胃肠、肠道气机滞塞所致。

（4）气虚证：本证可有以下特点，一是大便燥结，或大便并不干结；二是虽然数日不通，却腹胀痛不甚而全身症状较明显；三是虽时有便意，但临厕努挣乏力，用力努挣则汗出气短，甚则喘促不已，便后虚疲至极；四是粪便形态粗大呈圆柱状，"巨粪如臂"。本证常伴见面色淡白无华、神疲乏力、肢体倦怠、懒于言语、语声低怯，或有肛门脱垂、腰部坠重、腹部坠感、脉细弱等症。本证属于"虚秘"范畴，以脾虚气陷证、肺脾气虚证为多见。本证多见于久病、产后、老年患者。本证多由气虚而肠道传导迟缓、传导无力所致。

（5）血虚证：大便干结，便秘难下，常数日不解便，常伴见头晕目眩、面白无华、唇甲色淡、舌淡苔白等症。本证属于"虚秘"范畴，多见于月经量多，或崩漏，或痔疮出血量大而持久，或产中失血量多，或疾病耗散阴血，或老年血虚者。肠道血虚，肠道失于荣养，传导失常，故见大便干结、便秘难下。

（6）阴虚证：大便干结，状如羊屎，排出困难，排便周期延长，常伴见五心烦热、形体消瘦、舌体瘦削、潮热、盗汗、口燥咽干、舌红少苔、脉细数等症。本证属于"虚秘"范畴，多见于外感热病后期，或汗吐下法太过，或胃肠蕴热久病不已，或老年阴津虚少者。肠道阴津虚少，肠道失于濡养，传导不畅，故见大便干结，状如羊屎。

（7）阳虚证：大便干结或不干结，排便困难，常伴见腹中冷痛、腰膝冷痛、畏寒肢冷、得温痛减、面色㿠白或青暗、小便清长、夜尿增多、尿后余沥不尽、舌淡、脉沉细等症。本证属于"虚秘"范畴，多见于老年衰弱，或久病伤阳，或久泻久痢者。脾肾阳虚，温化失职，虚寒内生，肠道失于温煦，传导不畅，故见排便困难。

【文献辑要】

《医宗必读·大便不通》：胃实而秘者，善饮食，小便赤……胃虚而秘者，不能饮食，小便清利……热秘者，面赤身热，六脉数实，肠胃胀闷，时欲得冷……冷秘者，面白或黑，六脉沉迟，小便清白，喜热恶冷……气秘者，气不升降，谷气不行，其人多噫……风秘者，风搏肺脏，传于大肠……更有老年津液干枯，妇人产后亡血，及发汗利小便，病后血气未复，皆能秘结。

《重订严氏济生方·秘结论治》：夫五秘者，风秘、气秘、湿秘、寒秘、热秘是也。更有发汗利小便，及妇人新产亡血，走耗津液，往往皆令人秘结。

《景岳全书·天集·杂证谟·秘结》：秘结证，凡属老人、虚人、阴脏人，及产后、病后、多汗后，或小水过多，或亡血、失血、大吐、大泻之后，多有病为燥结者，盖此非气血之亏，即津液之耗。

二十五、腹　泻

【症状特征】

腹泻是指排便间隔时间缩短（每日3次及以上），粪质清稀，甚至泻下如水样的症状。

腹泻又称"泄泻"，大便溏薄而势缓者，称为"泄"；大便质稀如水而势急者，称为"泻"。《医述·杂证汇参·泻》曰："粪出少而势缓者为泄，漏泄之谓也。粪大出而势直不阻者为泻，倾泻之谓也。"此外，腹泻还有"鹜溏""飧泻""注下""洞泻""水泻""濡泻"等称谓。

腹泻可分为急性腹泻和慢性腹泻。急性腹泻病史短于2~3周，最长不超过6~8周。慢性腹泻病史至少超过4周。

【症机辑要】

正常大便呈条状，干湿适中，便后舒适。大便次数一般为每周3次至每日2次，每日粪便量少于200g，粪便含水量为60%~80%。腹泻通常伴有大便次数增加，当粪便含水量超过80%，且每日超过3次、排粪量每日超过200g，可视为腹泻。

腹泻的基本病机为肠道传化失司。腹泻的病因，一是外感寒湿暑热邪气；二是饮食所伤，如误食腐败不洁之物，或暴饮暴食，或恣食肥甘辛辣，或过食生冷；三是情志失调，肝木克土，或忧思伤脾；四是病后体虚；五是禀赋不足，脾胃虚弱，或肾阳亏虚。

【证型辑要】

（1）寒湿内盛证：急性腹泻，便质清稀，或如鸭溏，甚如水样，常伴见腹痛剧烈、肠鸣音增多、脘腹痞闷、食欲不振、纳食减少、舌淡苔白、脉沉迟等症。若有外感风寒者，还可见恶寒发热、头痛、周身酸楚不适等症。本证多见于外感风寒内传入里，伤及胃肠；或过食生冷，寒邪直中胃肠者。肠道传化失司，清浊不分，故见腹泻。

（2）肠道湿热证：急性腹泻，泻下急迫，便质糜烂，稀如蛋汤或黄糜，甚如水样，暴注下泻，粪色黄褐，气味臭秽，或泻而不爽，或里急后重，常伴见腹痛剧烈、肠鸣音增多、肛门灼热但无后重之感、发热、烦躁、口渴、小便短黄、舌红苔黄腻、脉滑数等症。本证多由感受暑湿热毒，或饮食不洁，导致湿热秽浊积于肠道，肠道传导亢进，清浊不分，故见腹泻。

（3）阳明腑实证：泻下稀水，气味恶臭，常伴见大便秘结、腹部硬满疼痛、拒按、壮热、日晡潮热、大汗出、口渴、小便黄赤、舌苔黄燥，甚或舌苔焦黑、脉数等症。本证腹泻为"热结旁流"之象。本证多由邪热炽盛、汗出过多，或误用汗剂以致津液外泄，导致肠中燥屎内结，水自燥屎之旁下注所致。

（4）食滞胃肠证：急性腹泻，常伴见腹痛欲泻、泻后痛减、粪便臭如败卵、夹有不消化食物残渣、脘腹胀满、肠鸣亢进、嗳腐酸臭、不欲饮食或恶闻食味、舌苔厚腻、脉滑等症。本证多由暴饮暴食，或宿食停滞，食伤胃肠，肠道传化失司所致。

（5）肝脾不调证：慢性腹泻，腹痛即欲大便，腹痛多在左下腹，攻窜作痛，泄后而痛不减，每因情志不遂而诱发或加重，常伴见腹中如雷鸣、矢气频作、嗳气、喜太息、舌淡、脉弦等症。本证又称"痛泄"，多由情志不畅，或情绪紧张等引发；或由肝气不舒，横逆犯脾，脾失健运所致。

（6）脾胃气虚证：慢性腹泻，大便时溏时泻，迁延反复，稍进油腻或饮食不慎则大便次数明显增加，常伴见食欲不振、饮食减少、食后脘腹痞闷不舒、腹部隐痛、面色萎黄、倦怠乏力、气短懒言、舌淡苔白、脉细弱等症。本证多由素体脾胃虚弱，或大病、久病损伤脾胃，脾虚失运，胃虚失纳，清浊不分，胃肠传导失常所致。脾主运化水湿，故本证久治不愈，还可伴随脾虚湿盛之象，症见脘腹痞闷呕恶、口腻多涎、口渴不欲饮、舌体胖大有齿痕、舌淡苔腻、身重疲乏、小便不利等。

（7）脾肾阳虚证：久泻久痢，或黎明之前（五更）脐腹作痛，肠鸣欲泄，泄后则安，常伴见泄下清稀，甚或完谷不化、腰膝及下腹冷痛、形寒肢冷、面色㿠白、小便不利、舌淡苔白、脉沉细无力等症。本证又称"五更泻"，多见于久病重病、久泻久痢耗伤脾肾阳气者，或年老脾肾阳气衰微者。脾肾阳虚，肠道失于温煦，传导失常，故见久泻久痢。本证可表现为脾阳虚衰为主，也可表现为肾阳虚衰为主，若由命门火衰所致者，也称"肾泄"，此即《医宗必读·泄泻》所云："五更溏泄，久而不愈，是肾虚失闭藏之职也。"

【类症辑要】

1. 便溏

便溏是指大便稀薄的症状。

大便溏薄与"腹泻"都有大便稀薄症状，但腹泻还具有排便间隔时间缩短（每日3次及以上）的特点，而便溏不一定具有排便次数增多的特点。

大便溏薄的基本病机为肠道清浊不分，水湿与糟粕并下。本证多由脾气虚或肾阳虚所致。

临床常见证型如下所述。

（1）脾气虚证：大便稀薄不成形，食后即欲大便，稍进油腻或饮食不慎则便溏，常伴见食欲不振、饮食减少、食后脘腹痞闷不舒或有腹部隐痛、面色萎黄、倦怠乏力、气短懒言、舌淡、脉细弱等症。本证多见于素体脾气亏弱或大病久病损伤脾胃者。本证多由脾虚失运，小肠清浊不分，水湿与糟粕并下所致。

（2）脾虚气陷证：大便稀薄不成形，常伴见食欲不振、饮食减少、食后脘腹痞闷不舒、头晕、目眩、耳鸣、神疲乏力、气短懒言、脘腹坠胀感较为明显，甚则脏器下垂、阴挺、脱肛、舌淡、脉细弱等症。本证多由脾气虚证发展而成，由脾虚气陷、肠道清浊不分、水湿与糟粕并下所致。

（3）肾阳虚证：大便稀薄不成形，常伴见完谷不化、畏寒肢冷、小便清长、夜尿增多、舌淡苔白、脉沉细无力等症。本证多由老年肾阳虚衰，或久病亏及肾阳，命门之火不温脾土，火衰不能气化水液，水湿与糟粕并下所致。

2. 上吐下泻

上吐下泻是指呕吐和腹泻同时发生，或交替出现的症状。

本症在《黄帝内经》中多称"霍乱"，必须明确的是，中医学所言"霍乱"，是指以上吐下泻为特征的胃肠道疾病，与传染性强烈的"时疫霍乱"有严格区别。时疫霍乱，来势急骤，变化迅速，起病时突然腹痛，继则吐泻交作，呕吐物均为未消化之物，气味酸腐热臭，所泻之物多为黄色粪水，或吐下如米泔水，常伴见恶寒、发热等症。时疫霍乱未在本症讨论范围。

上吐下泻的基本病机为中焦气机升降失司。

临床常见证型如下所述。

（1）食滞胃脘证：上吐下泻，或先吐后泻，常伴见呕吐物酸腐、泻下物酸臭、腹胀腹痛、泻后痛减、稍后又痛、嗳气、呃逆、厌食恶食、苔厚腻、脉滑等症。本证多由暴饮暴食，食滞胃肠，中焦气机升降失司所致。

（2）寒湿停滞证：呕吐清水，下泻清稀物而不臭，常伴见腹部胀满疼痛、口淡不渴、舌淡苔白腻、脉沉细等症。本证多见于恣食生冷之物（如瓜果、冰淇淋等凉品），或夜卧露宿当风，或冒雨涉水者。寒湿邪气侵扰胃肠，清气不升，浊阴不降，清浊交混，中焦气机升降失司。

（3）湿热蕴结证：上吐下泻，吐泻交作急骤，常伴见喷射样呕吐、呕吐物酸臭、泻下黄水样便或黏液便、腹部绞痛、烦热、口渴、胸脘痞闷，或伴发热、头痛、肢体或骨节疼痛、小便黄赤等症。本证多发生于夏秋之季。本证多由暑湿交蒸，暑湿秽浊邪气入侵胃肠，郁遏中焦气机，气机升降失司所致。

（4）阳虚寒滞证：上吐下泻，吐泻物如米泔水，常伴见脐腹冷痛、喜温熨、腹痛剧烈难忍、恶寒蜷缩、面色苍白或青灰、汗出肢冷、口淡不渴、舌淡、脉沉紧等症。本证多见于女性经期受凉，或素体脾阳虚且脐腹不慎着凉者。本证多由中焦虚寒，阴盛阳衰，中焦气机升降失司所致。

3. 下痢赤白

下痢赤白，又称"大便脓血""下脓血""赤白痢""脓血痢"，是指大便白如胶冻，或红如瓜瓤，或红白相杂如鱼脑的症状。

下痢赤白是痢疾病的主要症状之一，常与大便次数增多，腹痛，里急后重并见。其病因主要有两方面，一是外感时邪，或感受疫毒之邪，或感受湿热之邪，或暑月感受寒湿，外邪内侵胃肠；二是饮食所伤，或误食馊腐食物，或恣食生冷之品。

下痢赤白的基本病机为邪壅肠腑，气血壅滞，传导失司，肠道脂膜受损。

临床常见证型如下所述。

（1）肠道湿热证：下痢赤白脓血，黏稠如胶冻，气味腥臭，起病急骤，常伴见急性腹泻、腹痛剧烈、肠鸣音增多、里急后重、大便泻下不爽、肛门灼热、小便短赤、发热、烦躁、口渴、舌红苔黄腻、脉滑数等症。本证属于"湿热痢"范畴，多见于夏秋之交，热郁湿蒸，湿热盘踞肠道，一方面引起肠道气机郁滞，肠道传导失常；另一方面又蒸腐脂膜，损伤肠道血络。本证有湿偏重、热偏重、湿热并重三种情形，湿偏重者白多赤少，热偏重者赤多白少或纯下脓血，湿热并重者赤白相杂。

（2）寒湿内盛证：下痢白多赤少，或纯为白冻，或如豆汁，清稀而腥，常伴见里急后重、脘腹胀痛、痞满不舒、口淡乏味、头身困重、舌淡苔白腻、脉沉紧等症。本证属于"寒湿痢"范畴。本证多由寒湿之邪客于肠道，气血凝滞，肠道传导失司所致。

（3）疫毒壅盛证：下痢紫红脓血，或血水样便，臭秽异常，起病急骤，常伴见壮热、口渴、烦躁、剧烈腹痛、强烈后重感，甚则喘促、口唇青紫、神昏谵语、痉厥、脉数等症。本证属于"疫毒痢"范畴。本证多由感受疫毒之邪，侵犯胃肠，搏结燔灼气血所致。

（4）阴虚湿热证：下痢赤白黏冻，或下痢鲜血，日久不愈，常伴见虚坐努责、腹部灼痛绵绵、心烦口渴、午后低热或夜热早凉、腹中似饥、得食则胀等症。本证属于"阴虚痢"范畴。本证多由久痢不愈而伤阴津，复夹湿热壅滞，肠道脂膜受损所致。

（5）下焦虚寒证：下痢黏液白冻，或混有少量血液，或腥臭，常伴见腹部隐痛、绵绵不已、喜温喜按、形寒肢冷、倦怠乏力、肛门坠胀、便后更甚，甚则滑脱不禁、舌淡、脉沉细等症。本证属于"虚寒痢"范畴。本证多由久痢不愈而伤及脾阳、肾阳，或脾肾阳气俱伤，肠道脂膜受损所致。

（6）正虚邪恋证：下痢时发时止，迁延不愈，发时大便次数增多，或夹有赤白黏冻，或下痢色如果酱，或下痢污浊紫血，常因饮食失当、劳累、受寒等诱发，常伴见腹胀时发、轻度里急后重、纳少、倦怠乏力、面色萎黄、形体消瘦等症。本证属于"休息痢"范畴。本证多由久病耗伤正气，邪恋肠道，传导不利，肠道脂膜受损所致。

4. 里急后重

里急后重是指腹痛窘迫，时时欲泻，肛门重坠，便出不爽的症状。

"里急"即腹痛窘迫，时时欲泻，且欲泻之势紧急而不可耐；"后重"是指便量少，又觉肛门重坠，便出不爽，或欲便又无。两者合而称为"里急后重"。

与本症相似的症状还有《丹溪心法》记载的"虚坐努责"，其症状为时时欲大便，临厕时却努挣难出，其症状较里急后重更严重，但腹痛不明显，多见于津血亏虚者。

里急后重多因湿热之邪内阻，肠道气机郁滞所致。

里急后重是痢疾病的主要症状之一，常与"下痢赤白"并见。

临床常见证型如下所述。

（1）肠道湿热证：里急后重，兼症参见"下痢赤白"。

（2）寒湿内盛证：里急后重，兼症参见"下痢赤白"。

（3）疫毒壅盛证：里急后重，兼症参见"下痢赤白"。

（4）阴虚湿热证：里急后重，兼症参见"下痢赤白"。

（5）下焦虚寒证：里急后重，兼症参见"下痢赤白"。

（6）正虚邪恋证：里急后重，兼症参见"下痢赤白"。

（7）津血亏虚证：虚坐努责却难出，或仅出黏液数滴，肛门空坠，常伴见腹部隐隐疼痛、倦怠乏力、面色萎黄、口燥咽干、形体消瘦、舌淡、脉细弱等症。本证多由痢下久治不愈，津血亏耗，肠道气机郁滞所致。

5. 大便失禁

大便失禁，又称"滑泻""大便滑脱""遗矢"，是指大便不能自控，滑脱不禁，甚至大便出而不自知的症状。

大便失禁的基本病机为肛门失约。其多由久病体虚，脾肾阳衰所致。《诸病源候论·大便病诸候·大便失禁候》曰："大便失禁者，由大肠与肛门虚弱冷滑故也。肛门，大肠之候也，俱主行糟粕，既虚弱冷滑，气不能温制，故使大便失禁。"

临床常见证型如下所述。

（1）脾虚气陷证：大便滑泄不禁，时时流出，起病缓慢，病程迁延绵长，常伴见腹部坠重，甚则脱肛、饮食减少、畏冷、倦怠乏力、舌淡、脉沉细等症。本证多见于久泻久痢，或劳累太过，或女性产孕过多，或疾病久耗者。本证多由脾气亏虚进一步发展而成。脾气虚陷，脾失升清，肛门失约，故见大便滑泄不禁。

（2）脾肾阳虚证：大便滑泄不禁，时时流出黏液便，病程长久，常伴见腰膝冷痛、腹部冷痛、畏寒、四肢厥冷、两足浮肿、遗尿、舌淡、脉沉细等症。本证多由久病体虚，或年老脾肾阳虚，脾阳虚则不化水湿，命门火衰不能温煦脏腑约束二阴，以致肛门失约所致。

（3）神昏失摄证：神志昏仆，不省人事，二便自遗。本证见于各种原因所致神昏之证者。神志涣散，神失驭气，正气内溃，以致肛门失约、二便自遗。

6. 排便不爽

排便不爽是指腹痛但排便不通畅爽快，有滞涩难尽之感的症状。

排便不爽多由肠道气机不畅所致。气机升降失常，当降者不降，故便出难尽而不爽快。

临床常见证型如下所述。

（1）肝脾不调证：排便不爽，常伴见腹胀、腹痛、腹泻、矢气多、舌淡、脉弦等症。本证多由情志不畅，或情绪紧张等引发。本证多由肝气不舒，横逆犯脾，脾失健运，肠道气机升降失常所致。

（2）湿热蕴结证：排便不爽，常伴见泻下黄糜、气味腥臭、里急后重、口黏、舌红苔黄腻、脉滑数等症。本证多见于外感湿热，或过食辛辣肥甘者。本证多由湿热蕴结，湿性黏腻，阻遏气机，肠道气机升降失常，传导失职所致。

7. 痛泄

痛泄是指腹痛时窘急而欲大便的症状。

痛泄在《黄帝内经》中也称"时窘",如《灵枢·邪气脏腑病形》曰:"小肠病者,小腹痛,腰脊控睾而痛,时窘之后,当耳前热。"

痛泄的基本病机为肠道气机紊乱。

临床常见证型为肝脾不调证。腹痛即欲大便,腹痛多在左下腹,攻窜作痛,泄后痛不减,每因情绪诱发或加重,常伴见腹中如雷鸣,矢气频作,嗳气,喜太息,舌淡,脉弦等症。本证多由情志不畅,或情绪紧张等引发。本证多由肝气不舒,横逆犯脾,脾失健运,肠道气机紊乱所致。

8. 完谷不化

完谷不化是指大便中经常夹有较多未消化食物的症状。《黄帝内经》又称"食不化"。

完谷不化的基本病机为糜谷消食功能减退。

临床常见证型为脾肾阳虚证。完谷不化,常伴见久泻久痢,五更泻,泄下清稀,腰膝冷痛,腹部冷痛,畏寒,四肢厥冷,两足浮肿,遗尿,舌淡,脉沉细等症。本证多见于久病重病、久泻久痢耗伤脾肾阳气,或年老脾肾阳气衰微者。命门火衰不能温脾阳,脾阳亏虚,不化水谷,故便中时夹完谷。

【文献辑要】

《灵枢·根结》:太阴为开,厥阴为合,少阴为枢。故开折则仓廪无所输,膈洞。

《灵枢·经脉》:脾足太阴之脉……是主脾所生病者……溏、瘕、泄。

《灵枢·百病始生》:是故虚邪之中人也……在肠胃之时,贲响腹胀。多寒则肠鸣飧泄,食不化,多热则溏出糜。

《灵枢·师传》:肠中寒,则肠鸣,飧泄。

《素问·阴阳应象大论》:清气在下则生飧泄。

《素问·脏气法时论》:脾病者……虚则腹满肠鸣,飧泄食不化。

《素问·痹论》:风寒湿三气杂至,合而为痹也……所谓痹者,各以其时重感于风寒湿之气也……肠痹者,数饮而出不得,中气喘争,时发飧泄。

二十六、尿 多

【症状特征】

多尿是指昼夜尿量过多，超出正常范围的症状。

健康成人正常情况下昼夜排尿量为1000～1800毫升，排尿次数和尿量可因饮水、气温、出汗、年龄等影响而略有变化，若为一时性多尿，属于生理现象。若经常性出现每日小便量超过2500毫升者，并伴有口渴，饮水过多，或见皮肤干燥，唾液及汗液减少等症状者，方可以尿多论治。

【症机辑要】

《素问·经脉别论》云："饮入于胃，游溢精气，上输于脾，脾气散精，上归于肺，水津四布，五经并行。"肺主行水，主宣发肃降而为水之上源；脾主运化，布津液以灌四傍；肾主水，对全身水液代谢诸脏腑具有调节作用，肾气蒸腾津液，又司膀胱开合，故为水之下源；肝主疏泄，肝气调和则津液疏调有度；三焦通调水道，膀胱储藏和排泄尿液。故尿液的生成和排泄，与肺、脾、肝、肾、三焦、膀胱等密切相关。凡可导致水湿下注膀胱过多，水液外泄者，皆可引起多尿症状。

【证型辑要】

（1）肾阳虚证：小便量多，常伴见尿次频多、小便清长、夜尿增多、腰膝冷痛、畏寒喜暖、舌淡苔白、脉沉细无力等症。本证多由肾阳虚衰，温煦无力，气不化水，水湿下注膀胱所致。

（2）肾阴虚证：小便量多，常伴见尿次频多、口渴喜饮、五心烦热、腰膝酸软、眩晕、耳鸣、形体消瘦、舌红少津、脉细数等症。本证多由肾阴亏虚，精气不藏，开阖失司，水泉不固所致。

（3）消渴病：小便量多，常伴见口渴，多饮，消瘦等症。本病有上消、中消、下消之别，《诸病源候论·消渴病诸候·消渴候》曰："消渴者，渴不止，小便多是也。"

【类症辑要】

1. 小便频数

小便频数是指小便次数明显增多，甚至一日数十次，每次尿量可多可少的症状。又称"尿频"，《黄帝内经》及《金匮要略·水气病脉证并治》称为"小便数"，《金匮要略·消渴小便不利淋病脉证并治》又称"溲数"。

健康成人正常情况下白天排尿 3~5 次，夜间 0~1 次，老年人、饮水过多、寒冷气候可稍微增加排尿次数。小便频数的特点是持续每日排尿达 6 次以上，甚至数十次，尿频无昼夜之分。若仅限夜间尿频，称为"夜间多尿"。

小便频数的病位主要在肾与膀胱，基本病机为尿液排泄失常，或因尿液生成过多，或因膀胱约束不利。

临床常见证型如下所述。

（1）膀胱湿热证：小便频数，常伴见尿急、尿痛、尿道灼热感、小便短赤混浊、小腹胀痛或腰腹掣痛、舌红苔黄腻、脉滑数等症。本证多由外感湿热蕴结膀胱，或嗜食辛辣肥甘，湿热内生，下注膀胱，导致膀胱气化失司，约束不利，下迫尿道所致。

（2）脾虚气陷证：小便频数，常伴见小便清长或混浊如米泔，尿后余沥不尽、少腹坠胀、肛门重坠、久泻、头晕、倦怠乏力、舌淡、脉沉细等症。本证多见于脾气亏虚进一步发展，或久泻久痢，或劳倦太过者。本证多由损伤脾气，清阳不升，中气下陷，无以摄尿所致。

（3）肾阳虚证：小便频数，常伴见小便清长、夜尿多、腰膝酸软冷痛、畏寒肢冷、下肢尤甚，性欲冷淡、男子阳痿滑精、女子白带清稀量多、舌淡苔白、脉沉细无力等症。本证多见于素体肾阳亏虚，或老年肾阳衰弱，或房劳过度者。本证多由肾阳亏虚，无力主水，膀胱失约所致。

（4）肾气不固证：小便频数，常伴见小便清长、夜尿多，或遗尿，或尿后余沥不尽，男子滑精早泄，女子白带清稀量多，腰膝酸软、舌淡苔白、脉弱等症。本证多见于小儿肾气未充，或老年人肾气亏虚，或房劳过度者。本证多由肾气亏虚，失于封藏固摄所致。

2. 小便清长

小便清长是指小便清澈而量多的症状。《诸病源候论》称为"小便利多"。

小便清长需与"尿频""夜间多尿"区别。尿频是排尿次数增加；夜间多尿是夜间排尿次数增多。小便清长与"尿频"常常并见，可互参。

《素问·至真要大论》曰："诸病水液，澄彻清冷，皆属于寒。"小便清长多属于寒证，但寒证当分虚实，虚者多责之肾阳不足，实者多责之阴寒内盛。

临床常见证型如下所述。

（1）肾阳虚证：小便清长，兼症参见"小便频数"。

（2）阴寒内盛证：小便清长，尿量多，常伴见形寒肢冷、腹部冷痛、得温痛减、口淡不渴、舌淡苔白、脉沉等症。本证多因外感风寒，或进食生冷，以致寒邪直中脏腑，阴寒内盛，阳失温煦，水液气化失常，故小便清长。

3. 夜间多尿

夜间多尿是指白天小便正常，夜间小便次数及尿量增多的症状。

肾主水，司二便，膀胱主储藏和排泄尿液。夜间阳消阴长，若肾阳及膀胱阳气虚衰，气化功能下降，故见夜间多尿。

临床常见证型如下所述。

（1）肾阳虚证：夜间多尿，兼症参见"小便频数"。

（2）脾肾阳虚证：夜间多尿，常伴见遗尿、白天小便频数、腰膝冷痛、腹部冷痛、畏寒、四肢厥冷、倦怠乏力、下利清谷、舌淡苔白、脉沉细无力等症。本证多见于素体肾阳亏虚，或老年脾肾阳气衰弱者。脾阳虚则不化水湿，肾阳亏虚则无力主水，夜间气化不利，膀胱失约，故夜间多尿。

4. 遗尿

遗尿，俗称"尿床"，是指睡眠中小便不受控制地自行排出的症状。

遗尿的基本病机为膀胱失于约束，多属膀胱虚证，如《诸病源候论·小便病诸候·遗尿候》曰："遗尿者，此由膀胱虚冷，不能约于水故也。膀胱为足太阳，肾为足少阴，二经为表里。肾主水，肾气下通于阴。小便者，水液之余也。膀胱为津液之腑，腑既虚冷，阳气衰弱，不能约于水，故令遗尿也。"

临床常见证型如下所述。

（1）肾阳虚证：睡中遗尿，常伴见小便清长、腰膝酸软冷痛，畏寒肢冷，下肢尤甚、性欲冷淡、男子阳痿滑精、女子白带清稀量多、舌淡苔白、脉沉细无力等症。本证多见于素体肾阳亏虚，或老年肾阳衰弱，或房劳过度者。本证多由肾阳亏虚，无力主水，膀胱失约所致。

（2）肾气不固证：睡中遗尿，常伴见白天小便频数、小便清长、尿后余沥不尽、男子滑精早泄、女子白带清稀量多、腰膝酸软、舌淡苔白、脉弱等症。本证多见于小儿肾气未充，或见于老年人肾气亏虚，或房劳过度者。本证多由肾气亏虚，肾失封藏固摄所致。

（3）脾虚气陷证：睡中遗尿，常伴见倦怠乏力、少气懒言、嗜卧、腹胀、便溏、舌淡苔白、脉弱等症。本证多因小儿活动量过大，或成人劳倦太过，以致耗气太过，气虚无以摄尿，入夜阴盛阳衰，故见睡中遗尿。

5. 余沥不尽

余沥不尽，又称"小便遗沥"，是指排尿后仍有尿意，余沥点滴不净的症状。

肾主水液，膀胱主储藏和排泄尿液。余沥不尽多由肾气虚衰，膀胱不固，开合失职所致。

临床常见证型如下所述。

（1）肾气不固证：尿后余沥不尽，常伴见尿出无力、小便频数而清长、夜尿增多甚或遗尿、腰膝无力、动则汗出喘促、四肢不温、神疲体倦、舌淡苔白、脉弱等症。本证多见于年老肾气虚衰，或房劳过度者。本证多由肾气不固摄尿液所致。

（2）脾虚气陷证：尿后余沥不尽，时作时止，遇劳即发，病程较长，常伴见排尿之后仍感尿意，缺乏排尿后的舒畅感、面色淡白或㿠白、食欲不振、纳差、腹胀、便溏、肢体倦怠乏力、舌淡苔白、脉弱等症。本证多由劳倦内伤，或素体脾虚气弱，脾气虚弱，无力升清所致。

（3）膀胱湿热证：尿后余沥不尽，常伴见小便频数、尿色黄浊、尿道灼热、排尿疼痛、小腹胀痛、舌红、脉数等症。本证多由湿热蕴结下焦，气化失司，膀胱失约所致。

6. 小便失禁

小便失禁，又称"尿失禁"，是指小便失去控制，自行遗出的症状。

本症与"余沥不尽"不同，余沥不尽是排尿能控制，但尿后还有少量尿液自行滴出。

神志不清所致的小便失禁，多由神不驭气、膀胱失约所致。在神志清醒情况下，小便失禁多为肾气不足、下元不固；或下焦虚寒、膀胱失煦，不能制约水液所致。

临床常见证型如下所述。

（1）肾气不固证：小便失禁，轻者随咳嗽、跑跳、用力、情绪紧张等下遗数滴，重则随时自遗，自遗尿量可多可少，常伴见白天小便频数、小便清长、尿后余沥不尽、腰膝酸软、舌淡苔白、脉弱等症。本证多见于老年人肾气亏虚，或新产之后，或久病衰弱者。本证多由肾气亏虚，气化失司，摄约无权，封藏固摄失度所致。

（2）中风后遗症：小便失禁，常伴见偏瘫、口角㖞斜、言语不利等症。本证多由中风后膀胱失约所致。

【文献辑要】

《诸病源候论·小便病诸候·小便不禁候》：小便不禁者，肾气虚，下焦受冷也。肾主水，其气下通于阴。肾虚下焦冷，不能温制其水液，故小便不禁也。

《诸病源候论·虚劳病诸候·虚劳小便余沥候》：劳伤之人，肾气虚弱，不能藏水，胞内虚冷，故小便后水液不止，而有余沥。

《医学入门·杂病·外感·小便不禁》：下虚内损，则膀胱不约，便溺自遗，或尿后余沥，皆火盛水不得宁。

《张氏医通·大小府门·小便不禁》：亦有小便毕，少倾将谓已尽，忽再出些少者，多因从忍行房事而然。

《医学六要·小便》：睡则遗尿，责之肾虚。所以婴儿脬气未固，老人下元不足，多有此证。在婴儿挟热者居多，在老人挟寒者居多。

二十七、尿　少

【症状特征】

尿少是指尿量减少的症状。

【症机辑要】

尿液的生成和排泄，与肺、脾、肝、肾、三焦、膀胱等密切相关。尿量减少，一方面责之尿液化源不足，或水液渗泄源流阻滞，或阳气虚衰而气化无权，或机体津液亏乏；另一方面责之水液耗散过多，或实热蒸腾过盛，或汗吐下太过，或水肿病等导致水液不循常道。

【证型辑要】

（1）实热证：尿少而黄赤，常伴见身热、汗出、口渴、舌红少津、脉数等症。本证多见于天气炎热，或外感火热，或其他外邪郁积化热。火热为阳邪，其性燔灼，津液易耗，故见尿少。本证因火热邪气侵犯的部位不同，还可见于风热犯表证、伤暑证、心火炽盛证、肺热炽盛证、胃热炽盛证、肠热腑实证、热入营血证等，除尿少症状外，可伴见相应证候表现。

（2）水肿病：尿少，常伴见肢体浮肿等症。本证多由水湿不渗膀胱，泛溢肌肤所致。

【类症辑要】

小便不利

小便不利是指排尿不畅快，排尿费力而量少的症状。

本症初起轻者，需站立片刻方能排出尿液，继而排尿无力，尿线变细，渐至排尿滴沥，尿不成线。《黄帝内经》称本症为"泾溲不利""小便闭"，《金匮要略·水气病脉证并治》称其为"小便难"。

小便不利进一步发展，则为排尿困难，需憋气排尿，或按压腹部片刻，分数次方能排尽尿液，此为"癃闭"。其中，小便不畅，点滴而短少，病势较缓者为"癃"；小便不通，点滴不出，病势较急者为"闭"，统称为"癃闭"。"癃闭"在《黄帝内经》中有"水闭""前闭""癃""闭癃""闭塞不通""不得小便""不得前后""不得隐曲""窘急"等称谓。

膀胱的生理功能是贮藏和排泄尿液，《素问·灵兰秘典论》云："膀胱者，州都之官，津液藏焉，气化则能出矣。"指出排尿须依靠膀胱气化。此外，排尿通畅还有赖于三焦气化正常，而三焦气化主要依靠肺的通调、脾的转输、肾的气化、肝的疏泄来维持。因此，小便不利的基本病机为膀胱气化不利，但与肺、脾、肾、肝、三焦皆有密切关系。

引起小便不利的常见病因，一是感受外邪，如下阴不洁，湿热侵犯膀胱，导致膀胱气化不利；二是瘀浊内阻，如瘀血败精内阻，或膀胱结石阻塞尿道；三是体虚久病，如老年肾阳虚衰，或久病气虚，膀胱气化不利所致。《杂病源流犀烛·小便闭癃源流》指出小便不利有三类："若大便泄泻，而津液涩少，一也……热搏下焦，津液不能行者，二也……若脾胃气涩，不能通调水道，下输膀胱而化者，三也。"

临床常见证型如下所述。

（1）膀胱湿热证：排尿不畅，常伴见小便量少、尿黄、尿浊、尿急、尿痛、舌红、脉数等症。本证多见于下阴不洁，湿热侵犯膀胱；或饮食不节，湿热内生，热扰膀胱；或长期憋尿，膀胱郁热久聚者。其病之初，多见尿频、尿急、尿痛，疾病迁延日久，膀胱气化不利，开阖失度，则见排尿不畅。

（2）瘀浊内阻证：小便点滴而下，或尿细如线，甚则排尿困难或不通，常伴见小腹胀满疼痛、舌质紫暗或舌面瘀斑瘀点、脉涩等症。本证多由瘀血败精阻塞尿路，水道不通所致。

（3）结石内阻证：小便不利，或排尿中断，或时通时闭，常伴见小腹胀满疼痛、痛引腰脊，或尿中砂石或血尿、脉涩等症。本证多由湿热久聚而成砂石，结石阻塞尿道所致。

（4）肾阳虚证：小便不利，点滴不爽，排尿无力，常伴见面色㿠白、畏寒肢冷，下肢尤甚，舌淡苔白、脉沉细无力等症。本证多由老年肾阳虚衰，气化不利，膀胱失于温煦，启闭无力所致。

（5）风水搏肺证：小便不利，常伴见眼睑头面浮肿，迅速出现全身浮肿、上半身肿甚，小便短少、咳嗽、咽喉疼痛、舌红苔黄、脉数等症。本证属"水肿"范畴。外感风邪侵犯肺，肺失宣肃，通调水道失职，风水相搏，泛溢肌肤，故小便量少而不利。

（6）水湿困脾证：小便不利，常伴见全身水肿，下半身肿甚、身体困重、胸闷、呕恶、纳呆、舌淡苔白、脉滑等症。本证属"水肿"范畴。本证多由水湿内困于脾，脾失健运，水液转输不利所致。

（7）肾虚水泛证：小便不利，或点滴而出，常伴见周身浮肿，腰以下尤甚，腰膝冷痛、舌淡苔白、脉弱等症。本证属"水肿"范畴。本证多由肾阳虚衰，不能化气行水，水气上泛而不注膀胱所致。本证水气上泛还可伴见凌心、射肺、犯脾等相关征象。

【文献辑要】

《诸病源候论·小便病诸候·小便不通候》：小便不通，由膀胱与肾俱有热故也。肾主水，膀胱为津液之腑，此二经为表里，而水行于小肠，入胞者为小便。肾与膀胱既热，热入于胞，热气大盛，故结涩，令小便不通，小腹胀满气急。

《诸病源候论·小便病诸候·小便难候》：小便难者，此是肾与膀胱热故也。此二经为表里，俱主水，水行于小肠，入胞为小便。热气在于脏腑，水气则涩，其热势微，故但小便难也。

《丹溪心法·小便不通》：小便不通，有气虚、血虚、有痰、风闭、实热。

二十八、小便混浊

【症状特征】

小便混浊，又称"尿浊""溺浊"，是指尿液混浊不清，但排尿时并无尿道涩痛，无排尿不利感的症状。

正常小便颜色淡黄，清净不浊，尿后没有不适感。若尿液色白如淘米水，或尿液初起不甚混浊，但静置稍长时间即有积粉样沉淀者，称"白浊"。

若尿液中夹有血液而致尿浊，或尿液中夹有精液而见混浊者，不属于本症范畴。

【症机辑要】

小便混浊的基本病机是精微清浊不分，并注入膀胱所致。饮入于胃，胃腑受纳腐熟，小肠分清泌浊，大肠主津，皆上输于脾，脾主升清，上归心肺，心火化赤而为血，肺主宣肃而布全身。若脾不清升，则精微并走浊阴；若肾气不化，则浊中之清不升于肺。此二者，皆可致小便混浊。

【证型辑要】

（1）湿热蕴脾证：小便混浊色黄，或夹滑腻之物，或夹凝块，或尿液面上如有浮油，常伴见口甜、口腻、脘腹痞闷不舒、食欲不振、纳少、腹胀、便溏、肢体困重、身热不扬、苔黄腻、脉濡数等症。本证多由嗜食肥甘厚味，或外感湿热邪气，湿热蕴脾，脾失健运则清浊不分，精微并走浊阴所致。

（2）脾虚气陷证：小便混浊，状若白浆，或尿液初起不甚混浊，但静置稍长时间即有积粉样沉淀，反复发作，日久不愈，遇劳累或进食油腻则加重，常伴见小腹坠胀、神疲乏力、气短懒言、面白无华、余沥不尽、舌淡苔白、脉弱等症。本证多见于素体脾胃虚弱，或久病耗伤脾气，或思虑劳倦太过者。本证多由脾虚气陷则不升清，精微并走浊阴所致。

（3）肾气虚证：小便混浊，尿色乳白，状如脂膏，常伴见小便量多、余沥不尽、腰膝酸软、神疲乏力、头晕耳鸣、舌淡苔白、脉弱等症。本证多见于老年肾气虚弱者。若病程迁延日久，可进一步发展为肾阳虚证，表现为畏寒肢冷，下肢尤甚，夜尿增多等症。本证多由肾气蒸腾乏力，肾主水失职，浊中之清不升，精微并走浊阴所致。

【类症辑要】

1. 小便黄赤

小便黄赤是指小便颜色呈深黄、黄赤或黄褐色，甚则尿如浓茶的症状。《黄帝内经》称为"溺色黄""溺赤"。

若因天气炎热汗多，或饮水不足，导致一过性小便黄赤者，属于正常现象。若因尿血所致者，不属本症范畴。

小便黄赤，或由热盛伤津，尿液浓浊而见黄赤；或由胆汁泄溢所致。

临床常见证型如下所述。

（1）心火亢盛证：小便黄赤，常伴见小便量少，排尿时尿道热涩作痛，发热、面赤、心烦、口渴、舌红、舌尖起点刺、脉数等症。本证多由外感热邪，或情志过极，或过食辛辣，导致心火炽盛，心火下移少肠，热迫膀胱，热盛伤津所致。

（2）胃热炽盛证：小便黄赤，常伴见胃脘灼痛、消谷善饥、口渴喜饮、口气臭秽、牙龈红肿疼痛、小便量少、大便秘结、舌红苔黄、脉数等症。本证多由过食辛辣、温燥之物，或外感热邪内侵胃腑，或五志过极，化火犯胃，热盛伤津所致。

（3）膀胱湿热证：小便黄赤，常伴见小便量少、尿频、尿急、尿痛，甚或小便不通，小腹胀痛，舌红苔黄，脉数等症。本证多由嗜食辛辣，或外感湿热，湿热蕴结膀胱所致。

（4）肝火炽盛证：小便黄赤，常伴见头目胀痛、面红目赤、口苦口干、易躁易怒、小便量少、大便秘结、舌红、脉弦数等症。本证多由情志不遂，气郁化火，热盛伤津所致。

（5）肝胆湿热证：小便黄赤，甚则色如浓茶，常伴见胁肋胀痛、纳呆、腹胀、呕恶、口苦、厌油、身目发黄、大便不调、舌红苔黄、脉弦数等症。本证属黄疸病之"阳黄"范畴。本证多由外感湿热邪气，或恣食肥甘厚味，湿热蕴蒸肝胆，肝失疏泄，胆汁泄溢所致。

（6）寒湿郁滞证：小便黄赤如茶色，常伴见身目俱黄、黄色晦暗、脘腹痞胀、肢体倦怠、大便不成形、舌淡、脉沉等症。本证属黄疸病之"阴黄"范畴。本证多由寒湿困阻，肝胆失于疏泄，胆汁泄溢所致。

2. 尿痛

尿痛是指排尿时尿道发生刺痛、灼痛、涩痛、绞痛，甚至小腹或会阴部位出现疼痛的症状。

尿痛常伴有小便淋漓不畅，尿频，尿急等症状，故《黄帝内经》称为"淋"，《景岳全书·必集·杂证谟·淋浊》明确指出："淋之为病，小便痛涩。"

尿痛的基本病机为湿热蕴结膀胱，气机不畅，不通则痛。本症多为实证、热证，其虚证亦多为虚中夹实。

临床常见证型如下所述。

（1）心火亢盛证：小便赤涩疼痛，兼症参见"小便黄赤"。

（2）膀胱湿热证：小便热涩疼痛，常伴见小便黄赤、尿频、尿急、小腹胀痛、舌红苔黄、脉数等症。本证多见于嗜食辛辣，或外感湿热，湿热蕴结膀胱，气机不畅，不通则痛。此外，本证还广泛见于热淋、石淋、血淋、膏淋等实证，其中，热淋可伴见小便频数短涩，灼热刺痛；石淋可伴见尿中夹砂石，或排尿中断；血淋可伴见尿色深红，或有血块；膏淋可伴见小便混浊如米泔。

（3）瘀血阻滞证：小便刺痛，或绞痛，或涩痛，痛势剧烈，引及小腹、会阴、腰部，常伴见尿血，以及尿液混浊、黄赤、紫暗或夹血块及舌质紫暗、脉涩等症。本证多由少腹瘀血蓄积，膀胱气化失司，不通则痛所致。

（4）脾肾气虚证：轻微尿痛，时发时止，遇劳即发，常伴见神疲乏力、肢体倦怠、腰膝酸软、舌淡、脉沉细无力等症。本证多见于劳淋者。本证多由脾肾气虚，膀胱气化无权所致。本证若以脾虚气陷为主者，可见腹部坠胀、尿频涩滞、余沥不尽等症；若以肾气虚为主者，可见腰膝酸软、夜尿增多等症。

（5）肝郁气滞证：小便涩滞疼痛，常伴见头胀痛、口苦、胸胁胀满、少腹胀痛、脉弦等症。本证多见于气淋，常发于郁怒之后者。本证多由肝郁化火，气火郁于下焦，影响膀胱气化，不通则痛所致。

3. 脓尿

脓尿是指脓随小便排出，或小便中夹有脓液的症状。

脓尿的基本病机为热灼膀胱，血腐肉败而成脓，脓随尿排出。

临床常见证型如下所述。

（1）热毒蕴结证：脓随小便排出，或小便中夹有脓液，常伴见尿频、尿痛、尿道灼热、发热、口干口渴、大便秘结、舌红、脉数等症。本证多见于恣食肥甘厚味，或嗜酒无度者。本证多由热毒蕴结膀胱，血腐肉败而成脓所致。

（2）阴虚火旺证：尿中夹脓，常伴见尿频、尿痛、腰膝酸软、潮热、盗汗、口燥咽干、烦热、舌红少津、脉细数等症。本证多由外感温病伤阴，或房劳过度耗劫真阴，阴虚火旺，灼肉成脓所致。

4. 小便夹精

小便夹精，又称"白淫""尿精""精浊"，是指尿液中混夹精液，或排尿后精液排出的症状。

小便夹精的基本病机为精液外泄，随尿而出，或因邪扰精室，或因肾失于封藏所致。

临床常见证型如下所述。

（1）湿热下注证：尿中混夹精液，或排尿后出现精液排出，在尿道口形成米泔样混浊物，常伴见小便混浊，量少，排尿不爽或排尿涩滞感，茎中时有痛痒，会阴胀痛，或伴遗精滑精，脉数等症。本证多见于恣意过食肥甘或辛辣，或过食醇酒者。本证多由中焦湿热郁积，流注下焦，扰动精室，精液外泄所致。

（2）阴虚火旺证：尿中混夹精液，或排尿后出现精液排出，常伴见梦遗、夜卧不安、头晕、目眩、腰膝酸软、潮热、盗汗、口燥咽干、烦热、舌红少津、脉细数等症。本证多见于素体肾阴亏虚，或房劳劫耗真阴者。本证多由阴虚火旺，扰动精室，精液外泄所致。

（3）肾气不固证：尿后出现精丝流出，常伴见小便清长、尿频、遗精、滑精、面白少华、头晕、目眩、腰膝酸软、耳鸣、舌淡苔白、脉弱等症。本证多见于大病久病耗伤肾气，或遗精滑精日久不愈者。本证多由肾气亏虚，失于封藏，精液外泄所致。

【文献辑要】

《证治准绳·杂病·大小腑门·淋》：心主血，气通小肠，热甚则搏于血脉，血得热则流行，入胞中与溲俱下。

《类证治裁·淋浊论治》：有浊在精者，由相火妄动，精离其位，不能闭藏，与溺并出，或移热膀胱，溺孔涩痛，皆白浊之因于热也。久之则有脾气下陷，土不制湿，而水道不清者，有相火已杀，心肾不交，精滑不固，而浊遗不止者，皆白浊之因于虚也。

二十九、出　血

【症状特征】

出血是指血液不循常道，或上溢于口鼻诸窍，或下泄于前后二阴，或渗出于肌肤的症状。

《黄帝内经》对于出血病机有较深入的认识，可见"衄""衄血""吐血""呕血""唾血""咳唾则有血""溲血""溺血""便血""后血""心下崩""血溢""血泄""射"（针刺时血射而出）等称谓。

【症机辑要】

《景岳全书·贯集·杂证谟·血证》将出血病机概括为火盛和气虚两个方面，"血本阴精，不宜动也，而动则为病。血主荣气，不宜损也，而损则为病。盖动者，多由于火，火盛则逼血妄行。损者，多由于气，气伤则血无以存。"因火盛者，总由火热熏灼，迫血妄行所致；因气虚者，总由气不摄血，血溢脉外所致。

火盛有实火和虚火之分，实火多见于外感热邪或湿热，或情志过极郁而化火，或过食辛辣厚味而生湿热；虚火多见于阴虚火旺。而气虚则多见于劳神劳力房劳过度，或久病耗气过度，或素体气虚者。此外，局部脉络损伤，也是引起出血的常见原因。

【证型辑要】

（1）血热证：因出血部位的不同，可表现为鼻衄、齿衄、吐血、咳血、便血、尿血、月经量多、崩漏、皮下紫斑等症。本证在外感热病和内伤杂病中均可见，多见于外感热邪，或过食辛辣，或情志过极者。其伴随症变化多端，此不赘述。

（2）气不摄血证：因出血部位的不同，可表现为鼻衄、齿衄、吐血、咳血、便血、尿血、月经量多、崩漏、皮下紫斑等，常伴见面色淡白无华、神疲乏力、少气懒言、头晕、心悸、舌淡、脉弱等症。本证多由久病耗气，或劳倦耗气者，由气不摄血，血溢脉外所致。

（3）阴虚火旺证：因出血部位的不同，可表现为齿衄、咳血、尿血、崩漏、皮下紫斑等，常伴见形体消瘦、口燥咽干、五心烦热、潮热、盗汗、舌红少津、脉细数等症。

本证多见于热病耗伤阴液，或情志过极所致郁火伤阴，或房事不节耗伤肾阴，或过服温燥暗耗阴液，或年老阴液亏虚者。本证多由阴不制阳，虚火迫血妄行所致。

（4）脉络损伤证：可广泛见于全身各个部位出血，可由跌仆、外伤等损伤脉络，导致脉络受损而血溢脉外。

【类症辑要】

1. 鼻衄

鼻衄是指鼻腔出血的症状。

鼻衄不止者，称"鼻洪"；口、鼻、耳道皆出血者，称"鼻大衄"。妇人经期鼻衄，呈规律性发作者，称"倒经""逆经"。

鼻衄的成因可分为三大类，一是鼻部器质性疾病、鼻部外伤；二是火热迫血妄行，可因气候干燥或炎热所致，肺热、胃热、肝火上扰最为常见，也有因肺阴虚、胃阴虚所致；三是气不摄血而外溢，多见于气不摄血或脾不统血。

临床常见证型如下所述。

（1）风寒束表证：鼻腔出血，量不多，能自行停止，鼻血出则诸症减，常伴见恶寒发热，头身疼痛，无汗，脉浮等症。本证是外感风寒欲解之时的特殊证型，风寒之邪郁于太阳，外邪不得汗解，上扰鼻窍，借鼻衄为出路，衄出则诸症可减，一般不予以处理而衄血亦自止。

（2）风热犯肺证：鼻腔出血，血色鲜红，血量少，或点滴而出，常伴见鼻干、身热、汗出、咳嗽，咳黄痰、舌红苔黄、脉数等症。本证多由外感风热，上扰鼻窍所致。

（3）燥邪犯肺证：鼻腔出血，血色鲜红，血量可多可少，常伴见鼻部干燥疼痛、口燥咽干、咳嗽、痰少而黏、脉浮数等症。本证多由外感燥邪，上扰鼻窍所致。

（4）胃热炽盛证：鼻内出血，血色鲜红，血量多，或兼齿衄，常伴见鼻干、口干喜饮、口气臭秽、便秘、尿赤、舌红苔黄、脉数等症。本证多由嗜酒过度，或过食辛辣肥甘，导致胃火炽盛，热循阳明经上攻鼻窍，灼伤阳络，迫血外溢所致。

（5）肝火犯肺证：鼻内出血，血色鲜红，血量多而势猛暴发，常伴见头目胀痛、耳鸣、烦躁易怒、面红目赤、口苦、咳嗽阵作、舌红苔黄、脉弦数等症。本证多由情志过极，肝郁化火而犯肺，肺失清肃，火热上炎，迫血妄行所致。

（6）气不摄血证：鼻内出血，血色淡红，血量可多可少，出血势缓，反复发作，时发时止，常伴见面色淡白无华、神疲乏力、少气懒言、头晕、心悸、舌淡、脉细弱等症。本证多见于久病耗气，或劳倦耗气者。本证多由气不摄血，血溢鼻道所致。若为脾不统血者，还可伴见食少纳差、腹胀便溏等症。

2. 齿衄

齿衄，又称"牙衄"，是指血液自牙缝或牙龈渗出的症状。

齿衄需与"舌衄"区别。舌衄之血出于舌体，舌面常有针点样出血点。

齿衄多与胃、肾病变有关，《景岳全书·贯集·杂证谟·血证》对此论叙颇详："血从齿缝牙龈中出者，名为齿衄。此手足阳明二经及足少阴肾家之病。盖手阳明入下齿中，足阳明入上齿中。又肾主骨，齿者骨之所终也。此虽皆能为齿病，然血出于经，则惟阳明为最。故凡阳明火盛，则为口臭，为牙根腐烂肿痛，或血出如涌而齿不动摇。必其人素好肥甘辛热之物，或善饮胃强者，多有阳明实热之证……肾水不足，口不臭，牙不痛，但齿摇不坚，或微痛不甚，而牙缝时多出血者，此肾阴不固，虚火偶动而然。"

临床常见证型如下所述。

（1）胃热炽盛证：齿衄，血出如涌，量多，血色鲜红，常伴见牙龈红肿疼痛、口干喜饮、口气臭秽、便秘、尿赤、舌红苔黄、脉数等症。本证多由过食辛辣，胃肠积热，热从火化，循经上灼，实火冲激，灼伤龈络所致。

（2）胃阴虚证：齿衄，血色淡红，常伴见口渴、五心烦热、便秘、舌红少苔、脉细数等症。本证多见于胃阴素虚者，起病较缓。本证多由胃腑虚火浮动，循经上灼，灼伤龈络所致。

（3）肾阴虚证：齿衄，血色淡红，量少，常伴见牙龈红肿疼痛不甚、牙齿虚浮松动、腰膝酸软、舌红少苔、脉细数等症。本证起病缓慢，多见于素体肾阴亏虚或久病耗伤肾阴者。本证多由肾阴不足，虚火上炎伤络，络损血溢所致。

（4）气不摄血证：齿衄，血色淡红，量多，反复发病，常伴见龈肉色淡、面色淡白无华、神疲乏力、少气懒言、头晕心悸、舌淡、脉弱等症。本证多由饮食不节，或劳伤过度，中气亏虚，气不摄血所致。

3. 咳血

咳血，又称"嗽血"，是指血液来自肺或气管，血随咳嗽而出的症状。

若痰少而血多，或大量出血者，又称"咯血"。

咳血所出之血多为鲜红色，常混有痰液，多痰血相兼，或痰中带有血丝。咳血之前多有咳嗽、胸闷、喉痒等症状。大量咳血之后，可见痰中带血。

咳血多由肺络损伤，血液外溢所致。通常分为外感和内伤两类，外感多由风热、火热、燥热所致，起病急，病程短；内伤多由阴虚火旺引起，起病缓，病程长。

临床常见证型如下所述。

（1）燥邪犯肺证：咳血，血色鲜红，常伴见咳嗽喉痒、痰中带血、鼻燥咽干、口渴欲饮、苔少而燥、脉浮等症。本证多由燥热伤肺、肺络受损所致。临床上，凡外感风热、暑热、燥邪失于清解，灼伤肺络而见咳血者，可统称"外感咳血"。

（2）肺热炽盛证：咳血，血色鲜红，量多，常伴见咳嗽阵作、咳痰黄稠、咽喉疼痛、胸痛喘息、发热、气息灼热、汗出、舌红苔黄、脉数等症。本证多由外感风热入里，或外感风寒入里化热，蕴结于肺，灼伤肺络所致。此外，本证也可见于肺痈病的溃脓期，表现为时有咳血，或痰血相兼、咳吐大量脓痰、痰如米粥、腥臭异常、胸痛、喘息不得平卧、面赤身热等症。本证多由热毒壅肺，热壅血瘀，血败肉腐，脓血外泄所致。

（3）痰热壅肺证：咳血，或咳吐脓血腥臭痰，常伴见胸闷气喘、咳痰黄稠量多或喉中痰鸣、发热、口渴、舌红苔黄腻、脉滑数等症。本证多由外感热邪灼伤肺津，炼液为痰，或内有宿痰郁久化热，痰热搏结，损伤肺络所致。

（4）肝火犯肺证：咳血，常伴见咳嗽阵发性发作、咳势剧烈、痰中带血或纯血鲜红、胸胁胀痛、烦躁易怒、口苦、舌红、脉弦数等症。本证多由肝火炽盛，气逆犯肺，损伤肺络所致。

（5）阴虚火旺证：咳血，或痰中带血丝，血色鲜红，常伴见干咳、痰少而黏、口燥咽干、潮热、盗汗、舌红少苔、脉细数等症。本证多由素体肺阴亏虚，或热病久耗肺阴，虚火灼伤肺络，络损血溢所致。本证也见于"痨虫"入侵所致的肺痨病者，以慢性咳嗽、咳血、潮热、盗汗及身体逐渐消瘦为特征。

4. 呕血

呕血，又名"吐血"，是指血由胃或食管等上消化道而来，经呕吐而出的症状。

吐血有声者称"呕血"，吐血无声者称"吐血"，但在临床不易区分，也无区分必要，如《医碥·杂证·吐血》曰："旧分无声曰吐，有声曰呕，不必。"

呕血多由胃络损伤，血液外溢所致。

临床常见证型如下所述。

（1）胃热炽盛证：呕血，血量较多，血色鲜红、紫红或紫暗，常夹有食物残渣，常伴见脘腹痞满不适、胃脘嘈杂、口气臭秽、便秘、大便色黑、尿赤、舌红、脉数等症。本证多因酒食诱发，多见于嗜酒成性，或恣食辛辣煎炸肥厚之品，或外感火热邪气而热动阳明者。本证多由胃火炽盛，热伤胃络，血液外溢所致。

（2）肝火犯胃证：呕血，血量较多，血色鲜红、紫红或紫暗，来势急迫，常夹有食物残渣，常伴见胃脘胁肋胀痛、烦躁易怒、口苦、舌红、脉弦数等症。本证多由郁怒伤肝，肝火炽盛，横逆犯胃，灼伤胃络所致，此即《素问·举痛论》曰："怒则气逆，甚则呕血"。

（3）瘀血停胃证：呕血，血色紫黑，或有瘀块，常伴见胃脘刺痛，痛有定处，按之则甚，舌质紫斑紫点，但欲漱口不欲咽，脉涩等症。本证多由药物或饮食伤胃，胃络受损；或胃络血行不畅，久而成瘀溃败所致。

（4）气不摄血证：呕血，时轻时重，时发时止，血色紫暗，常伴见胃脘隐痛，脘腹部喜按压，遇劳加重，面色淡白无华、神疲乏力、少气懒言、头晕心悸、舌淡、脉弱等症。本证多见于久病耗气，或劳倦耗气，或呕吐太过者。本证多由胃气大伤，脾气亏耗，气不摄血，胃络溢血所致。

5. 便血

便血是指大便下血，或血便夹杂而下，或大便前后下血，或单纯下血，或便黑如柏油状的症状。

便血有远血和近血之分。若先便后血，血色暗红或褐暗，或大便色黑如柏油状，属"远血"，提示出血病位离肛门较远，多见于胃脘、小肠、大肠出血。若先血后便，血色鲜红，血附在大便表面或于排便前后滴出者，属"近血"，提示出血部位离肛门较近，多见于痔疮、肛裂、息肉等肛门部病变。

便血需与"下痢脓血"相区别，下痢脓血多呈脓血混杂，并有突出的腹痛、里急后重等症，是痢疾的表现之一。

临床常见证型如下所述。

（1）胃热炽盛证：便血，血色紫暗，或大便色黑如柏油状，常伴见呕血、脘腹痞满不适或疼痛、口气臭秽、便秘、舌红苔黄、脉数等症。本证多因酒食诱发，多见于嗜酒成性，或恣食辛辣煎炸肥厚之品，或外感火热邪气而热动阳明者。本证多由胃火炽盛，热伤胃络，血溢下注肠道所致。

（2）肠道湿热证：便血，若为先便后血者，血色暗红或褐暗，或大便色黑如柏油状；若为先血后便者，血色多鲜红或暗红有块。本证常伴见腹痛、腹泻、肛门灼热、舌红、脉滑数等症。本证多由外感暑湿热毒，或饮食不洁，湿热邪气蕴积肠道，损伤肠道脉络，血随便下所致。

（3）气不摄血证：便血，若为先便后血者，血色暗红或褐暗，或大便色黑如柏油状；若为先血后便者，血色多鲜红或暗红有块。本证常伴见面色淡白或萎黄、神疲乏力、少气懒言、头晕心悸、舌淡、脉弱等症。本证多见于久病耗气，或劳倦耗气者。本证多由中气亏虚，气不摄血，胃肠脉络溢血所致。

6. 尿血

尿血，又称"溲血""溺血"，是指小便中混有血液，尿色因之而淡红、鲜红、红赤、或茶褐色，甚或夹杂血块，排尿时无疼痛的症状。尿血包括肉眼可见血尿，以及血量少的镜下血尿。

血尿有远近之别。小便初始出现血尿，提示出血部位多在尿道；小便全程出现血尿，提示出血在膀胱及其以上部位。

临床常见证型如下所述。

（1）膀胱湿热证：尿中带血，尿血鲜红，或夹血块，常伴见尿频、尿急、尿道灼痛、小腹胀痛拘急、身热、心烦、口渴、舌红苔黄、脉数等症。本证多由外感湿热邪毒蕴结膀胱，或饮食不节，湿热内生，下注膀胱，膀胱血络受损而血溢所致。

（2）脾不统血证：尿中带血，起病缓，病程长，反复发作，常伴见齿衄、肌衄等全身性出血，面色淡白或萎黄、神疲乏力、少气懒言、头晕心悸、食少纳差、腹胀、便溏、舌淡、脉弱等症。本证多见于久病耗气，或劳倦耗气者。本证多由脾气亏虚，气不摄血，血渗膀胱所致。

（3）肾阴虚证：尿中带血，常伴见轻度尿痛涩滞，时作时止，尿色淡红、形体消瘦、头晕耳鸣、潮热、腰膝酸软、舌红少苔、脉细数等症。本证多由肾阴亏虚，虚火内炽，灼伤肾络，血溢膀胱所致。

（4）肾气不固证：尿中带血，病程长，反复发作，常伴见尿色淡红混浊、尿频、腰膝酸软、头晕耳鸣、面色少华、精神疲乏、舌淡、脉沉细等症。本证多由肾病久治不愈，肾气虚损，下元不固，血溢膀胱所致。

7. 肌衄

肌衄，又称"紫斑"，是指血液溢出于肌肤之间，皮肤呈现出片状或点状出血，色紫暗，平摊于皮肤之下，抚之不碍手，压之不褪色的症状。

临床常见证型如下所述。

（1）血热证：皮下出现青紫斑点或斑块，常伴见发热、口渴、便秘、尿赤、舌红苔黄、脉数，或可见鼻衄、齿衄、便血、尿血、月经量多等症。本证可广泛见于外感热病和内伤杂病，或外感热邪，或过食辛辣，或情志过极者。本证多由热毒壅滞脉络，迫血妄行，血溢肌腠所致。若为温病热入营血者，还可见狂躁神昏、颈项强直、四肢抽搐、角弓反张等症。

（2）阴虚火旺证：皮下出现青紫斑点或斑块，常伴见鼻衄、齿衄、月经过多、形体消瘦、头晕耳鸣、潮热、腰膝酸软、舌红少苔、脉细数等症。本证多由热病或久病伤阴，或年老阴虚，虚火内炽，灼伤血络，血溢肌腠所致。

（3）气不摄血证：皮下出现青紫斑点或斑块，时发时止，久病不愈，常伴见面色淡白无华、神疲乏力、少气懒言、头晕、心悸、舌淡、脉细弱等症。本证多见于久病耗气或劳倦耗气者。本证多由气不摄血，血溢肌腠所致。若为脾不统血者，还可见食少纳差、腹胀便溏等症。

8. 耳衄

耳衄是指血自耳道流出的症状。

临床常见证型如下所述。

（1）肝火炽盛证：血自耳道流出，血出突然，血量较多，常伴见耳道疼痛、烦躁易怒、目赤、口苦、舌红苔黄、脉弦数等症。本证多由郁怒伤肝，肝火炽盛，循胆经上扰耳窍，迫血妄行所致。

（2）肾阴虚证：血自耳道流出，血出缓慢，时作时止，血量较少，常伴见耳道轻微疼痛、形体消瘦、头晕、目眩、耳鸣、潮热、腰膝酸软、舌红少苔、脉细数等症。本证多见于久病伤及肾阴，或年老肾阴亏虚者。本证多由虚火内炽，迫血妄行于耳窍所致。

9. 舌衄

舌衄是指舌体出血，舌面上常有针眼样出血点的症状。

《血证论·舌衄》云："舌乃心之苗……则知血衄皆是心火亢盛，血为热逼而渗出也……夫舌虽心之苗，然口乃胃之门户，舌在口中，胃火熏之，亦能出血……舌本乃肝脉所络，舌下渗血，肝之邪热。"

临床常见证型如下所述。

（1）心火亢盛证：舌体出血，常伴见舌体肿痛、舌质红绛、舌起芒刺、面赤口渴、心烦不寐、脉数等症。舌为心之苗窍，心火炽盛，邪热上炎舌体，火迫血溢，故见舌衄。

（2）胃热炽盛证：舌体出血，常伴见舌体肿痛、舌质红绛、舌起芒刺、口气臭秽、便秘、舌红苔黄、脉数等症。本证多在酒食之后诱发，多见于嗜食醇酒者，或恣食辛辣煎炸肥甘者，或外感火热邪气而热动阳明者。本证多由胃火炽盛，循经上达于口舌，迫血妄行所致。

（3）肝火炽盛证：舌体出血，常伴见烦躁易怒、目赤、口苦、舌红苔黄、脉弦数等症。本证多由郁怒伤肝，肝火炽盛，循经上扰舌体脉络，迫血妄行所致。

（4）肾阴虚证：舌体出血，常伴见舌体瘦薄、舌红苔少、形体消瘦、头晕目眩、耳鸣、潮热、腰膝酸软、脉细数等症。本证多见于久病伤及肾阴，或年老肾阴亏虚者。足少阴肾经上系舌本，肾阴亏虚，虚火内炽，循经上炎舌体，火迫血溢，可见舌衄。

【文献辑要】

《灵枢·百病始生》：起居不节，用力过度，则络脉伤，阳络伤则血外溢，血外溢则衄血，阴络伤则血内溢，血内溢则后血。

《诸病源候论·鼻病诸候·鼻衄候》：凡血与气，内荣腑脏，外循经络，相随而行于身，周而复始。血性得寒则凝涩，热则流散。而气，肺之所主也，肺开窍于鼻，热乘于肺，则气亦热也。血气俱热，血随气发出于鼻，为鼻衄。

《济生方·吐衄》：夫血之妄行也，未有不因热之所发，盖血得热则淖溢，血气俱热，血随气上，乃吐衄也。

《太平圣惠方·治尿血诸方》：夫尿血者，是膀胱有客热，血渗于脬故也。血得热而妄行，故因热流散，渗于脬内而尿血也。

《景岳全书·贯集·杂证谟·血证》：便血之与肠澼，本非同类。盖便血者，大便多实而血自下也。肠澼者，因泻痢而见脓血，即痢疾也。

《血证论·耳衄》：耳中出血，谓之耳衄。肾开窍于耳，而肾脉却不能上头，肾与心交，假心之府小肠之脉，上贯于耳，为司听之神所居……即或肾虚，阴火上冲，则为耳鸣，神水不足，则为耳聋，亦断无血从此出者。其有血从耳出者，则以足少阳胆脉绕耳前后，手少阳三焦之脉入耳。相火旺，挟肝气上逆，及小肠相火内动，因得挟血妄行。或因瘟疫躁怒，火气横行，肆走空窍，衄出于耳。总系实邪，不关虚劳。治法总宜治三焦、胆、肝与小肠经，自无不愈。

三十、肥　胖

【症状特征】

肥胖是体内膏脂堆积过多，导致体重超过正常水平，或体重正常但膏脂在身体某些部位异常堆积过多的症状。肥胖又有"肥人""膏人""肥满""体重"等称谓。

2003 年 4 月，由中华人民共和国卫生部疾病控制司编写的《中国成人超重和肥胖症预防控制指南（试行）》以 BMI "24"为中国成人超重的界限，BMI "28"为肥胖的界限。BMI 计算公式：BMI = 体重(kg)/身高^2(m^2)。

临床中，也有采用简便计算公式判别形体胖瘦：身高在 155cm 以下者，标准体重(kg)=身高(cm)−100；身高在 155cm 以上者，标准体重(kg) = (cm−100)×0.9。判别标准如下所述。①消瘦：体重低于标准体重的 10%；②超重：体重介于标准体重的 10%～20%；③轻度肥胖：体重介于标准体重的 21%～30%；④中度肥胖：体重介于标准体重的 31%～49%；⑤重度肥胖：体重超过标准体重的 50%。

轻度肥胖者一般无自觉症状，中度、重度肥胖者则表现出一系列临床症状，如体力劳动时易疲劳、体力下降，运动时易气急、气短，负重关节易发生关节痛、痛风，易出现腰腿痛等。

若体重仅属轻度肥胖，体态丰腴，身材匀称，精神饱满，面色红润，舌脉如常，身无所苦，则不属于疾病态，宜归于体质范畴。

【症机辑要】

肥胖的基本病机为脂浊气化不利，或痰湿运化失常。肥胖与饮食不节、缺乏运动、年老体虚、先天禀赋等有关。脾胃同居中焦，胃主受纳和腐熟水谷，脾主运化水谷及津液。脾主升，胃主降，脾喜燥，胃喜润，升降互用，润燥相济，共同完成水谷精微和水液的摄入、吸收、消化和传输。脾胃运化功能减弱，又过食肥甘、缺乏运动，则水谷精微失于输布而堆积成脂浊，水液失于输布则易聚湿生痰，从而出现局部肥满或体重异常，故有"肥人多虚""肥人多痰"之说。

【证型辑要】

（1）痰湿内盛证：形体肥胖，体重超出标准体重，肥胖以面部、腹部为甚，常伴见肌肉松弛、嗜睡、懒言、喜卧不好运动、痰多、舌质淡、舌体胖大有齿痕、脉滑等症。本证多见于嗜食肥甘厚味醇酒者，或痰湿体质者。本证多由脾运胃纳失常，痰湿内蕴，脂浊气化不利所致。

（2）胃强脾弱证：形体肥胖，体重超出标准体重，肥胖以腹部为甚，肌肉结实，形体特征表现为头圆颈粗、肩宽胸厚、大腹便便、形体圆胖，常伴见多食易饥、脘腹胀满、面色红润、舌淡红苔黄腻、脉滑等症。本证多见于中年肥胖，尤其是嗜食肥甘厚味醇酒者。胃热则多食易饥，脾滞则精微不化，日久则膏脂堆积腹部。

（3）脾虚不运证：形体肥胖，体重超出标准体重，体型臃肿，肉如棉絮，常伴见食欲不振或食少、神疲乏力、心悸、气短、嗜睡、面唇色淡少华、胸腹满闷、大便溏薄、舌淡、边有齿印、苔白腻、脉沉细等症。本证多见于素体脾胃气虚者，或既往有饮食过度损伤脾胃者，或思虑劳倦而又缺乏运动者。脾气亏虚，运化水湿及水谷精微之力下降，痰湿脂浊气化不利。

（4）脾肾阳虚证：形体肥胖，体重超出标准体重，肥胖以腹部为甚，常伴见颜面虚浮、神疲乏力、肢体倦怠、腰腿酸软、纳差、腹胀、大便溏薄、形寒肢冷、舌淡、脉沉细无力等症。本证多见于老年脾肾阳虚，或药物治疗伤及脾肾者。肾阳不振则火不生土，脾阳不振则水湿内停，膏脂气化不利。

【文献辑要】

《素问·通评虚实论》：肥贵人，则高粱之疾也。

《素问·奇病论》：夫五味入口，藏于胃，脾为之行其精气，津液在脾，故令人口甘也。此肥美之所发也，此人必数食甘美而多肥也。肥者令人内热，甘者令人中满，故其气上溢，转为消渴。

《仁斋直指方论·水湿分治论》：肥人气虚生寒，寒生痰，湿生痰……故肥人多寒湿。

《石室秘录·治肥法》：肥人多痰，乃气虚也。虚则气不能营运，故痰生之。

三十一、消　瘦

【症状特征】

消瘦，又称"形变""大肉消脱""羸瘦"，是指体重低于正常体重，肌肉瘦削，甚则骨瘦如柴的症状。

若形体偏瘦，但身材匀称，精神饱满，面色红润，舌脉如常，身无所苦者，不属于疾病态，宜归于体质范畴。

【症机辑要】

消瘦的基本病机是气血津液不能充盛机体。其病因包括气血津液化生不足和气血津液耗散过多两个方面，气血津液化生不足多见于先天禀赋不足，或后天饮食失宜，或年老衰弱者；气血津液耗散过多主要见于大病，或久病，或虫积肠道者。

【证型辑要】

（1）气血两虚证：形体消瘦，常伴见神疲乏力、气短懒言、面色淡白或萎黄，以及眼睑、唇、舌、齿龈、爪甲颜色淡白及头晕、目眩、脉细弱等症。本证多见于先天不足，或长期节食、偏食、素食，或大病久病损伤脾胃者。本证多由气血津液化生不足，不能充盛机体所致。

（2）脾胃气虚证：形体消瘦，常伴见食欲不振、食量减少、腹胀、便溏、神疲乏力、气短懒言、面色淡白或萎黄、舌淡苔白、脉细弱等症。本证多见于思虑劳神过度，或病后失于调理者。脾气虚则不运，胃气虚则不纳，气血津液化源不足，不能充盛机体，故见消瘦。

（3）胃阴虚证：形体消瘦，常伴见胃脘嘈杂，似饥非饥，或饥不欲食，胃脘隐隐灼痛、干呕、呃逆、口燥咽干、舌红少津、脉细数等症。本证多见于热病后期，或气郁化火，或吐泻太过，或过食辛辣者。本证多由胃阴耗伤，胃失濡养，胃主受纳和腐熟功能失常，气血津液化源不足，不能充盛肌腠所致。

（4）肺阴虚证：形体消瘦，常伴见干咳无痰或少痰、咽干、声音嘶哑、潮热、盗汗等症。本证多见于久咳伤肺，或燥热伤肺，或痨虫蚀肺者。本病发病缓慢，病程长。肺为娇脏，肺津亏耗，肺失濡养，宣发肃降失常，不能输布从脾胃而来的气血津液，机体失于充养，故见消瘦。

（5）胃热炽盛证：形体消瘦，常伴见消谷善饥、口渴喜饮、胃脘灼热、口气臭秽、牙龈红肿疼痛、便秘、尿黄、舌红苔黄、脉数等症。本证多见于嗜食辛辣肥甘厚味，或过服温燥物品，或热邪内侵犯胃，或五志过激化火犯胃者。本证多由胃火炽盛，津液耗伤，不能充盛机体所致。此外，消瘦也是消渴病的主要症状之一，其中中消可见本证表现；若伴肺热津伤证（上消），还可见口渴多饮、口舌干燥、烦热汗多、尿频量多等症；若伴肾阴亏虚证（下消），还可见口干唇燥、尿频量多、尿液混浊如脂膏、腰膝酸软等症。

（6）肝火炽盛证：形体消瘦，常伴见急躁易怒、口苦、口干、头晕、耳鸣、头目胀痛、胁肋灼热疼痛、舌红苔黄、脉弦数等症。本证多见于长期情志过极者。本证多由肝火炽盛，火灼津伤，营阴暗耗，不能充盛机体所致。

（7）虫积肠道证：形体消瘦，常伴见面色青黄、面部白斑、胃脘嘈杂、时作腹痛、腹部按之有条索状物，久按有蠕动感，嗜食异物等症。本证多见于小儿。本证多由饮食不洁，虫积腹中，争食水谷，气血津液不能充盛机体所致。

【类症辑要】

1. 脱形

脱形是指肌肉瘦削如脱，尤其是肘、膝、髀等高起处肌肉严重萎缩，腿、臂、臀部肌肉明显消瘦，使人体外形发生明显变化的症状。《素问·玉机真藏论》称"大肉陷下"。若突出表现在面部肌肉瘦削，两颧高耸，眼窝及面颊部凹陷者，又称"面脱"。

脱形是形体失养，气血虚衰干涸，脏腑精气衰竭的表现，相当于现代所说"恶病质"。若患者虽骨瘦如柴，验其大指次指之后，有肉隆起者，则为脾胃之气未绝，病重亦可医；若大指次指之后无肉隆起而反见平陷者，病即难治。

临床常见证型如下所述。

（1）脾气虚竭证：形体极度消瘦，腿臂臀等部位大肉陷下，枯瘦如柴，常伴见面色萎黄、食欲不振、食量减少、腹胀、便溏、神疲乏力、气短懒言、舌淡、脉细弱等症。本证多见于后天失于调养，或思虑劳神过度，或病后失于调理者。脾主肌肉及四肢，脾气虚衰至极，气血津液化源严重不足，不能充盛肌肉，故大肉陷下、枯瘦如柴。

（2）精血亏虚证：形体极度消瘦，大骨枯槁，大肉陷下，常伴见肌肤甲错、面色晦暗、毛发焦耸、骨蒸潮热、精神衰惫、双目无神、语声低微、舌淡、脉细弱等症。本证多见于严重疾病晚期，或衰老已极者。脾肾衰败，精血内竭，故见极度消瘦等全身性虚弱症状。

2. 眼窝凹陷

眼窝凹陷是指眼窝深陷，甚至视不见人的症状。

眼窝凹陷是阴液耗损之征，多见于衰老之人或久病重病患者。

若患者食量良好，身形不瘦，而目眶独陷，是脾真暗败之先兆，多预后不良。

3. 舟状腹

舟状腹，又称"腹凹"，是指仰卧位时，前腹壁明显低于胸耻连线，肋弓和髂嵴显露，全腹呈舟状的症状。若腹皮甲错，深凹着脊者，又称"肉消着脊"。

舟状腹多见于极度消瘦，或久病脾胃虚弱，或新病吐泻太过者。本证多由脏腑精气虚衰，或津液大伤，形体不充所致。

4. 脊疳

脊疳是指极度消瘦，以致脊骨突出似锯的症状。
脊疳为脏腑精气极度亏损之象，见于慢性重病患者。

【文献辑要】

《灵枢·卫气失常》：人有肥有膏有肉……䐃肉坚，皮满者，肥。䐃肉不坚，皮缓者，膏。皮肉不相离者，肉……膏者其肉淖，而粗理者身寒，细理者身热。脂者其肉坚，细理者身热，粗理者寒……膏者，多气而皮纵缓，故能纵腹垂腴。肉者，身体容大。脂者，其身收小……膏者多气，多气者热，热者耐寒。肉者多血则充形，充形则平。脂者，其血清，气滑少，故不能大。

《素问·玉机真藏论》：大骨枯槁，大肉陷下，胸中气满，喘息不便，其气动形，期六月死……大骨枯槁，大肉陷下，胸中气满，喘息不便，内痛引肩项，期一月死……大骨枯槁，大肉陷下，胸中气满，喘息不便，内痛引肩项，身热脱肉破䐃，真脏见，十月之内死。大骨枯槁，大肉陷下，肩髓内消，动作益衰，真脏来见，期一岁死……大骨枯槁，大肉陷下，胸中气满，腹内痛，心中不便，肩项身热，破䐃脱肉，目眶陷，真脏见，目不见人，立死。

《诸病源候论·虚劳病诸候·虚劳羸瘦候》：夫血气者，所以荣养其身也。虚劳之人，精髓萎竭，血气虚弱，不能充盛肌肤，此故羸瘦也。

三十二、水　肿

【症状特征】

水肿是指体内水液潴留，泛溢肌肤，表现为头面、眼睑、四肢、背腹，甚至全身肌肤肿胀，按之凹陷的症状。

《灵枢·水胀》对水肿的描述较为详细："水始起也，目窠上微肿，如新卧起之状，其颈脉动，时咳，阴股间寒，足胫肿，腹乃大，其水已成矣。以手按其腹，随手而起，如裹水之状，此其候也。"水肿轻者仅眼睑或足胫浮肿，重者全身皆肿，甚者则腹大胀满，气喘不得平卧，更甚者可见尿少或尿闭，恶心呕吐等症。

【症机辑要】

水肿的基本病机为肺失通调，脾失转输，肾失开阖，三焦气化不利。其病因主要责于风水犯表，或疮毒内犯，或水湿浸渍，或湿热内盛，或饮食不节，或久病耗伤，或禀赋不足，导致机体气化功能障碍。

肺主通调水道，参与全身津液代谢，为"水之上源"。通过肺气宣发，将脾转输至肺的津液向上向外输布，上至头面官窍，外至皮肤肌腠，并将津液气化为汗液。肺气肃降则是将脾转输至肺的津液向下向内布散，以润五脏六腑，并下输于膀胱，成为尿液生成之源。

脾主运化，一方面体现在水液吸收，另一方面则体现在水液转输，其转输途径主要有四个方面，即上输于肺而成为"水之上源"、四周布散"以灌四傍"、通过脾胃气机升降枢纽作用使津液上腾下达、通过三焦下输水液至膀胱而成为尿液之源。

肾者水脏，主津液。肾为脏腑之本，肾气的蒸腾汽化、肾阳的温煦推动、肾阴的滋润宁静，对于参与水液代谢的肺、脾、肝、胃、小肠、大肠、三焦的功能发挥具有调控作用，肾主持和调节着人体水液代谢的各个环节。

三焦为决渎之官，是全身津液上下输布的通道，具有疏通水道和运行津液的作用，三焦气化以调节津液代谢的平衡，但其津液输布和排泄需要肺、脾、肝、肾等脏腑协同完成，故《类经·脏象类》云："上焦不治则水泛高原，中焦不治则水流中脘，下焦不治则水乱二便。三焦气治，则脉络通而水道利。"

《景岳全书·心集·杂证谟·肿胀》曰："凡水肿等证，乃脾肺肾三脏相干之病。盖水为至阴，故其本在肾；水化于气，故其标在肺；水惟畏土，故其制在脾。今肺虚则气不化精而化水，脾虚则土不制水而反克，肾虚则水无所主而妄行，水不归经则逆而上泛，故传入于脾而肌肉浮肿，传入于肺则气息喘急。"

水肿有阳水与阴水之分，并可相互转换或夹杂。阳水属实，多由外感风邪、疮毒、湿热、水湿而成，病位主要在肺、脾，起病迅速，病程相对较短，每成于数日之间，水肿多从头面眼睑开始，自上而下，继而漫及全身，并以上半身肿势较甚，肿处皮肤绷急光亮，常兼有表证；阴水多属虚证或虚实夹杂证，多由饮食劳倦、久病体虚、禀赋不足而成，病位主要在脾、肾，起病缓慢，病程相对较长，水肿多从下肢足踝或腹部开始，自下而上最后波及头面，并以下半身肿势较甚，肿处皮肤松弛，按之凹陷不易恢复，甚则按之如泥。

【证型辑要】

（1）风水搏肺证：眼睑浮肿，继则头面、四肢或全身浮肿，上半身肿甚，肿处皮肤绷急光亮，来势迅速，常伴见恶寒发热、肢节酸痛、小便不利、脉浮数等症。若偏于风热者，可见咽喉红肿疼痛、咳嗽、汗出等症；若偏于风寒者，可见恶寒、项背强急、骨节酸痛等症。本证多由外感风邪，影响到肺气宣肃，肺主行水功能失职，风水搏结，泛溢肌肤所致。

（2）湿毒侵淫证：眼睑浮肿，继则头面、四肢或全身浮肿，上半身肿甚，肿处皮肤绷急光亮，来势迅速，常伴见尿少色黄、身发疮痍甚则溃烂、舌红苔黄、脉滑数等症。本证多见于肌肤疮毒之湿毒未及时清解者。本证多由湿毒从皮毛内归脾肺，影响脾主运化水湿或肺主行水，三焦气化失司，水湿内停，泛溢肌肤所致。

（3）湿热壅盛证：遍身浮肿，皮肤绷急光亮，常伴见烦热、口渴、胸脘满闷、小便短赤、大便干结、舌红苔黄、脉滑数等症。本证多由湿热内盛，壅滞上中下三焦，水道不利，水湿泛溢肌肤所致。

（4）水湿困脾证：水肿多从四肢开始，甚则全身水肿，下半身尤甚，肿处按之没指，凹陷恢复较慢，起病缓，病程长，常伴见小便短少、身体困重、时发呕恶、腹胀、舌淡苔腻、脉滑等症。本证多见于冒雨涉水，或久居湿地，或素体脾虚者。寒湿内侵，渍留中焦，脾为湿困，脾主运化水湿功能失职，水湿不得输布，泛溢肌肤而为水肿。

（5）脾阳虚证：身肿日久，反复不愈，下肢肿甚，晨起或见眼睑头面肿甚，按之凹陷不易恢复，常伴见脘腹痞胀、食欲不振、纳差、便溏、面色㿠白、四肢倦怠、肢冷不温、小便短少、舌淡苔腻、脉滑等症。本证多见于水肿久治不愈，或劳倦伤脾者。脾气亏虚，阳气失于温运，水湿凝聚，泛溢肌肤而成水肿。

（6）肾阳虚证：身肿日久，反复不愈，下肢肿甚，尤以两踝较剧，水肿部位按之没指，凹陷不易恢复，常伴见腰膝酸冷、四肢厥冷、畏寒、面色㿠白或黧黑、小便短少、性欲冷淡、男子阳痿、滑精、早泄，女子宫寒不孕、白带清稀量多，以及舌淡苔白、脉沉细无力等症。本证多见于素体肾阳不足，或年老肾衰，或久病伤及肾阳，或房劳过度者。肾阳虚衰，下焦水道不通，水湿凝聚，泛溢肌肤而成水肿。本证日久发展，在上述诸症的基础上，水湿泛溢较剧者，又称"肾虚水泛证"，以水饮凌心、射肺、犯脾最常见，其心悸气短较剧者称"水饮凌心证"，咳喘痰鸣较剧者称"水饮射肺证"，腹部胀满较剧者称"水饮犯脾证"。

【类症辑要】

臌胀

臌胀，又称"鼓胀""单腹胀大"，是指腹部胀大，绷急如鼓，皮色苍黄，腹皮青筋显露的症状。

《灵枢·水胀》描述本症特征为："腹胀身皆大，大与肤胀等也，色苍黄，腹筋起，此其候也。"其中，站立与仰卧位腹部均膨隆高起，腹部按之空空然不坚，叩之如鼓，嗳气或矢气则舒者，为气臌；若立位腹部胀满膨大，或状如蛙腹，仰卧位则腹部平坦而摊向身侧，按之如囊裹水，叩之音浊，振之有水流波动感者，为水臌；若腹部坚满，腹壁青筋显露，腹中有积块，痛如针刺者，为血臌。

臌胀需与"水肿"区别。臌胀以腹部胀大为特征，四肢浮肿不明显，至晚期方见四肢浮肿；水肿的浮肿或从眼睑开始并延及颜面肢体，或从足踝开始并延及全身，其甚者也可见腹水。

臌胀的病因较复杂，或由饮食不节所致，如嗜酒过度、恣食肥甘厚味等；或由情志过极所致，如忧思郁怒伤及肝脾，肝失疏泄则津液失于调畅，脾失健运则水湿内停；或由黄疸、积聚等疾病续发；或由血吸虫病感染所致。

臌胀的病位主要在肝、脾，久则及肾，总属肝、脾、肾功能失调，气滞、血瘀、水停于腹中所致。临床以气臌、水臌、血臌三种实证最常见，然亦相互纠结，多为本虚标实。

临床常见证型如下所述。

（1）气滞湿阻证：腹部胀大，绷急如鼓，按之不坚，皮色苍黄，常伴见饮食减少、食后腹胀、嗳气矢气后得减、舌淡苔白、脉滑等症。本证多由肝郁气滞，脾失健运，湿浊中阻所致。

（2）寒湿困脾证：腹部胀大膨满，按之如囊裹水，叩之音浊，得温则减，常伴见颜面浮肿、食欲不振、纳少、便溏、形寒肢冷、舌淡苔白腻、脉沉等症。本证多由脾阳亏虚，运化水湿失司，寒湿困遏，寒水内停所致。

（3）湿热蕴结证：腹部胀大膨满，腹皮绷急，常伴见口苦、口气臭秽、口渴不欲饮、烦热，或面目肌肤发黄、舌红苔黄腻、脉滑数等症。本证多由湿热互结，蕴聚中焦，水浊内停，耗伤气阴所致。

（4）气滞血瘀证：腹大坚满，常伴见腹壁青筋暴露，以及胸、背、颈项、面部出现红丝赤缕，胁肋部或见癥结刺痛、面色晦暗黧黑、口干不欲饮水，或见大便色黑、舌质紫暗或有瘀斑、脉涩等症。本证多由肝郁气滞以致津血失疏，脾失统血，血瘀阻络所致。

（5）脾肾阳虚证：腹部胀大膨满，形似蛙腹，朝宽暮急，常伴见面色黄黑不荣、脘痞、纳呆、畏寒肢冷、小便不利、舌淡苔白、脉沉细等症。本证多由脾肾阳虚所致。脾阳虚则不运水液，肾阳虚则不主水，水浊内停。

（6）肝肾阴虚证：腹部胀大，常伴见腹壁青筋暴露、形体消瘦、面色晦暗、口唇青紫、口干舌燥、心烦不寐、小便短少、舌红少津、脉细数等症。本证多由疾病久耗，肝肾阴虚，津液失于输布，水浊内停所致。

【文献辑要】

《灵枢·水胀》：水始起也，目窠上微肿，如新卧起之状，其颈脉动，时咳，阴股间寒，足胫肿，腹乃大，其水已成矣。

《金匮要略·水气病脉证并治》：病有风水，有皮水，有正水，有石水，有黄汗。风水其脉自浮，外证骨节疼痛，恶风；皮水其脉亦浮，外证胕肿，按之没指，不恶风，其腹如鼓，不渴，当发其汗；正水其脉沉迟，外证自喘；石水其脉自沉，外证腹满不喘；黄汗其脉沉迟，身发热，胸满，四肢头面肿，久不愈，必致痈脓。

《诸病源候论·痰饮病诸候·痰饮候》：痰饮者，由气脉闭塞，津液不通，水饮气停在胸腑，结而成痰。又其人素盛今瘦，水走肠间，漉漉有声，谓之痰饮。其为病也，胸胁胀满，水谷不消，结在腹内两肋，水入肠胃，动作有声，体重多唾，短气好眠，胸背痛，甚则上气咳逆，倚息，短气不能卧，其形如肿是也。

三十三、面　肿

【症状特征】

面肿是指颜面肿大，甚则连及耳颊的症状。

【症机辑要】

仅就"肿"而言，有水肿、气肿、热肿、瘀肿等，水肿是由水液泛溢所致，在局部或全身肿胀而有水色，按之皮肤凹陷不起；气肿的皮色不变，按之即起；热肿多为热毒壅聚以致肌肤红肿；瘀肿多为血瘀所致肌肤肿胀。如《灵枢·血络论》云："其不新饮者，身中有水，久则为肿。阴气积于阳，其气因于络，故刺之血未出而气先行，故肿。"《灵枢·经脉》云："大肠手阳明之脉……气有余则当脉所过者热肿。"

从"肿"的部位来看，全身许多部位皆可见之，《黄帝内经》就有"肿首""颊肿""颔肿""颈肿""咽肿""嗌肿""嗌中肿""髀前肿""大腹水肿""腋下肿""腋肿""缺盆中肿痛""胫肿""腹肿""少腹肿"等记载，如《灵枢·经脉》曰："小肠手太阳之脉……是动则病嗌痛，颔肿……是主液所生病者……颊肿……足阳明之筋……其病……髀前肿。"

"肿"有虚实之分。浮而就上，其形虚软，多由乎气；肿而就下，按之凹陷，多由乎水。实肿者或热或痛，虚浮者无痛无热。

面肿常见于水肿和热肿，本节主要讨论热肿。

若颜面红肿，色如涂丹，焮热疼痛者，称"抱头火丹"，多由风热火毒上攻所致。若头肿大如斗，面目肿甚，目不能开，称"大头瘟"，多由天行时疫、毒火上攻所致。

【证型辑要】

(1) 风热毒蕴证：颜面红肿热痛，局部或麻或痒或有虫行感，皮肤光亮，起病急骤，常伴见发热、汗出、口渴、大便干结、小便黄赤、舌红苔黄、脉数等症。本证多由外感风热，热毒蕴结于颜面所致；也有由嗜食辛辣厚味，素有内热积聚，复因外感风邪，外风内热相搏而上扰颜面所致者。

(2) 热毒内陷证：颜面红肿，焮热灼痛，肿势蔓延，常伴见眼睑、口唇肿胀，以及咽喉肿痛、高热、汗出、恶心呕恶，甚则神昏谵语、舌红苔黄燥、脉数等症。本证多由感受温热毒邪，热毒内陷，上扰颜面所致。

（3）中毒：面肿，发病迅速，有误食毒物或药物等病史，常伴见口干舌麻、恶心呕吐、腹痛腹泻等症。其非中医证型，多由毒邪入血，上干颜面所致。

【类症辑要】

1. 腮肿

腮肿是指一侧或两侧腮部肿起的症状。

急性腮肿多见于痄腮和发颐。

（1）痄腮：一侧或两侧腮部以耳垂为中心肿起，边缘不清，按之有柔韧感，局部有压痛感。轻者仅局部肿胀不适，咀嚼不利，或兼有咽喉肿痛，重者或伴有耳聋，睾丸肿胀疼痛，以及全身症状。痄腮好发于小儿。其多由天时不正，感受热邪温毒疫疠，上犯颐颌腮腺所致。若焮肿疼痛连及耳下者，多属手足少阳经实火；若连颐及耳后者，多属足少阴经虚火。

（2）发颐：一侧（多为单侧，偶见两侧）以耳垂为中心肿起，肿胀疼痛，张口受限。发颐好发于中老年人，多有急性发热病史，常有局部红肿热痛，甚或化脓，伴有全身发热、汗出、脉数等症状。其多由外感风热毒邪，蕴结阳明经，热毒上攻颐颌腮腺所致。《外科正宗·下部痈毒门·伤寒发颐》曰："伤寒发颐，亦名汗毒。"认为发颐是风寒发散未尽，日久化热而发。

2. 外耳红肿

外耳红肿是指耳郭或外耳道红肿疼痛的症状。

弥漫性外耳道红肿者称"耳疮"，局限性红肿者称"耳疖"。耳疮多由气郁化火或湿热蕴蒸所致，表现为外耳道弥漫性红肿，但疼痛较轻，常有黄色分泌物；耳疖多由风热、挖耳、污水感染所致，呈局限性红肿，疼痛较剧烈，节疖子处有脓头。

耳郭耳轮色红肿胀，多为肝胆湿热或热毒上攻所致。

临床常见证型如下所述。

（1）风热犯耳证：外耳道局限性或弥漫性红肿，灼热疼痛，牵拉耳郭时疼痛加剧，重者影响张口咀嚼，常有黄白色分泌物溢出，常伴见发热、头痛、咽喉疼痛、脉浮数等症。本证多由风热侵袭外耳道所致。

（2）肝火炽盛证：外耳道局限性或弥漫性红肿，灼热疼痛，常伴见耳鸣、头目胀痛、口苦、口干、烦躁易怒、舌红、脉弦数等症。本证多由情志过极，气郁化火，肝胆火盛，循胆经上攻于耳所致。

3. 喉核红肿

喉核红肿，又称"乳蛾"，是指上腭咽喉部两侧的喉核红赤肿胀的症状。肿于一侧者称"单蛾"，两侧皆肿者称"双蛾"。

喉核红肿常与"咽喉红肿"并见，也常与疼痛并见，可参"咽喉疼痛"。

临床常见证型如下所述。

（1）风热犯肺证：喉核红肿，起病急骤，常伴见咽喉灼热疼痛、干燥不适、吞咽不利、头痛、鼻塞流涕、发热、汗出、舌红、脉数等症。本证多由外感风热，邪毒侵犯肺卫，热毒上犯咽喉，喉核气血壅滞所致。

（2）热毒炽盛证：喉核红肿，肿胀明显，喉核上多有黄白脓点，甚则溃烂，常伴见咽喉剧烈疼痛，疼痛可涉及耳根或颌下，吞咽困难、颌下臖核肿大、发热汗出、口渴、咳嗽、咳黄痰、舌红苔黄、脉数等症。本证多见于外感热毒蕴结不解，或过食辛辣炙煿，以致肺胃蕴热者。本证多由热毒上攻，壅聚咽喉，喉核气血壅滞所致。

（3）痰浊壅滞证：喉核肥大，其色暗红，喉核上可见白点或脓点，常伴见咽喉漫肿、咽喉不适感、舌淡、脉滑数。本证多由脾虚不运，痰浊内生凝聚，结聚咽喉，壅滞喉核所致。

（4）肺阴虚证：喉核暗红，核上可见黄白脓点，压之有豆腐渣状物渗出，时发时止，反复不已，常伴见咽喉干燥、微微痒痛、哽哽不适、时见干咳、舌红少津、脉细数等症。本证多见于乳蛾，或外感温病后期者。本证多由余邪未清，邪热伤及肺阴，津不上呈，喉核失濡所致。

（5）肾阴虚证：喉核暗红，喉核无肿大或肿势不甚，核上多有黄白脓点，压之有豆腐渣状物渗出，时发时止，反复不已，常伴见咽喉异物不适感，或痒或痛、口燥咽干、五心烦热、舌红少津、脉细数等症。本证多见于乳蛾日久者。本证多由肺及肾，肾阴亏虚，虚火上炎，犯于咽喉所致。

4. 唇肿

唇肿是指口唇肿胀的症状。

口唇部位有两条经脉所过，手阳明大肠经"贯颊，入下齿中，还出挟口，交人中，左之右，右之左，上挟鼻孔"，足阳明胃经"入上齿中，还出挟口，环唇，下交承浆"。唇肿之症，多由邪毒循此二经上犯于唇所致，病因多见于风、热、湿、毒，尤以湿热郁火上攻为常见。

此外，口唇肿胀也见于各类疮毒，可与相关症状互参。如锁口疔生于口角，初起形如粟米、色紫、坚硬、肿甚、麻痒木痛，以至口不能开，多由脾胃心经火毒上攻所致；反唇疔与锁口疔相同，但病发在唇内，肿甚令唇外翻；唇疽生于口唇之上下左右，色紫有头、肿硬、大如李、小如枣、时觉木痛，多由脾胃积热所致；唇风多生于下唇，色红作肿，初起发痒，日久破裂流水，痛如火燎，多由胃经风火凝结所致；茧唇初起如豆，逐渐长大如蚕茧，坚硬疼痛，多由脾胃积火结聚，或痰火流注于唇所致。

临床常见证型如下所述。

（1）风热火毒证：口唇肿胀红赤，口唇或有灼热感、麻木感、瘙痒感、轻微疼痛感，或见口唇脓疱、疔疮等，口唇表面一般无脱屑，按之稍软，发病急骤，遇风遇热加重，常伴见发热、汗出、头痛、口渴喜饮、舌红、脉数等症。本证多由风热邪毒侵袭、壅聚口唇所致，也可由平素肺经郁热壅积，复感风邪，风热搏结，循手阳明大肠经上攻口唇所致。

（2）湿热蕴结证：口唇肿胀红赤，或潮湿渗液，或痛痒相兼，或唇内生结节，常伴见口唇湿烂、心烦、口微渴、舌苔黄腻、脉滑数等症。本证多由湿热蕴结，日久郁而化火，循经上攻口唇所致。

（3）胃热炽盛证：口唇肿胀红赤，口唇发热并有灼热感，常伴见口渴喜饮、大便秘结、小便黄赤、舌红苔黄燥、脉数等症。本证多由过食辛辣食物，胃热炽盛，邪热循足阳明胃经上逆，壅聚口唇所致。

（4）痰火蕴结证：唇上结节初起似豆，渐渐肿大如蚕茧，坚硬疼痛，妨碍饮食。本证多由胃中积热不解，炼液为痰，痰火搏结，循足阳明胃经上逆于口唇所致。

（5）脾胃阴虚证：口唇肿胀红赤，或可痛如火灼，常伴见口唇干裂、口唇表面时有干燥脱屑、饥不欲食、口渴心烦、大便干结、舌红少津、脉细数等症。本证多由温病伤及脾胃之阴，虚火循经上乘口唇所致。

5. 舌肿

舌肿是指舌体肿大，甚至肿大满口而妨碍饮食、言语及呼吸的症状。

舌肿多见于热毒蕴结、痰瘀阻络、肿瘤、中毒。热毒蕴结者，多与循行联系舌体的经脉有关，如手少阴心经之别"系舌本"，足太阴脾经"连舌本散舌下"，足少阴肾经"夹舌本"，膀胱经经筋"结于舌本"。

舌肿常并见舌体木硬、疼痛，可参"舌痛"。

临床常见证型如下所述。

（1）热毒蕴结证：舌体肿大满口，发病急骤，常伴见舌痛、舌下脉络怒张，以及饮食及言语受阻、发热、汗出、烦躁、神昏、脉数等症。本证多由外感温热邪毒，上攻于舌，气血壅滞舌体所致。

（2）湿热壅滞证：舌体肿大满口，发病缓慢，常伴见舌质暗红、舌边齿痕、舌苔黄腻、舌下脉络怒张等症。本证多见于嗜酒过度，或嗜食辛辣者。本证多由湿热裹挟气血，壅滞舌体所致。

（3）痰瘀阻络证：舌体肿大满口，发病缓慢，常伴见舌色紫暗、舌边齿痕、舌淡润而苔白腻、舌下脉络瘀紫肿胀等症。本证多见于素体肥胖而又不喜运动，或久病耗气伤脾者。本证多由气血不行，津液不化，聚而成痰瘀，久则壅滞舌体所致。

（4）心火亢盛证：舌体肿大满口，发病急骤，常伴见舌体红绛、舌面起点刺、舌尖或全舌体疼痛，甚则影响言语饮食，面色红赤、心中烦躁、夜寐不安、口苦、小便短赤涩痛、脉数等症。本证多见于过食辛辣，或突遇重大事件导致心火亢盛者。本证多由心火亢盛，火热循经上攻于舌所致。

（5）心脾积热证：舌体肿大满口，常伴见口腔或舌面满布白屑、周围焮红较甚，面赤唇红、发热、烦躁、口干或渴、大便干结、小便黄赤、舌质红、脉滑数等症。本证多见于鹅口疮者。

（6）舌体肿瘤：舌体肿瘤胀大，舌色紫暗，多由气血瘀滞舌体所致。

（7）中毒：舌体急剧肿大，常伴见舌体麻木、转动失灵、恶心呕吐等症。其多有误食毒物或药物病史，多由邪毒循经瘀滞舌体所致。

6. 胞睑肿胀

胞睑肿胀是指上胞下睑肿胀不适的症状。《黄帝内经》有"目窠上微肿""目下肿"等描述。

肝开窍于目，《普济方·眼目门·目风肿》曰："夫肝气有热，冲发睑眦，则令人睑内暴肿。风冷乘之，则凝结不散，甚则长大冲肿，若梅李核，故谓之风毒。"认为胞睑肿胀多属肝热、风毒。《类证治裁·目症》曰："胞肿多湿，珠肿多火，暴风客邪，胞肿如杯。"认为胞睑肿胀多属湿邪。

临床常见证型如下所述。

（1）肺脾积热证：胞睑肿胀，红肿如桃，疼痛拒按，痛引头额，常伴见热泪时流、畏光羞明、发热、舌红、脉数等症。本证多由外感热邪入里，或嗜食辛辣，肺脾积热，热毒积聚而上攻胞睑所致。

（2）脾虚湿滞证：上胞浮肿，虚肿如球，患处喜熨按，按之稍平，移时复起，目无赤痛，或有目痒。本证多由素体脾胃气虚，中气不足，脾气运化水湿失司，水湿停聚胞睑所致。

7. 鼻肿

鼻肿是指鼻部肿胀的症状。

肺开窍于鼻，足阳明胃经"起于鼻，交颏中，旁约太阳之脉，下循鼻外"。鼻肿多由邪气壅聚鼻窍所致，与肺、胃密切相关。此外，鼻肿也常见于鼻疮、鼻疔、鼻疖、鼻疳、鼻疽等病变。

临床常见证型如下所述。

（1）肺胃积热证：鼻肿胀，常伴见咽喉疼痛、口臭、口渴喜饮、烦躁、大便干结、小便短赤、舌红苔黄、脉数等症。本证多见于外感热邪，或恣食辛辣肥甘者。本证多由肺胃积热，上犯鼻窍，气血壅滞所致。

（2）湿热郁蒸证：鼻肿胀，常伴见鼻部潮红，甚或鼻部糜烂流黄水、痒痛、时干时裂、鼻塞、食欲不振、腹胀、便溏、舌红苔黄腻、脉滑数等症。本证多见于嗜食辛辣肥甘者。本证多由热毒挟湿，湿热郁蒸，循阳明经上攻鼻窍所致。

8. 腋下红肿

腋下红肿是指腋窝部红肿热痛的症状。

腋下红肿多见于腋痛、夹肢痛等病，多由湿热火毒蕴结腋窝所致。此外，手太阴肺经"从肺系，横出腋下"，手少阴心经"下出腋下"，手厥阴心包经"循胸出胁，下腋三寸，上抵腋"，腋下所过经脉经气不畅，也可导致腋下肿痛。

临床常见证型如下所述。

（1）湿热壅滞证：腋下皮肉间肿胀不适，光滑无头，日久则逐渐结块，红肿热痛，后期渐渐增大，高肿坚硬。轻者多无全身症状，重者可伴见头身疼痛、舌红苔黄腻、脉濡数等症。本证多见于腋下多汗却不注意清洁，或长期居于湿热环境者。本证多由湿热蕴结于腋下所致。

（2）气滞血瘀证：腋下局部肿起，皮色不变或暗红，疼痛拒按，或在上臂内侧出现疼痛。本证常见于在胸腋部位施行手术之后，伤及腋下所过的肺经、心经、心包经，导致气血运行不畅，气滞血瘀于腋下。此外，若腋下有痈肿，可见肿势高突、红肿疼痛、肿处顶白根赤等痈肿症状。

9. 针眼

针眼，又称"眼疮"，俗名"偷针"，即现代所谓"睑腺炎"，是指睑缘起结节如麦粒，呈局限小疖的症状。

针眼多由脾胃热毒蕴积，复感风热，风湿热毒搏结，客于胞睑所致。

临床常见证型如下所述。

（1）风热证：睑缘起结节如麦粒，呈局限小疖，热如火灼，常伴见恶热、汗出、舌红苔薄黄、脉浮数等症。本证多由外感风热，热毒客于胞睑所致。

（2）湿热证：睑缘起结节如麦粒，呈局限小疖，胞睑漫肿，眵多黏结，常伴见身体困重、舌红苔黄腻、脉濡等症。本证多由外感湿热，湿热邪气搏结于胞睑所致。

10. 眼丹

眼丹是指胞睑皮肤红如涂丹，胞睑漫肿，热如火灼，常须溃后排脓始愈的症状。

眼丹多由脾胃热毒蕴积，复感风热，风湿热毒搏结，客于胞睑所致。

临床常见证型如下所述。

（1）风热证：胞睑皮肤红如涂丹，肿势较甚，热如火灼，常伴见恶热、汗出、舌红苔薄黄、脉浮数等症。本证多由外感风热，热毒客于胞睑所致。

（2）湿热证：胞睑皮肤红如涂丹，胞睑漫肿，热如火灼，常伴见身体困重、舌红苔黄腻、脉濡等症。本证多由外感湿热，湿热邪气搏结于胞睑所致。

【文献辑要】

《诸病源候论·肿病诸候·诸肿候》：肿之生也，皆由风邪热毒，客于经络，使血涩不通，壅结皆成肿也。其风邪所作者，肿无头无根，浮在皮上，如吹之状也，不赤不痛，或肿或散，不常肿。其寒气与血相搏作者，有头有根，色赤肿痛。

《诸病源候论·肿病诸候·风肿候》：凡人忽发肿，或着四肢，或在胸背，或着头项，水牢如畔大，虚肿回回，如吹之状，不痛不赤。着四肢者，乃欲不遂，令人烦满短气，身体常冷。皆由冬月遇湿，风入人肌里，至春复适大寒，风不得出，气壅肌间，不自觉，至夏取风凉，湿气聚不散而成肿。

《诸病源候论·虚劳病诸候·病后虚肿候》：夫病后，经络既虚，受于风湿，肤腠闭塞，荣卫不利，气不宣泄，故致虚肿。

三十四、颈脉怒张

【症状特征】

颈脉怒张是指颈脉跳动明显胀大，仰卧时更甚的症状。

【症机辑要】

颈脉怒张是心脉搏动异常加速的表现，多由急促喘息，或水饮凌心射肺，或胸中宗气运转不利所致。

【证型辑要】

（1）水饮凌心射肺证：颈脉怒张，搏动明显，尤以仰卧时更甚，常伴见心悸、胸闷、气短不足以息、咳喘、咳吐清稀风泡样痰涎、面色晦暗、腰膝酸冷、畏寒、四肢不温、颜面虚浮、下肢浮肿、舌淡苔白、脉沉细等症。本证多见于长期咳喘，或年老肾阳衰，或水肿病后期脾肾阳虚、肾阳衰微者。本证多由肾虚水泛，水饮凌心射肺，心脉搏动异常加速所致。

（2）痰浊壅肺证：颈脉怒张，搏动明显，尤以仰卧时更甚，常伴见胸膺满闷、喘息气促、咳逆上气、咳吐黏腻或泡沫痰、遇劳加重、恶风、易汗出、倦怠乏力、舌淡胖嫩、脉沉细等症。本证多见于长期咳喘以致肺胀者。本证多由肺虚脾弱，痰浊内生，上干于肺，肺失宣降，喘息不止，心脉搏动异常加速所致。

（3）心肺气虚证：颈脉怒张，搏动明显，尤以仰卧时更甚，常伴见心悸、胸闷、咳喘、呼吸短促难续，甚则强口抬肩、倚息不得平卧、舌淡苔白、脉细弱等症。本证多见于长期心病、肺病导致心肺气虚者。心气虚则不主血脉，肺气虚则不主呼吸，心肺两虚则胸中宗气转运无力，以致心脉搏动异常加速，而出现颈脉怒张。

【类症辑要】

1. 腹壁青筋

腹壁青筋是指腹部皮肤青筋暴露，形似蚯蚓的症状。《黄帝内经》称为"腹筋"。

腹壁青筋大多在腹部膨胀的基础上出现，是膨胀的临床表现之一。各种原因气滞湿阻（气臌）、水湿内停（水臌）、脉络瘀阻（血臌），均可出现腹壁青筋。

临床常见证型如下所述。

（1）气滞湿阻证：腹壁青筋暴露，形似蚯蚓，兼症参见"膨胀"。

（2）寒湿困脾证：腹壁青筋暴露，形似蚯蚓，兼症参见"膨胀"。

（3）湿热蕴结证：腹壁青筋暴露，形似蚯蚓，兼症参见"膨胀"。

（4）气滞血瘀证：腹壁青筋暴露，形似蚯蚓，兼症参见"膨胀"。

（5）脾肾阳虚证：腹壁青筋暴露，形似蚯蚓，兼症参见"膨胀"。

（6）肝肾阴虚证：腹壁青筋暴露，形似蚯蚓，兼症参见"膨胀"。

2. 红丝赤缕

红丝赤缕是指颈项、胸背部皮肤出现散在暗红色充盈血络，如丝如缕，围绕中心呈放射状，压之褪色，放开则丝缕如常的症状。

红丝赤缕多由皮肤浮络瘀滞不畅所致。

临床常见证型如下所述。

（1）瘀血阻络证：颈项、胸背部皮肤出现散在暗红色充盈血络，如丝如缕，常伴见朱砂掌、腹部膨胀、腹壁青筋暴露、胁下癥瘕、下肢浮肿、舌质暗红或紫暗、舌面瘀点或瘀斑等症，女子可有月事下不。本证多由腹内癥瘕不消，皮肤浮络瘀滞不畅所致。

（2）阴虚内热证：颈项、胸背部皮肤出现散在暗红色充盈血络，如丝如缕，常伴见朱砂掌、潮热、盗汗、胁肋隐隐灼痛、头晕、耳鸣、舌红少苔、脉细数等症。本证多由腹内癥瘕久治不愈，耗伤肝肾之阴，阴虚内热，燔灼营阴，血行迟滞，皮肤浮络瘀滞不畅所致。

3. 小腿青筋

小腿青筋是指小腿青筋暴露，形似蚯蚓，或红赤或青紫的症状。

小腿青筋好发于长久站立工作者、孕妇、中老年人。本证初期多无明显自觉症状，中期可自觉患肢坠胀、不适，站立时明显，平卧时或可消失，后期则青筋逐渐显露怒胀，小腿青筋盘曲如条索状，形似蚯蚓，颜色青紫，质地或软或略硬，抬高患肢或挤压可略微缩小，但下垂患肢或放开挤压后，青筋很快回复。

小腿青筋暴露，多因寒湿内侵，瘀阻脉络所致。《肘后备急方》云："恶脉病，身中忽有赤络脉起，如蚓状。此由春冬恶风入络脉之中，其血瘀所作。"

临床常见证型如下所述。

（1）湿热下注证：小腿青筋暴露，常伴见患肢肿胀或有条索状凸起、皮肤发红或有灼痛、身重乏力、胸闷脘痞、纳呆、舌红苔黄腻、脉滑数等症。本证多由嗜食醇酒，或过食肥甘厚味，或感受湿热邪气，湿热内蕴下注，气血瘀滞不通，血脉痹阻所致。

（2）寒湿痹阻证：小腿青筋暴露，起病缓慢，曲张成团块状、条索状，颜色或青或紫，下肢轻度肿胀。本证多见于长久站立工作者、中老年人，或时常冒雨涉水、居处寒湿之地者。本证多由寒湿久浸下肢，血行不畅，瘀阻不通所致。

（3）瘀阻血脉证：小腿青筋暴露，血脉曲张成团块状、条索状，颜色或青或紫，常伴见患肢肿胀疼痛，舌质暗红，舌面或见瘀点瘀斑，舌下青筋暴露曲张，脉涩等症。本证多见于长久站立工作者、中老年人，或跌仆损伤下肢，或久病重病长时间不活动者。本证多由血行不畅，瘀阻不通所致。

4. 红丝走窜

红丝走窜是指在前臂或小腿内侧皮肤出现一条或数条红线，自病灶向上走窜，上肢可达肘部，下肢可达腘窝或胯间的症状。本症属"红丝疔""箭疔""赤丝疔"范畴。

四肢红丝走窜多由热毒走窜络脉所致。

临床常见证型如下所述。

（1）热毒炽盛证：四肢红丝走窜，常伴见手足远端肌肤疮疡、皮肤溃破、皮肤红肿、恶寒发热、头身疼痛、脉数等症。本证多见于手足端疮疡，或皮肤溃破者。本证多由毒邪内侵血脉，热毒蕴斥孙络所致。

（2）热毒内陷证：四肢红丝走窜数日未解，渐向躯干蔓延，红丝变粗，红络处或可触及条索肿块，局部胀痛、压痛，常伴见寒战高热、烦躁不安、汗出、恶心呕恶，甚则神昏谵语、舌红、脉数等症。本证多由热毒炽盛，内陷营血，血液充斥孙络所致。

【文献辑要】

《辨证录·疔疮门》：大约疔生足上，红线由足而及脐。疔生手上，红线由手而入心。疔生唇面，红线由唇而至喉。如见此红线之丝，在其红线尽处，用针刺出毒血，以免毒攻心。

三十五、胸 不 对 称

【症状特征】

胸不对称是指胸廓两侧前后径不等，以致胸廓两侧外形不对称的症状。

【症机辑要】

正常人胸廓呈扁圆柱形，上部狭小，下部宽阔，两侧对称，左右径大于前后径，比例约为 1.5∶1，小儿和老年人左右径略大于前后径或大致相等。

胸不对称多由一侧胸廓塌陷，或一侧胸廓凸出所致。一侧肺叶摘除，或胸肌摘除，或胸壁肿瘤等，也可致胸不对称。

【证型辑要】

（1）饮停胸胁证：胸不对称，常伴见一侧肋间隙饱满、咳唾引痛、呼吸短促、气不接续、咳稀白水样痰、量多易咳、胸闷憋气、背心冷痛、舌淡胖、苔白滑、脉滑等症。本证属"悬饮"范畴。本证多由饮停一侧胸胁，撑挤胸廓所致。

（2）肺阴虚证：胸不对称，常伴见咳吐浊唾涎沫，或咳痰带血、咳声不扬，或干咳、气急喘促、午后潮热、口燥咽干、形体消瘦、皮毛干枯、舌红少津、脉细数。本证多见于肺痨久咳，或肺病迁延耗伤肺阴者。本证多由肺脏虚损，肺津严重耗伤，肺失润养，一侧肺叶枯萎，胸廓塌陷所致。

（3）肺阳虚证：胸不对称，常伴见咳吐涎沫、质清量多，以及短气不足以息、神疲乏力、形寒肢冷、舌质淡、脉弱等症。本证多由肺病久治不愈，肺气虚冷，气虚不化津，阳虚失温煦，津液聚为涎沫，肺失润养，一侧肺叶枯萎，胸廓塌陷所致。

【类症辑要】

1. 扁平胸

扁平胸是指胸廓较正常人扁平，前后径小于左右径 50%，颈部细长，两肩向前，锁骨突出，锁骨上下窝凹陷明显的症状。

消瘦之人，也可见扁平胸，形体特征为头尖颈细、肩窄胸平、腹部瘦瘪、形体瘦长。临床常见证型如下所述。

（1）肺肾阴虚证：扁平胸，常伴见咳嗽少痰，或痰中带血，或声音嘶哑、形体消瘦、口燥咽干、五心烦热、潮热、盗汗、腰膝酸软、舌红少津、脉细数等症。本证多见于久病咳嗽，或感染痨虫，或外感温热病耗伤阴液者，发病缓慢，病程长。本证多由肺肾阴虚，肺叶萎薄，胸廓瘪陷所致。

（2）气阴两虚证：扁平胸，常伴见形体消瘦、盗汗、自汗、精神萎靡、口燥咽干、舌红苔少、脉细数等症。本证既有阴虚又有气虚，多见于温病、暑热、虚劳久病等伤及气阴者。本证多由肺叶萎薄，胸廓瘪陷所致。

2. 桶状胸

桶状胸是指胸廓较正常人膨隆，前后径与左右径基本相等，颈短肩高，锁骨上下窝变浅，肋间加宽，胸廓呈圆桶状的症状。

肥胖之人，可有类似桶状胸形体特征：头圆颈粗，肩宽胸厚，大腹便便，形体圆胖。临床常见证型如下所述。

（1）痰湿阻肺证：桶状胸，常伴见咳嗽、喘息、胸闷、痰多质腻色白，或泡沫痰、舌淡胖、苔白滑、脉滑等症。本证多见于肥胖之人，或久病咳喘者。本证多由痰湿阻肺，肺叶撑胀，胸廓膨满所致。

（2）痰热壅肺证：桶状胸，常伴见喘息、胸闷胸痛、呼吸急促、痰多质稠色黄、舌体胖大、苔黄滑、脉滑数等症。本证多见于久病咳喘者。本证多由痰热壅肺，肺叶撑胀，胸廓膨满所致。

（3）肺肾气虚证：桶状胸，常伴见喘息、呼吸浅而难续、张口抬肩不能平卧、心悸、咳喘、痰白如沫、舌淡或紫暗、脉沉细无力等症。本证多由久病咳喘，肺肾气虚，以致肺气不宣而壅滞，肺叶撑胀，胸廓膨满所致。

3. 鸡胸

鸡胸，又称"鸽胸"，是指胸骨下部明显前凸，胸廓前后径长而左右径短，形似鸡之胸廓的症状。

鸡胸多见于小儿发育不良者。

临床常见证型为：肾精不足证。鸡胸，常伴见发育迟缓、五迟（立迟、行迟、发迟、齿迟、语迟）、五软（头项软、口软、手软、足软、肉软）、身材矮小、囟门迟闭、骨骼软弱、舌淡、脉弱等症。本证属"佝偻病"范畴。本证多由先天不足或后天失养，肾气不充，肾精不足，骨骼失于充养，骨骼发育异常所致。

4. 漏斗胸

漏斗胸是指胸骨下段及其相连软骨向内凹陷，形如漏斗的症状。

漏斗胸多见于小儿发育不良者。本证多由肋骨生长不协调，挤压胸骨向后所致。

临床常见证型为：肾精不足证。漏斗胸，兼症参见"鸡胸"。

5. 脊柱后凸

脊柱后凸，俗称"龟背""驼背"，是指脊柱过度后弯，致使前胸塌陷，背部外形向后凸起的症状。

脊柱后凸的常见原因是背部筋肌牵拉力量减弱，或脊柱疾病所致畸形。

小儿脊柱后凸多由发育不良所致，老年人脊柱后凸多由脊柱病变所致。

6. 脊柱侧弯

脊柱侧弯是指脊柱某一段持久地偏离身体正中线，向左或右歪曲的症状。

小儿脊柱侧弯多见于发育不良，或长期坐姿不良所致。

成人脊柱侧弯多见于脊柱病变，或长期一侧肩部负重者。

7. 肋骨串珠

肋骨串珠，又称"串珠肋"，是指肋骨与肋软骨连接处变厚增大，呈钝圆形硬块突起，连如串珠的症状。

临床常见证型为：肾精不足证。肋骨与肋软骨连接处变厚增大，连如串珠，常伴见发育迟缓、五迟（立迟、行迟、发迟、齿迟、语迟）、五软（头项软、口软、手软、足软、肉软）、身材矮小、囟门迟闭、骨骼软弱、舌淡、脉弱等症。本证属"佝偻病"范畴。本证多由先天不足或后天失养，肾气不充，肾精不足，骨骼失于充养，骨骼发育异常所致。

8. 关节畸形

关节畸形是指关节正常形态或关节之间的位置关系发生异常改变的症状。

（1）鹤膝风：膝部肿大而骨胫消瘦，形如鹤膝者。其多由风、寒、湿、热痹阻关节所致。

（2）梭状指：手指关节呈梭状畸形，活动受限者。其多由风湿久蕴，痰瘀结聚所致。

（3）杵状指：指趾末节膨大如杵者。其常兼气喘、唇暗，多由久病心肺气虚或血瘀痰阻所致。

（4）足内翻：踝关节呈固定型内收位。其多由发育不良所致。

（5）足外翻：踝关节呈固定外展位。其多由发育不良所致。

（6）膝内翻：直立时两踝并拢而两膝分离者称膝内翻，又称"O"形腿。其多由发育不良所致。

（7）膝外翻：直立时两膝并拢而两踝分离者称膝外翻，又称"X"形腿。其多由发育不良所致。

三十六、肢 体 痿 废

【症状特征】

肢体痿废是指四肢痿软无力，纵缓不收，甚则肌肉萎缩，出现功能障碍或功能丧失的症状。

肢体痿废在《黄帝内经》中称"痿躄"。"痿"者，"萎"也，是指肌肉萎缩；"躄"是指肢体软弱无力，不能随意运动。肢体痿废可表现为下肢或上肢（以下肢痿弱较为常见）、一侧或双侧软弱无力，痿废严重者可致瘫痪，部分患者可伴有睑废、抬头无力等症。

肢体痿废需与"偏枯"区别。偏枯是中风病的症状之一，表现为一侧上下肢体偏废不用，常伴有口角喎斜、语言蹇涩等症。

【症机辑要】

《素问·痿论》论述肢体痿废颇为详细，提出基本病机为"肺热叶焦"，分为皮痿、脉痿、筋痿、肉痿和骨痿，"五痿"病因，"所求不得"则为皮痿，"悲哀太甚"则为脉痿，"入房太甚"则为筋痿，"有渐于湿"则为肉痿，"远行劳倦"则为骨痿。

肢体痿废的病位在筋脉肌肉，但根本在五脏虚损。其基本病机为精血津液亏虚，筋脉肌肉失于濡养，以致肌肉萎缩、软弱无力、经筋弛纵，不能束骨而利关节。其病因主要包括温热毒邪燔灼津液，或湿热邪气浸淫筋脉，或脾胃虚弱化源不足，或房劳过度阴精耗损，或跌仆损伤瘀血阻络。

此外，临床有"骨繇"之症，见于《灵枢·根结》等篇，是一种骨节弛缓、不能屈曲、动摇不定的状态。《灵枢·根结》认为，太阳为开，阳明为合，少阳为枢。太阳为三阳之表，故为开。阳明为三阳之里，故为合。少阳居表里之间，故为枢。当少阳经主"枢"的功能受损时（"枢折"），可见"骨繇"之症："枢折即骨繇而不安于地……骨繇者，节缓而不收也。"马莳对此注释说："所谓骨繇者，正以其骨缓而不能收，即骨之动摇者也。"从骨繇的症状特征来看，尽管与现代中医临床症状"身振摇"有相似之处，但其更接近肢体痿废的症状特征。

【证型辑要】

（1）肺热津伤证：肢体痿软无力，病起于发热，病情迅速，常在热病后迅速出现肢体痿软无力、纵缓不收，甚则四肢全瘫，随后快速出现肌肉瘦削，其重者可见肢体变形，常伴见皮肤干燥、心烦口渴、小便黄赤、大便秘结、舌红、脉数等症。本证多见于感受急性温热毒邪者。肺为娇脏，喜润恶燥，肺热津伤，肺脏无以输布津液至全身，肌肉筋脉失于润养，此即《素问·痿论》所言："肺热叶焦，则皮毛虚弱急薄，著则生痿躄。"

（2）湿热浸淫证：肢体痿软无力，起病较缓，初起常为肢体困重，逐渐出现肢体痿软无力，纵缓不收，尤以下肢或足部为甚，常伴见肢体困重麻木、胸脘痞闷、大便溏薄、舌红苔黄腻、脉滑数等症。本证多由嗜食肥甘，或久居湿地，生湿化热，浸淫筋脉，筋脉弛缓所致。此即《素问·痿论》所言："有渐于湿，以水为事，若有所留，居处相湿，肌肉濡渍，痹而不仁，发为肉痿。"

（3）瘀阻脉络证：肢体痿软无力，常伴见肌肤麻木不仁、筋脉拘挛、肌肉瘦削，甚或萎枯不用、舌面紫点或紫斑、脉涩等症。本证多见于跌仆损伤之后，或长期寒滞血脉，或久病气虚血滞者。本证多由瘀阻脉络，血不养筋肉所致。

（4）脾胃气虚证：肢体痿软无力，起病缓慢，肢体痿软无力逐渐加重，纵缓不收，常伴见肌肉萎缩、眼睑下垂、面色淡白或萎黄、神疲乏力、少气懒言、食少、腹胀、便溏、舌淡、脉弱等症。本证多由先天禀赋不足，或后天饮食失调，或大病久病失养，或久泻久痢太过，脾胃气虚，气血生化不足，筋脉失养，筋脉弛缓所致。

（5）肝肾亏虚证：肢体痿软无力，起病缓慢，肢体痿软无力逐渐加重，纵缓不收，尤以下肢明显，常伴见腰膝酸软、不能久立久行，甚则步履全废、腿胫大肉渐脱、头晕、耳鸣、男性遗精滑泄、女性月经不调、舌红少苔、脉细数等症。本证多由大病久病耗伤肝肾之阴，或纵欲无度肾精枯涸、筋骨失养所致。此即《素问·痿论》所言："思想无穷，所愿不得，意淫于外，入房太甚，宗筋弛纵，发为筋痿……有所远行劳倦，逢大热而渴，渴则阳气内伐，内伐则热舍于肾，肾者水脏也，今水不胜火，则骨枯而髓虚，故足不任身，发为骨痿。"

【类症辑要】

1. 舌痿

舌痿是指舌形敛缩、卷短，无力自由伸缩转动，甚则伸不过齿，萎废不用的症状。

舌痿有两个特点：一是舌体形态萎缩变小；二是舌体灵动下降，舌体无力，伸缩转动不灵，萎废不用。若萎缩而软弱无力者，又称"痿软舌"；若萎缩而不能伸长者，又称"短缩舌"。

先天性舌系带过短导致舌体短缩，不属于本症范围。

舌体出现痿软或萎缩，虚者多为气血津液亏虚，舌肌筋脉失养；实者多为寒邪凝滞舌肌筋脉，舌体挛缩。

临床常见证型如下所述。

（1）气血两虚证：舌体短缩，甚则伸不过齿，舌体无力，伸缩转动不灵，萎废不用，常伴见舌色淡白、脉细弱等症。本证多由气血亏虚，舌失充养，筋肉萎弱所致。

（2）肝肾阴虚证：舌体干枯，痿软，伸缩转动不灵，萎废不用，常伴见形体消瘦、头晕耳鸣、潮热、盗汗、五心烦热、舌红少津、脉细数等症。本证的特点是"舌枯而萎"，多见于年老肝肾阴虚，或热邪久羁而动灼肝肾之阴，或伤津失血等疾病之后者。本证多由精血不濡舌体所致。

（3）脾虚痰湿证：舌体短而胖大，常伴见舌体转动无力、言语不利、呕恶痰多、胸脘痞满、肢体困重、舌色淡白、苔滑腻等症。本证多由脾气亏虚，不运水湿，痰浊内蕴，经气阻滞所致。

（4）寒滞筋脉证：舌体短缩，舌伸不过齿，舌色淡白或青紫，舌面湿润。本证多由寒邪凝滞舌体筋脉，舌体收缩所致。

（5）热盛津伤证：舌体短缩，常伴见舌色红绛，舌干少津。本证的特点是"舌干而萎"，多由热盛伤津，舌失滋养，筋脉挛急所致。若为外感温热邪毒，病情发展迅速，出现热陷心包，可见舌体卷缩、转动不灵、高热、神昏、颧红、口噤不开等症。

2. 牙龈萎缩

牙龈萎缩是指龈肉萎缩，牙齿边缘肌肉向牙根方向退缩的症状。

牙龈萎缩，常伴见牙根暴露、牙齿松动、牙龈出血等症状。

肾主骨生髓，齿为骨之余，牙龈又为阳明经所过，故牙龈萎缩以气血两虚、胃热炽盛和肾阴亏虚为多见。此外，本症也与口腔卫生失宜有关，饭后无刷牙习惯者，食物残渣留滞齿间，腐蚀牙龈，久之可致牙龈萎缩。

临床常见证型如下所述。

（1）气血两虚证：牙龈萎缩，龈肉淡白，牙齿松动，咀嚼无力，常伴见神疲乏力、头晕目眩、面白无华、舌淡、脉弱等症。本证多由气血亏虚，牙龈失于充养所致。

（2）肾阴虚证：牙龈萎缩，龈肉略红，龈肉轻度溃烂，时有齿龈出血，牙齿暴露，牙齿虚浮松动，牙齿疼痛不甚，常伴见腰膝酸软、头晕、耳鸣、舌红少津、脉细数等症。本证多见于老年人，或房劳过度者。本证多由肾阴亏虚，虚火上炎龈肉所致。

（3）胃热炽盛证：牙龈萎缩，龈肉红赤，甚或龈肉腐溃，时有齿龈出血，牙齿暴露，牙齿松动，刷牙或饮食辛辣烫食时可见牙齿疼痛，常伴见口气不清爽、大便秘结、小便黄赤、舌红苔黄、脉数等症。本证多见于嗜食肥甘厚味，或嗜酒过度，或感受火热邪气者。本证多由胃火炽盛，火热循经上攻牙龈，燔灼龈肉所致。

【文献辑要】

《素问·生气通天论》：因于湿，首如裹，湿热不攘，大筋软短，小筋弛长。软短为拘，弛长为痿。

《灵枢·本神》：恐惧而不解则伤精，精伤则骨痠痿厥，精时自下。

三十七、半 身 不 遂

【症状特征】

半身不遂是指一侧肢体瘫痪，不能随意运动的症状。《黄帝内经》中称为"偏枯"。

半身不遂也称"偏瘫"，文献多将其纳入"中风"讨论。中风是以猝然昏倒、不省人事、半身不遂、口角㖞斜、言语不利为主症的疾病，轻者可无昏仆，而仅见半身不遂、口角㖞斜等症。根据邪气所中部位，中风病可分为中脏腑和中经络两类。中脏腑以突然昏仆、不省人事为主症，同时可伴有半身不遂、口角㖞斜等症状。中脏腑有闭证和脱证之分。闭证属实，因邪气内闭清窍所致，可见神志昏仆、牙关紧闭、两手握固、肢体强痉、呼吸急促、喉中痰鸣等症。阳闭还可见身热面赤、气粗鼻鼾、痰声如锯等症；阴闭则可见面白唇紫、四肢不温等症。脱证属虚，为阴阳之气即将离绝之候，可见目合口开、四肢瘫软、二便自遗、鼻息低微等症。中经络者无意识障碍，以半身不遂、舌强语謇、口角㖞斜等为主症。

【症机辑要】

半身不遂总属邪中经络，经气不通，气血不达，肢体经筋迟缓不收。

【证型辑要】

（1）风痰阻络证：半身不遂，常伴见口角㖞斜、口角流涎、喉中痰鸣、肢体麻木、舌淡胖苔腻、脉沉细等症。本证多由正气不足，风痰流窜经络，血脉不畅，气血不达肢体所致。

（2）风邪中络证：半身不遂，常伴见口角㖞斜、口角流涎、语言蹇涩、肌肤麻木、舌淡苔腻、脉沉细等症。本证多由正气不足，风邪流窜经络，血脉不畅，气血不达，肢体经筋迟缓不收所致。

（3）肝阳上亢证：半身不遂，常伴见患侧僵硬挛急、头晕目眩、头目胀痛、耳鸣、急躁易怒、头重脚轻、腰膝酸软、舌红少苔、脉细数等症。肝阳亢则风动热耗于血，肝肾阴亏于下则液竭，以致营阴耗而血行涩，脉络瘀阻，血脉不畅，气血不达，肢体经筋迟缓不收，则半身不遂；或肝风挟痰流窜经络，也见半身不遂。本证进一步发展，可见肝阳化风证、热极生风证、阴虚动风证和血虚动风证。

（4）气虚血瘀证：半身不遂，常伴见患侧肢体麻木、浮肿、手足不温、口角流涎、语言蹇涩、面色萎黄、舌质紫暗、舌面紫点或紫斑、舌下脉络曲张等症。本证多由气虚不行血，血瘀脉络，气血不达，肢体经筋迟缓不收所致。

（5）肝肾阴虚证：半身不遂，常伴见口角㖞斜、口角流涎、语言蹇涩、发脱齿摇、神情呆滞、形体消瘦、舌红少津、脉细数等症。本证多由久病耗伤精血，筋脉失于濡养，肢体经筋迟缓不收所致。

【类症辑要】

1. 口眼㖞斜

口眼㖞斜，又称"口僻""口㖞""口㖞僻""卒口僻""面瘫""吊线风""歪嘴风"等，是指患侧面部肌肉偏缓而健侧紧急，导致口眼㖞斜，患侧目不能合、口不能闭、不能皱眉鼓腮、肌肤不仁，饮食语言皆不利的症状。

口眼㖞斜常起病突然，1～3日达到高峰。临床主要表现为一侧面部表情肌瘫痪，患者常在清晨起床后发现以下症状：一侧面部肌肉板滞、麻木、瘫痪，额纹减弱或消失，眼裂扩大，露睛流泪，鼻唇沟变浅，口角下垂并歪向健侧，进食时食物常滞留于患侧齿颊之间；患侧不能完成皱额、抬眉、闭眼、鼓颊、吹哨等动作；试图闭眼时，瘫痪侧眼球向外上方转动，露出白色巩膜。部分患者初起时有耳后疼痛，病程迁延日久，瘫痪肌肉出现痉挛，口角反牵向患侧，甚至出现面肌痉挛，形成"倒错"现象。

口眼㖞斜的内因多为正气不足，脉络空虚，卫外不固，复遇过度疲劳，或外感风寒、风热之邪，邪气乘虚而入，侵袭面部经络，导致气血痹阻，经筋失养，筋肉失于约束，弛纵不收。

十二经脉的阳经均上行于头面，其中手足阳明经脉循行于面颊、口角，手足少阳经脉经耳后进入耳中，足太阳经脉过内眼角，手太阳经循行至面颊、耳中、内外眼角，足阳明经筋循行经过口角、面颊和下眼睑（为"目下冈"），足太阳经筋结于上眼睑（"目上冈"），故口眼㖞斜与相关经脉、经筋失调有关。

临床常见证型如下所述。

（1）风邪袭络证：口眼㖞斜，常伴见患侧面肌麻木，面部感觉异常，似有虫行，恶风、头痛、项强不舒等症。本证多为"外风"，可出现外感表证征象。本证多由长时间触冒风邪，风邪客于面部经脉，气血运行异常，筋脉失养所致。临床上，本证还兼见风寒、风热、风湿，兼风寒证者的患侧面肌有发紧感或疼痛感，皮肤发厚而僵硬；兼风热证者的患侧面肌松弛，皮肤有烘热感；兼风湿证者的患侧面肌、眼睑等部位可出现浮肿。

（2）风痰阻络证：口眼㖞斜，常伴见患侧面肌麻木、舌体有僵硬感、言语不清、喉中痰鸣、眩晕、呕恶、形体肥胖、眼神缺乏精彩、面色晦滞、眼周暗滞、眼胞虚浮、舌体胖大等症。本证多由形体肥胖、素有痰饮，或气郁扰痰动风，或偶感风寒风热，风痰互结，流窜经络，筋脉失养所致。

（3）肝风内动证：口角㖞斜，常伴见面肌抽动、筋惕肉瞤、面部潮红、肢体麻木、耳根胀痛、头晕目眩、头重脚轻、舌红少津、脉细数等症。本证属"内风"，好发于老年人，发病之前常有肝风内动之兆，如素有眩晕、耳鸣、肢体麻木等，或为"中风"之中经络。肝为刚脏，体阴用阳，若郁怒伤肝气逆，或肝阳化风，上窜阳明脉络，牵动缺盆及面颊肌肉，可见口角㖞斜。

（4）肝郁气滞证：口眼㖞斜，随精神刺激而出现或加重，情绪舒缓时可减轻，常伴见面肌抽搐拘急、胸胁苦满、喜太息、悲痛欲哭、舌淡、脉弦等症。本证多见于精神抑郁，或多愁善感之女性。本证发病前多有明显诱因，或与他人口角，或独自思虑不遂，或遇见强烈不快之事，导致七情刺激过激，肝气怫郁，气滞而阳明之脉络不和。

（5）气血两虚证：口眼㖞斜，常伴见面肌松弛、眼睑无力启闭、手足时发拘挛、面色淡白无华、少气懒言、舌淡、脉细弱等症。本证多见于大病、久病之后，或产后，或面瘫后期。气血亏虚，不能上荣头面，面肌失却温养，患侧肌肉松弛，眼睑启闭无力，遂致㖞斜。《景岳全书·从集·杂证谟·非风》云："凡非风口眼㖞斜，有寒热之辩……然而血气无亏，则虽热未必缓，虽寒未必急，亦总由血气之衰可知也。"

2. 肩不举

肩不举是指肩关节活动障碍，上肢不能抬举的症状。《金匮要略》中称"但臂不遂"。肩不举常与肩痛并见。

临床常见证型如下所述。

（1）风寒湿痹证：肩关节活动障碍，上肢不能抬举，常伴见肩部疼痛、关节僵硬、晨起尤甚等症。本证多见于久居阴寒湿地者。风寒湿邪稽留不去，痹阻肩部，导致肩关节活动障碍。本证也是"漏肩风"的常见症状，好发于50岁左右人群，多为单侧肩痛，缓慢出现，无明显外感风寒湿邪等诱因，其肩痛与肩关节活动障碍常同时发生，疼痛越重，活动障碍也越重，影响白天日常活动，如梳头、穿衣、脱衣、运动、劳作等，甚则因疼痛剧烈而不敢做动作。

（2）气滞血瘀证：肩关节活动障碍，上肢不能抬举或前屈后伸，常伴见肩部刺痛，压痛点明显（若疼痛范围广泛则无具体压痛点），活动或静止时皆有疼痛，静止时痛甚。本证多见于肩部损伤者。本证多由久病入络，气滞血瘀所致。

3. 上睑下垂

上睑下垂，又称"睑废""上胞下垂""睢目""胞垂"，是指上眼睑下垂，难以抬举，影响视瞻的症状。轻者半掩瞳仁，重者黑睛全遮，垂闭难张。

临床常见证型如下所述。

（1）双睑下垂，多为先天性睑废，属先天不足、脾肾双亏。

（2）单睑下垂，或双睑下垂程度不一，多为后天性睑废，以脾虚气弱、中气下陷、提睑无力为多见；也有因风邪入络、气血不和、筋脉受损而失于约束者；还有因外伤后，或梅毒、椒疮，致气滞血瘀，或筋脉断损，故睑纵而不收。

【文献辑要】

《灵枢·经脉》：胃足阳明之脉……是主血所生病者……口㖞。

《灵枢·经筋》：足阳明之筋……其病……卒口僻，急者目不合，热则筋纵，目不开，颊筋有寒，则急引颊移口，有热则筋弛纵缓，不胜收故僻。

《灵枢·经筋》：足之阳明、手之太阳，筋急则口目为僻。

《灵枢·热病》：偏枯，身偏不用而痛，言不变，志不乱，病在分腠之间，巨针取之。

《诸病源候论·风病诸候·风偏枯候》：风偏枯者，由血气偏虚，则腠理开，受于风湿，风湿客于半身，在分腠之间，使血气凝涩，不能润养，久不瘥，真气去，邪气独留，则成偏枯。其状，半身不随，肌肉偏枯，小而痛，言不变，智不乱是也。

三十八、拘　挛

【症状特征】

拘挛是指筋骨拘紧挛急，肢节屈伸不利的症状。《黄帝内经》有"拘急""筋挛""挛节"等称谓，在《伤寒论》中有"四肢拘急""两胫拘挛""脚挛急"等称谓。

筋脉挛急是屈而不伸。关节强直是伸而不屈。手指挛急是手指挛屈难以伸直，但腕部以上活动自如。小儿拳挛是指新生儿出现手或脚的蜷缩不展，拘挛畸形。

拘挛需与"强直""抽搐""震颤"区别。强直是指肌肉坚硬，伸直而不能屈曲；抽搐为四肢伸缩相引，四肢不自主地抽动；震颤为身体震颤抖动。

【症机辑要】

拘挛的病位在筋脉，属肝所主，基本病机为筋脉失于濡养而挛缩。筋脉具有约束和保护骨节肌肉的作用，依赖于气血濡养而保持刚柔相济之性，筋脉失于濡养，则发为拘挛。

拘挛的病因，一是感受外邪，或由外感风寒湿邪阻滞脉络，导致气血运行不利，筋脉失养；或外感温热邪毒，或寒邪郁而化热，消灼津液，筋脉失养；或热入营血，热盛动风；二是疾病耗损津血，或由大病久病耗伤气血，血虚不养筋；或久病导致脏腑功能失调，痰浊内生，阻滞气血运行，筋脉失养；或治疗误用汗吐下法太过，以致气血耗散、筋脉失养；或劳伤过度，气血不达四末，以致筋脉失养。总之，拘挛病性分为虚实两端，但皆为津血不养筋脉，此即《医学原理·痉门》所言："虽有数因不同，其于津亏血少，无以滋荣经脉则一。"

【证型辑要】

（1）寒湿证：四肢拘挛，难以屈伸，常伴见头重如裹、四肢困重、骨节酸楚疼痛、项背强直、肢冷畏寒、下肢尤甚，甚则口噤不能语、四肢抽搐、舌淡苔白、脉沉等症。本证多由久居寒湿之地，或反复触冒寒湿之邪，寒湿浸淫筋脉，筋脉拘急收引所致。

（2）湿热证：四肢拘挛，难以屈伸，常伴见四肢困重、骨节酸楚疼痛、发热、口渴、心烦、脘腹痞闷、舌红苔黄腻、脉滑数等症。本证多由反复感受湿热邪毒，湿热蕴结筋膜，干犯筋膜屈伸所致。此即《素问·生气通天论》所云："因于湿，首如裹，湿热不攘，大筋软短，小筋弛长。软短为拘，弛长为痿。"

（3）热入营血证：四肢拘挛，常伴见高热、神昏、烦躁、谵语、项背强急、四肢抽搐、角弓反张、舌红绛、脉数等症。本证多由外感热毒，邪热直入营血，灼伤津液，筋脉失养所致。

（4）热极生风证：四肢拘挛，常伴高热、头痛、口噤齘齿、手足躁动，甚则项背强急、四肢抽搐、角弓反张、舌绛、脉数等症。本证多由外感高热，邪热炽盛，热盛伤津，引动肝风，筋脉失养所致。

（5）阴虚动风证：四肢拘挛，常伴见手足蠕动、两颧潮红、低热、汗出、舌绛、脉细数等症。本证多由热病后期，热甚伤阴，津液亏耗，筋脉失养所致。

（6）肝肾阴虚证：四肢拘挛，屈伸不利，常伴见四肢关节疼痛、腰膝酸软、潮热、盗汗、形体消瘦、舌红少津、脉细数等症。本证多见于痿证，或中风，或痹证后期者。本证其多由久病损及肝肾，精血亏虚，筋脉失养所致。

（7）血虚证：四肢拘挛，难以屈伸，常伴见面色淡白或萎黄、唇舌爪甲颜色浅淡、头晕目眩、耳鸣、肌肤麻木、筋惕肉𥆧、舌淡、脉弱等症。本证多由先天禀赋不足，或后天失养，气血化源不足；或大病久病耗伤气血，营血亏虚，筋脉失养所致。

【类症辑要】

1. 抽搐

抽搐是指四肢不自主地抽动、牵动，或屈伸不已的症状。《黄帝内经》称"瘛疭"，"瘛"是筋脉拘急，痉挛牵引；"疭"是筋脉弛张，纵缓不收。

抽搐需与"震颤"区别。震颤是头部摇动，四肢不自主地颤动发抖，甚而步履蹒跚，步态不稳，持物困难。

抽搐是由筋脉拘急，痉挛牵引所致。

临床常见证型如下所述。

（1）热极生风证：四肢抽搐，常伴见项背强直、角弓反张、两目上视、高热汗出、烦躁、谵语、面红目赤、脉数等症。本证多见于春温、暑温、疫毒痢、暑风等病。本证由热毒内陷，灼耗营血，引动肝风，筋脉拘急，痉挛牵引所致。若小儿急性抽搐、高热，常见于急惊风。

（2）肝风内动证：手足抽搐，常伴见项背强直、烦躁易怒、肢体麻木、恶心呕吐、面红目赤，甚则神昏、半身不遂、舌强失语、脉数等症。本证多由肝阳上亢引动肝风，筋脉拘急，痉挛牵引所致。

（3）肝风夹痰证：四肢抽搐，常伴见突然昏倒、不省人事、口吐白沫、两目上视、口中发出怪叫声、移时清醒、醒后如常。本证多见于痫病，或突然遭受强烈惊恐者。本证多由肝风夹痰上壅清窍，或遭受情志刺激所致。

（4）浊毒内扰证：四肢抽搐呈间歇性发作，常伴见神志朦胧、嗜睡、反应迟钝、恶心呕吐、口中浊臭异味、四肢浮肿等症。本证多由湿浊水毒蕴结，气机升降失司，浊毒上扰，筋脉拘急所致。

（5）风毒内陷证：四肢抽搐，常伴见项背强直，牙关紧闭，角弓反张，舌强口噤，或苦笑貌，或口眼㖞斜等症。本证多见于破伤风者。本证多由金属器物创伤皮肉，伤口未合，风毒入血；或狂犬蛇虫等动物咬伤，风毒入血，营卫不得宣通，筋脉拘急所致。

（6）脾肾阳虚证：四肢抽搐无力，常伴见手足蠕动、肌肉𥆨动、四肢不温、面色苍白、腰膝酸软、水肿、舌淡、脉沉细无力等症。本证多由小儿慢惊风，或体弱小儿久病耗伤脾肾，或严重吐泻之后，脾肾阳虚，经脉失于温煦，筋脉拘急所致。

（7）中毒：四肢抽搐，常伴见剧烈腹痛，上吐下泻，甚则神志不清，口吐白沫，两目上视等症。其不是中医证型，多由误食有毒物品，邪毒侵入营血，筋脉拘急所致。

2. 角弓反张

角弓反张是指头项强直，项背强急，腰背向前弯曲而反折，身体后仰如弓状的症状。

《灵枢·终始》曰："太阳之脉，其终也，戴眼，反折，瘛疭。"《诸病源候论·风病诸候·风角弓反张候》曰："风邪伤人，令腰背反折，不能俯仰，似角弓者，由邪入诸阳经故也。"《诸病源候论·妇人杂病诸候·角弓反张候》曰："角弓反张是体虚受风，风入诸阳之经也。人阴阳经络，周环于身，风邪乘虚入诸阳之经，则腰背反折，挛急如角弓之状。"上述皆认为本症与阳经经脉的经气异常有关。

临床常见证型如下所述。

（1）阳明炽盛证：角弓反张，常伴见口噤齘齿、手足挛急、高热、大汗、大渴引饮、面红目赤、舌红、脉数等症。本证多由外感热邪入于阳明，里热炽盛已极，腰背经筋挛急所致。

（2）风毒内陷证：角弓反张，常伴见项背强直、四肢抽搐、牙关紧闭、舌强口噤，或苦笑貌，或口眼㖞斜等症。本证多见于破伤风者。本证多由金属器物创伤皮肉，伤口未合，风毒入血所致；或由狂犬蛇虫等动物咬伤，风毒入血，营卫不得宣通，腰背经筋挛急所致。

3. 面肌痉挛

面肌痉挛，也称"面肌抽搐"，是指眼睑、嘴角、面颊肌肉阵发性、不规则、不由自主地抽搐的症状。

面肌痉挛通常仅发于一侧。若口眼㖞斜久治不愈，可并发面肌痉挛，故本症可参"口眼㖞斜"。

面肌痉挛是面部筋脉拘急所致。

临床常见证型如下所述。

（1）风邪袭络证：面肌抽搐，轻者仅眼睑、嘴角、面颊肌肉一过性抽搐，重者可见面肌抽搐不止，常伴见患侧面肌麻木，面部有吹风样感觉，皮下有蚁行感，恶风、头痛、项强不舒、鼻塞、流泪等症。本证多由长时间触冒风邪，风邪客于面部阳明经络，使气血运行异常，脉络失养，面部筋脉拘急所致。临床上，本证还时常兼见风寒证、风热证、风湿证的相关兼症。

（2）风痰入络证：面肌抽搐，呈阵发性、不规则性，常伴见患侧面肌麻木、面部虚浮、口角流涎、眩晕等症。本证多见于面瘫久治不愈者。本证多由风痰入络，络脉失约，面部经络失养，面部筋脉拘急所致。

（3）血虚生风证：面肌抽搐，时发时止，可由劳累过度诱发，也可无明显诱因，常伴见面色淡白或萎黄、唇舌爪甲颜色浅淡、头晕目眩、耳鸣、手足麻木、筋惕肉瞤、舌淡、脉细弱等症。本证多见于中老年营血亏虚者。本证多由面部经络失养，筋脉拘急所致。

4. 舌强

舌强是指舌体强硬，活动不利，言语謇涩的症状。

舌强多由舌体筋脉失养，舌肌挛急所致。

临床常见证型如下所述。

（1）肝风夹痰证：舌体强硬，活动不利，言语謇涩，常伴见舌体歪斜。轻者伴面瘫、半身不遂，为中风病之中经络证。重者伴见昏仆不知人事、喉中痰鸣、口噤等，为中风病中脏腑之证。本证多由肝风夹痰，上扰舌体，舌肌挛急所致。

（2）热极生风证：舌体强硬，活动不利，言语謇涩，常伴见四肢抽搐、项背强直、角弓反张、两目上视、高热汗出、烦躁、谵语、面红目赤、舌红、脉数等症。本证多见于春温、暑温、疫毒痢、暑风等病者。本证多由热毒内陷，灼耗营血，引动肝风，舌体筋脉拘挛所致。若小儿伴见急性抽搐、高热等症，常见于急惊风。

5. 颈项强直

颈项强直，又称"项强"，是指颈项部连及背部筋肉强直，不能前俯后仰及左右运动的症状。《伤寒论》有"项背强""头项强痛"等称谓。

颈强常与"颈项痛""角弓反张"兼见，可互参。

诸阳经皆循行经过颈项，后项部主要为足太阳膀胱经、督脉所过，故项强主要责于足太阳膀胱经、督脉的经脉及经筋异常。

临床常见证型如下所述。

（1）风寒犯表证：颈项强直，僵硬或拘挛，颈项转侧不利，常伴见恶寒发热、头重痛、身痛等症。本证在临床极为常见，多由外感风寒，邪气客于足太阳膀胱经，颈项肌肉凝滞收引所致。《伤寒论》太阳病脉证提纲"太阳之为病，脉浮，头项强痛而恶寒"，是对本症的精辟概括。

（2）风湿困表证：颈项强直，转侧不利，常伴见头身困重、肢体酸楚不适等症。本证多见于久居湿地，又兼感风寒者。湿邪易伤阳气而又阻遏气机，颈项部所过经脉的经气不利，故颈项强直而兼酸楚疼痛。

（3）颈筋瘀滞证：颈部强急，可因劳累、寒冷、阴雨天气诱发或加重，常伴见项部肌肉不适感，颈部触诊可有条索物或压痛点，颈部活动时偶有响声，颈部活动受限。本证多见于长期伏案工作，或体质发育不良（颈项肌肉筋膜发育不良），或姿势不当（颈项长时间处于某个固定姿势）者。本证多由颈部筋肉持续紧张，气血瘀滞所致。

（4）落枕：颈项强直，常伴见晨起出现一侧或双侧颈项疼痛、头部活动受限、头颈不敢向后旋转、头颈歪斜等症。此不是中医证型。本病常由睡眠姿势不当，或睡眠中感受风寒，引起颈部肌肉拘挛所致。

6. 筋惕肉𥆧

筋惕肉𥆧，又称"肌肉跳动"，是指筋肉不自主地抽掣跳动的症状。

筋惕肉𥆧多由筋肉失养所致。肝主筋，脾主肌肉及四肢，筋惕肉𥆧与肝、脾密切相关。

临床常见证型如下所述。

（1）气阴两虚证：筋惕肉𥆧，常伴见小腿后廉肌肉挛急、口干、咽干、舌干唇燥、自汗等症。本证多见于老年体弱，或慢性疾病久耗，或外感温病迁延者。本证多由气阴两伤，筋肉失于濡养所致。

（2）血虚证：筋惕肉𥆧，常伴见面色淡白或萎黄、唇舌爪甲颜色浅淡、头晕目眩、耳鸣、手足麻木、舌淡、脉弱等症。本证多由先天禀赋不足，或后天失养，气血生化之源不足；或大病久病耗伤气血，营血亏虚，筋脉失养所致。

（3）阳虚水泛证：筋惕肉𥆧，常伴见心下悸动、头目晕眩、四肢沉重疼痛等症。本证多由阳气亏虚，不能温化水液，水气动逆，犯于肌肉筋脉，筋肉失养，抽掣跳动所致。《伤寒论·辨太阳病脉证并治》称为"身𥆧动"，属太阳表证过汗，汗出亡阳，水气内动。《金匮要略·痰饮咳嗽病脉证并治》称为"身𥆧"，认为"膈上病痰……必有伏饮"。由此可见，仲景认为本症主要与水气内动相关。

7. 转筋

转筋，俗称"抽筋"，是指小腿肌肉抽搐拘挛的症状。

转筋轻者仅为一过性抽搐，或短时间抽搐。中度转筋多表现为一侧或两侧小腿肌肉持续性抽搐拘挛，历时较长。重度转筋入腹，可同时出现腹肌疼痛。

转筋为小腿筋脉拘挛所致。

本症可参"筋惕肉𥆧"。

临床常见证型如下所述。

（1）气血两虚证：小腿转筋，多见于单侧，时发时止，持续时间较短，症状略轻，常伴见面色白或萎黄、唇舌爪甲颜色浅淡、小腿沉重无力、头晕目眩、气短懒言、舌淡、脉弱等症。本证多见于素体气血虚弱，或久病体衰，或劳力过度，或手术失血，或长期素食偏食者。本证多由气血亏虚，小腿筋脉失养，筋脉拘挛所致。

（2）肝肾阴虚证：小腿转筋，可单侧可双侧，时时发作，常伴见腰膝酸软、头晕耳鸣、健忘、形体消瘦、舌红少津、脉细数等症。本证多见于老年人。肝血虚则不养筋，肾精亏则不化血，精血两虚，小腿筋脉失养，故筋脉拘挛。

（3）津液亡脱证：小腿转筋，程度可轻可重。各种原因引起的较为严重的呕吐、腹泻、大汗出等症状，导致津液急剧性脱失，小腿筋脉失养，故筋脉拘挛。小腿转筋的严重程度与津液脱失程度相关。本证也可见于霍乱病上吐下泻不止者，属危急重病。

（4）风寒袭表证：小腿转筋，呈偶发性，起病突然，持续时间短暂，常伴见小腿冷痛、恶风寒、头身疼痛、无汗、舌淡苔白、脉浮紧等症。本证多见于长时间处于风寒湿环境者。小腿感受风寒，肌肉收缩牵引，气血不达，故致拘挛。若脱离风寒湿环境，或取暖温熨，则拘挛可迅速缓解。

【文献辑要】

《灵枢·邪气脏腑病形》：心脉急甚者为瘈疭；微急为心痛引背，食不下。

《素问·举痛论》：寒气客于脉外则脉寒，脉寒则缩踡，缩踡则脉绌急，绌急则外引小络，故卒然而痛，得炅则痛立止。

《灵枢·经筋》：足太阳之筋……其病小指支，跟踵痛，腘挛，脊反折，项筋急，肩不举，腋支、缺盆中纽痛，不可左右摇……足少阳之筋……其病小指次指支转筋，引膝外转筋，膝不可屈伸，腘筋急，前引髀，后引尻……上引缺盆膺乳颈，维筋急……足阳明之筋……其病足中指支，胫转筋，脚跳坚，伏兔转筋……腹筋急，引缺盆及颊，卒口僻，急者目不合，热则筋纵，目不开。颊筋有寒，则急引颊移口；有热则筋弛纵缓，不胜收故僻……足太阴之筋……其病足大指支，内踝痛，转筋痛，膝内辅骨痛，阴股引髀而痛，阴器纽痛，下引脐两胁痛，引膺中脊内痛……足少阴之筋……其病足下转筋，及所过而结者皆痛及转筋。病在此者主痫瘈及痉，在外者不能俯，在内者不能仰。故阳病者腰反折不能俯，阴病者不能仰……足厥阴之筋……其病足大指支，内踝之前痛，内辅痛，阴股痛转筋，阴器不用……手太阳之筋……其病……颈筋急则为筋瘘颈肿……手少阳之筋……其病当所过者即支转筋，舌卷……手阳明之筋……其病当所过者支痛及转筋，肩不举，颈不可左右视……手太阴之筋……其病当所过者支转筋痛……手心主之筋……其病当所过者支转筋，前及胸痛息贲……手少阴之筋……其病内急，心承伏梁，下为肘网。其病当所过者支转筋，筋痛……经筋之病，寒则反折筋急，热则筋弛纵不收，阴痿不用。阳急则反折，阴急则俯不伸。

《诸病源候论·霍乱病诸候·转筋候》：转筋者，由荣卫气虚，风冷气搏于筋故也。手足之三阴三阳之筋，皆起于手足指，而并络于身，若血气不足，阴阳虚者，风冷邪气中于筋，随邪所中之筋，筋则转。转者，谓其转动也。

《诸病源候论·四肢病诸候·五指筋挛不得屈伸候》：筋挛不得屈伸者，是筋急挛缩，不得伸也。筋得风热则弛纵，得风冷则挛急。

三十九、震　颤

【症状特征】

震颤，又称"颤症""颤振""振掉"，是指头部或肢体摇动颤抖，不能自制的症状。

震颤轻者仅有头摇或手足微颤，重则头部振振动摇，甚至有痉挛样扭转动作，两手或上下肢颤动不已。

震颤与"抽搐"有区别。抽搐是四肢不自主地抽动、牵动，或屈伸不已。

【症机辑要】

震颤的基本病机为肝风内动，筋脉失养。《素问·至真要大论》曰："诸风掉眩，皆属于肝"。其内因责之气血阴阳亏虚，外因责之风火痰瘀扰袭，筋骨失于荣养。

【证型辑要】

（1）肝阳化风证：头部或肢体震颤，不能自制，程度较重，常伴见头晕目眩、耳鸣、肢体麻木、急躁易怒、口干口苦、舌红、脉弦等症。本证多见于素体肝肾阴液不足，或久病阴亏者。阴虚阳亢，肝阳升发无制，肝风内动，筋脉失养而挛急，故见震颤。若迁延不治，易导致中风。

（2）阴虚动风证：头部或肢体震颤，日久不愈，不能自制，常伴见持物不稳、头晕目眩、耳鸣、腰膝酸软、肢体麻木、潮热汗出、心烦失眠、健忘、痴呆、行动迟缓、步履蹒跚、舌红少津、脉细数等症。本证多见于老年人。本证多由肝肾阴虚，水不涵木，风阳上扰，筋脉失养而挛急所致。

（3）血虚生风证：头部或肢体震颤，日久不愈，不能自制，常伴见面色无华、头晕目眩、神疲乏力、气短懒言、舌淡、脉细弱等症。本证多由久病气血耗伤，产育失血，手术失血，崩漏等，气血亏虚，全身筋脉失养所致。此即《证治准绳》所云："凡振者，大抵气血俱虚，不能荣养筋骨，故为之振摇而不能持也。"

（4）髓海不足证：头部动摇不已，肢体震颤，常伴见持物不稳或不能持物、健忘、反应迟钝、行动迟缓、步履蹒跚、形寒肢冷、小便清长、夜尿增多、舌淡、脉细弱等症。本证多见于年老衰弱者。本证多由肾阳亏虚，髓海不足，神机失养，筋脉失约所致。

（5）瘀阻脑络证：头部动摇不已，肢体震颤，常伴见头痛、头晕、肢体麻木、舌质紫暗或瘀点瘀斑，甚则痴呆、脉涩等症。本证多见于头部外伤患者。本证多由脑髓受损，或瘀阻脑络，以致肢体筋脉失约所致。

【类症辑要】

1. 口唇颤动

口唇颤动，又称"唇瞤""唇风"，俗称"驴唇风"，是指口唇不自主地颤动、蠕动的症状。口唇颤动可发于上下唇，以下唇常见，多发于秋冬季。

临床常见证型如下所述。

（1）胃热炽盛证：口唇颤动，不能自止，常伴见嘴唇发痒、唇色赤红、局部有灼热感、大便秘结、小便黄赤、舌红苔黄、脉数等症。本证多见于外感热邪内传阳明，或嗜食辛辣厚味以致阳明蕴热者。足阳明胃经夹口环唇，手阳明大肠经入下齿中，胃火炽盛引动阳明经，唇部筋脉挛急，故见口唇颤动。

（2）血燥证：口唇颤动，不能自止，常伴见口唇干裂、下唇发痒、口唇红赤肿胀、大便干结等症。本证多由感受秋季燥邪，或过服温燥之品，耗伤津血而化燥，口唇失于濡养，唇部筋脉挛急所致。

2. 舌颤

舌颤是指伸舌时舌体颤动不定，不能自制的症状。

舌颤多由舌体筋脉失于濡养，筋脉挛急，无力平稳伸展舌体所致。

临床常见证型如下所述。

（1）肝风内动证：伸舌时舌体颤动不定。若为热极生风，可伴见高热、大汗出、烦躁、神昏等症；若为肝阳化风，可伴见头痛眩晕、烦躁易怒、头重脚轻等症；若为阴虚动风，可伴见舌体萎缩、舌强不语、手足痿躄等症。本证多见于风气内动之证者。本证多由舌体筋脉失于濡养，筋脉挛急，无力平稳伸展舌体所致。

（2）血虚证：伸舌时舌体颤动不定，常伴见舌体瘦薄、心悸、头晕、倦怠无力、脉弱等症。本证多见于久病血虚，或劳神过度、阴血暗耗者。本证多由舌体失于濡养，筋脉挛急所致。

（3）酒毒蕴结证：伸舌时舌体颤动不定，常伴见舌色紫红、舌体胖大、舌下脉络怒张、手足震颤等症。本证多见于嗜酒成性者。本证多由饮酒过量，经年累积，酒毒走窜经脉，舌体筋脉挛急所致。

3. 手颤

手颤是手指颤动不定的症状。

手颤或以一手独发，或两手并发。轻者仅在端碗、持握轻微物体时出现，重则频发颤动，不能正常写字、持筷进食等。

手颤需与"瘛疭""手指挛急"区别。手颤主要表现为颤动，虽动摇不已，却无抽搐；

瘛疭是手足伸缩交替，抽动不已；手指挛急是手指拘挛，难以伸直，活动受限。

手颤属"震颤"范畴，为风气内动，筋脉挛急之象。

临床常见证型如下所述。

（1）肝阳化风证：手指颤动不定，震颤较剧烈，不能自制，常伴见头晕、头痛、烦躁易怒、头重脚轻、舌红、脉弦等症。本证多见于素体肝肾阴液不足，或久病阴液亏虚，或老年衰弱者。阴虚阳亢，肝阳升发无制，肝风内动，筋脉失养而挛急，故见震颤。

（2）阴虚动风证：手颤动较缓和，或仅感觉手指蠕动，常伴见口干咽干、形体消瘦、精神疲惫、舌红绛少苔、脉细数等症。本证多见于素体阴虚内热，或外感热病耗伤阴液者。阴液耗伤，阴不制阳而化风，筋脉失养，故挛急。

（3）血虚生风证：手指颤动不定，震颤程度较缓和，常伴见肢端麻木、皮肤发痒、心悸、头晕、目眩、舌淡、脉弱等症。本证多见于久病血虚，或劳神暗耗阴血者。本证多由血液亏虚，手指失于濡养，筋脉挛急所致。

（4）风痰入络证：手指颤动不定，常伴见肢端麻木、形体肥胖、面部虚浮、舌体胖大等症。本证多见于老年人，或形体过于肥胖者，常为中风病先兆。本证多由风痰入络，手指失于濡养，筋脉挛急所致。

（5）酒毒蕴结证：手指颤动不定，常伴见舌色紫红、舌体胖大、舌下脉络怒张等症。本证多见于嗜酒成性者。本证多由饮酒过量，经年累积，酒毒走窜经脉，手指筋脉挛急所致。

4. 足颤

足颤是指一足或两足颤动不定的症状。

足颤常与"手颤"并见，可互参。

足颤属"震颤"范畴，为风气内动、筋脉挛急之象。

临床常见证型为：血虚生风证。足部颤动不已，常伴见头晕目眩、下肢肢端麻木、爪甲不荣、面色无华、舌淡、脉弱等症。本证多见于老年血虚，或久病血虚，或劳神过度、阴血暗耗者。血虚不养筋脉，风气内动，筋脉挛急，故见足部颤动不已，为中风先兆。

5. 眼睑跳动

眼睑跳动，又称"胞轮振跳""目瞤"，俗称"眼眉跳"，是指眼睑频频振跳，不能自制的症状。

眼睑跳动若偶然一发者，不属于病态。

临床常见证型如下所述。

（1）血虚生风证：眼睑频频振跳，或发于上睑，或发于下睑，或上下睑皆发震颤，不能自制，常伴见眼睛干涩、目痒、头晕目眩、面色无华、唇甲色淡、肢端麻木、舌淡、脉细弱等症。本证多见于老年血虚，或久病血虚，或久视伤血者。本证多由阴血不足，不能濡养肝脾经络，虚风频动，筋急不能自止所致。

（2）脾胃气虚证：眼睑胸动不止，眼目酸胀不适，眼睑不时眨动，眼睛有疲劳感，常伴见头晕目眩、面色萎黄、舌淡、脉弱等症。本证多因饮食、劳倦、思虑等导致脾胃虚弱，脾虚则胞睑失于制约，以致频频振跳。

（3）风热袭目证：眼睑频频振跳，常伴见两目红赤、目痒目痛、胞睑湿烂、舌红、脉数等症。本证多由外感风热，邪客目窍胞络，筋急不能自止所致。

【文献辑要】

《证治准绳·杂病·诸风门·颤振》：颤，摇也；振，动也。筋脉约束不住而莫能任持，风之象也。

《四诊抉微·望诊·红色舌》：舌红而战动难言者，此心脾虚也，汗多亡阳者有之。

《望诊遵经·望舌诊法提纲》：热病舌难伸出，伸则频振，语言不清者，正气虚弱之险证也。

四十、脱　发

【症状特征】

脱发是指头发脱落速度超过新生速度，以致头发稀少或秃顶的症状。

【症机辑要】

处于退行期和休止期的头发会正常脱落，但同时又伴随有头发新生，两者处于动态平衡，以维持头发的正常数量。黄种人健康头发的特点是"黑、稠、润"，是肾气充盛，精血充足的表现。

脱发的基本病机是精血滋养头发不足。第一，血虚。发为血之余，各种原因导致血液亏虚，发失滋养则易脱，不濡新发则生长缓慢，或难长新发。第二，肾虚。肾之华在发，肾藏精，精血同源互化，精血不足则发无滋养。第三，邪蕴。邪气蕴聚头皮，精血不达头皮毛囊，精血不充则新发不生。

【证型辑要】

（1）血热证：头发脱落数量急剧增多，甚至头发大片脱落，常伴见头部瘙痒、发热、烦躁、口渴、舌红、脉数等症。本证多见于感受热毒邪气，或情志过极，或过食辛辣，或过服温燥药品者。热邪客于血分，血行加速，充斥头皮，发根受热邪灼损，脱落加快。

（2）湿热蕴积证：头发脱落，头发稀疏油腻，头皮脂溢明显，头屑较多。本证多见于湿热体质，或平素过嗜肥甘厚味，或过度嗜酒患者。本证多由湿热内生，熏蒸头皮，精血不达头皮毛囊所致。

（3）肝郁气滞证：头发均匀脱落，或突然出现头发大片脱落（斑秃），常伴见情志抑郁、胁肋胀满疼痛、善太息、脉弦等症。本证多由精神情志刺激，情志不遂，肝气郁滞，精血输布不达头皮所致。

（4）气血两虚证：头发细软，干燥少华，易脱落，头发日渐稀疏，头顶或两额角头发的脱落速度较快，拔扯头发常无疼痛感，常伴见面色无华、倦怠乏力、舌淡、脉细弱等症。本证多见于大病久病后期，或产后，或手术失血者。本证多由耗气，或伤血，气血亏虚而失荣于发所致。

（5）肾精不足证：头发焦黄或花白，均匀脱落，甚至体毛脱落，常伴见腰膝酸软、足痿无力、不耐久立久行、舌淡苔白、脉弱等症。本证脱发是衰老的征象之一，常见于中年及以上患者。肾精不足，精血不荣头发，故新发生长缓慢或不予再生，退行期头发脱落加快。

【类症辑要】

1. 白发

白发是指头发部分或全部变白的症状。

婴儿初生或出生后不久即有白发者，称"先天白发"。通常情况下，青少年白发多属血热，中老年白发多属精血不足，也有因忧思郁怒等所致者。

临床常见证型如下所述。

（1）血热证：头发花白，常伴见头皮瘙痒、发热、烦躁、口渴、舌红、脉数等症。本证多见于青少年。本证多由血热内蕴，发失濡养所致。

（2）气血两虚证：头发花白甚至全白，常伴见面色无华、倦怠乏力、舌淡、脉细弱等症。本证多见于先天不足，或大病久病，或劳心耗神者。本证多由气血亏虚，发失荣养所致。

（3）肾精不足证：头发花白甚至全白，常伴见头发稀疏脱落、腰膝酸软、足痿无力、不耐久立久行、舌淡苔白、脉弱等症。老年人头发斑白或满头白发，既是肾精虚衰的表现，也属于正常衰老现象。若青年、中年白发满头，又伴上述诸症，多由肾精不足、精血不荣所致。

（4）肝郁气滞证：头发在短期内突然大量变白，常伴见情志抑郁、胁肋胀满疼痛、善太息、脉弦等症。本证多见于感受强烈精神刺激或忧思过度患者。七情过极，肝失疏泄，气郁化热，耗伤营血，以致头发失荣，在短期内见头发大量变白。

2. 黄发

黄发是指头发枯萎发黄，脆裂易折的症状。

发为血之余，血气盛则发美而长，气血俱热则黄而赤。故《诸病源候论•毛发病诸候•发黄候》曰："足少阴之经血，外养于发，血气盛，发则润黑；虚竭者，不能荣发，故令发变黄。"

临床常见证型如下所述。

（1）气血两虚证：头发黄而枯涩，干燥易折，常伴见面色无华、倦怠乏力、舌淡、脉细弱等症。本证多由气血亏虚，发失荣养所致。

（2）护理失当：头发变黄变脆，末端开叉分裂。此不是中医证型，属病因范畴。其多为头发洗涤过勤，染发吹发过多，而发质受损。

（3）小儿疳积：小儿发结如穗，枯黄无泽，易于折断，常伴见面黄肌瘦、腹大青筋等症。此不是中医证型。本病由脾胃失于健运，食积不消，气血生化无源，发失荣养所致。

3. 斑秃

斑秃，俗称"鬼剃头"，是指突然呈斑片状脱发，脱发区呈圆形或卵圆形，无瘢痕，头皮光滑，不痛不痒或局部微痒的症状。

若头发全部或几乎全部脱落者，称"全秃"。

斑秃可发生在任何年龄，但以青壮年多见。

斑秃的基本病机为血虚受风挟毒。头皮某一局部的腠理开泄，复遇风热挟毒，或湿热挟毒，邪毒乘虚而入，结聚不散，以致气血不潮，皮肉干枯，故成片脱落。

临床常见证型如下所述。

（1）血热证：头发突然呈斑片状脱落，兼症参见"脱发"。

（2）湿热蕴积证：头发突然呈斑片状脱落，兼症参见"脱发"。

（3）气血两虚证：头发突然呈斑片状脱落，兼症参见"脱发"。

【文献辑要】

《灵枢·阴阳二十五人》：足阳明之上，血气盛则髯美长；血少气多则髯短；故气少血多则髯少；血气皆少则无髯，两吻多画。足阳明之下，血气盛则下毛美长至胸；血多气少则下毛美短至脐……血气皆少则无毛，有则稀枯悴……足少阳之上，气血盛则通髯美长；血多气少则通髯美短；血少气多则少髯；血气皆少则无须……足少阳之下，血气盛则胫毛美长……血多气少则胫毛美短……血少气多则胻毛少……血气皆少则无毛……足太阳之上，血气盛则美眉，眉有毫毛；血多气少则恶眉……血气和则美色……手阳明之上，血气盛则髭美；血少气多则髭恶；血气皆少则无髭。手阳明之下，血气盛则腋下毛美……手少阳之上，血气盛则眉美以长……手太阳之上，血气盛则口多须。

《诸病源候论·毛发病诸候·白发候》：足少阴肾之经也，肾主骨髓，其华在发。若血气盛，则肾气强，肾气强，则骨髓充满，故发润而黑；若血气虚，则肾气弱，肾气弱则骨髓枯竭，故发变白也。

《诸病源候论·毛发病诸候·令长发候》：发是足少阴之经血所荣也。血气盛则发长美；若血虚少，则发不长。

《诸病源候论·毛发病诸候·令发润泽候》：足少阴之经血，外养于发。血气盛发则光润；若虚则血不能养发，故发无润泽也。

《诸病源候论·毛发病诸候·发黄候》：足少阴之经血，外养于发，血气盛，发则润黑；虚竭者，不能荣发，故令发变黄。

《诸病源候论·毛发病诸候·须发秃落候》：足少阳胆之经也，其荣在须；足少阴肾之经也，其华在发。冲任之脉，为十二经之海，谓之血海，其别络上唇口。若血盛则荣于须发，故须发美；若血气衰弱，经脉虚竭，不能荣润，故须发秃落。

《诸病源候论·毛发病诸候·令生髭候》：手阳明为大肠之经，其支络缺盆，上颈贯颊，入下齿间。髭者，是血气之所生也，若手阳明之经血盛，则髭美而长；血气衰少则不生。

四十一、肌肤麻木

【症状特征】

肌肤麻木是指自觉皮肤发麻，或肌肤感觉减退，甚至消失的症状。

《黄帝内经》称为"肉有不仁"或"不仁"。"麻"是肌肉之内如有虫蚁乱行，或有触电感，或微针乱刺感，非痛非痒，按之不止，搔之愈甚，是肌肤感觉异常；"木"是无痛痒感觉，按之不知，掐之不觉，皮肉如木厚之感，是肌肤感觉的缺失。

【症机辑要】

肌肤麻木的基本病机为气血不达浮络。《金匮要略·中风历节病脉证并治》认为："邪在于络，肌肤不仁"。《诸病源候论·风病诸候·风不仁候》认为："风不仁者，由荣气虚，卫气实，风寒入于肌肉，使血气行不宣流。其状，搔之皮肤如隔衣是也。"

【证型辑要】

（1）气血两虚证：肌肤麻木不仁，每于活动后加剧，休息后减轻，常伴见局部皮肤发凉、喜温喜按、舌淡、脉细弱等症。本证多见于久病失养，或失血伤阴者。气血亏虚，经脉气血虚乏，气血不达浮络，故麻木不仁。

（2）瘀阻络脉证：肌肤麻木不仁，常伴见皮肤颜色发暗、麻木固定不移、入夜尤甚、舌面紫点或紫斑、脉涩等症。本证多见于跌仆损伤而致瘀血阻滞，或疾病日久、气血不畅而致瘀滞者。瘀血阻滞则新血不生，气血不达浮络，故麻木不仁。

（3）痰湿阻滞证：肌肤麻木不仁，遇风雨寒湿则加重，局部喜暖恶寒，若以手击麻木之处可以暂时轻快，常伴见邻近关节活动不利，甚则关节肿胀、舌淡胖、脉滑等症。本证多见于嗜食肥甘荤腥，或恣食生冷，或久居寒湿之地者。痰湿聚于肌肤，营卫之气不能畅达浮络，故麻木不仁。

（4）风湿疠气证：手足麻木，肌肤出现局限性麻木，麻木处可有红斑或白斑，局部无痛、冷、热感，皮肤干燥无汗，毛发脱落，起糠状细薄白屑，日久可伴见肌肉萎缩，筋脉挛急，呈鹰爪形手，眉毛脱落，鼻梁崩塌等症。本证常为麻风病表现，多见于体虚之人外感风湿虫毒等疠气。本证多由毒邪内侵血脉，疠气留滞皮肤，气血不能畅达浮络所致。

【类症辑要】

1. 偏身麻木

偏身麻木是指身体一侧皮肤发麻，或肌肤感觉减退，甚至消失的症状。

偏身麻木属"肌肤麻木"范畴，基本病机为气血不达浮络，但属于一侧经络闭阻，或经脉空虚，气血运行不达，常见于中风先兆、中风、痿证等。

若见颜面一侧肌肤麻木，伴见口眼㖞斜者，多属面瘫。

临床常见证型如下所述。

（1）气血两虚证：偏身麻木，对侧身体感觉基本正常，常伴见麻木一侧皮肤干燥，肌肉萎缩，动作不灵便或困难，全身可见面白无华、神疲乏力、舌淡、脉细弱等症。本证多见于中风先兆，或中风，或痿证者。麻木一侧提示经脉空虚，气血不达肌表浮络。本证也见于截瘫，通常是下半身麻木。

（2）经脉痹阻证：偏身麻木，对侧身体感觉基本正常，常伴见麻木一侧皮肤干燥、肌肉萎缩、动作不灵便或困难，全身可见筋脉拘急挛缩、关节屈伸不利、肢体重着、舌淡、苔厚腻、脉沉等症。本证多见中风先兆，或中风，或痿证者。本证也见于截瘫者，通常是下半身麻木。麻木一侧多为邪气痹阻经脉，气血不达肌表浮络所致。

2. 舌麻木

舌麻木是指舌体麻木不仁的症状。

舌麻木的基本病机是经络气血不畅，气血不达舌体。

临床常见证型如下所述。

（1）气血两虚证：舌体麻木不仁，常伴见淡白舌、食不知味、面色淡白或萎黄、头晕、目眩、气短、脉细弱等症。本证多见于久病失养，或失血伤阴者。本证多由气血亏虚而不充舌体所致。

（2）痰湿阻络证：舌体麻木不仁，常伴见舌体强硬、转运不敏、舌体胖大、言语不利、食不知味、痰涎壅盛、舌下脉络曲张、脉滑等症。本证多见于嗜食肥甘厚味，尤其是嗜酒成性者，或中风后遗症患者。本证多由痰湿阻滞舌窍，气血不达舌体，舌体失养所致。

（3）中毒：舌体麻木不仁，常伴见唇舌肿胀、恶心呕吐等症。其多见于误食有毒食物，或药物中毒者，发病迅速，病情危急。其多由毒气阻滞经络，气血不达舌体，舌体失养所致。

3. 头皮麻木

头皮麻木是指头皮麻木不仁的症状。

头皮麻木的基本病机是经络气血不畅，气血不达头皮。

临床常见证型为瘀阻脑络证。头皮麻木，常伴见头痛经久不愈、痛处固定不移、痛如锥刺、头晕不已、健忘、面色晦暗、舌紫暗，或有瘀斑、脉涩等症。本证多见于头部外伤，或久病入络者。瘀血阻滞脑络，经络气血不畅，不通则木。

【文献辑要】

《素问·风论》：风气与太阳俱入，行诸脉俞，散于分肉之间……卫气有所凝而不行，故其肉有不仁也。

《素问·痹论》：其不痛不仁者，病久入深，荣卫之行涩，经络时疏，故不通。皮肤不营，故为不仁。

《丹溪心法·厥》：手足麻者，属气虚。手足木者，有湿痰死血。十指麻木，是胃中有湿痰死血。

《张氏医通·痿痹门·痹》：盖气虚则麻，血虚则木。

《类证治裁·麻木》：麻木，营卫滞而不行之症。如人久坐，压著一边，亦为麻木。

四十二、皮 肤 瘙 痒

【症状特征】

皮肤瘙痒是指肌肤产生痒感而欲搔抓，但无原发皮肤损害的症状。

皮肤瘙痒多呈阵发性，瘙痒程度和持续时间因人而异，搔抓后可见抓痕和血痂，甚则呈苔藓样变或皮肤色素沉着。

【症机辑要】

皮肤瘙痒初起属风，久则入血。《灵枢·刺节真邪》曰："虚邪之中人也，洒淅动形，起毫毛而发腠理……搏于皮肤之间，其气外发，腠理开，毫毛摇，气往来行，则为痒。"《外科大成·不分部位小疵·诸疮痛痒》云："风盛则痒"。

【证型辑要】

（1）风热证：皮肤瘙痒，四季可见，痒若虫行，常伴见发热、汗出、口渴、舌红苔黄、脉浮数等症。本证多由外感风热，邪客肌肤所致。

（2）风寒证：皮肤瘙痒，好发于冬季，瘙痒好发于头面、颈项、手足等易暴露部位，遇风寒则发痒或加剧，得温暖则痒减，常伴见恶风寒、肢冷、舌淡苔白、脉浮紧等症。本证多由风寒郁结皮肤所致。

（3）风燥证：皮肤瘙痒，好发于春秋季，多为全身性，痒无定处，常伴见皮肤搔破出血，日久不愈，皮肤呈苔藓样变化，甚如牛领之皮，唇舌干燥、脉浮等症。本证多由腠理不密，外感风淫，风动皮肤则痒。

（4）风湿证：皮肤瘙痒，好发于长夏湿热之季，常伴见痒势剧烈，搔抓后起水疱、丘疹、流黄水，皮肤湿烂，形成湿疹样变，脉滑数等症。本证多由素体湿邪内蕴，复遇风邪外感，风湿相搏于皮肤所致。

（5）血热证：皮肤瘙痒，好发于夏季，遇热则甚，得寒则轻，痒盛而欲瘙抓，搔破后呈条状血痕，常伴见发热、口干、烦躁、舌红绛、脉数等症。本证多见于嗜食辛辣食物，或过服食温燥之品，或情绪烦躁过激者。本证多由热客血脉，血热生风，风搏肌肤所致。

（6）血虚证：皮肤瘙痒，秋冬甚而春夏轻，常伴见夜间瘙痒更甚，抓痕遍布，搔抓处呈苔藓样变化，皮肤干燥，皮肤脱屑如糠秕状，面色淡白、心悸、头晕眼花、舌淡、脉细弱等症。本证多见于老年人或慢性失血者。本证多由血虚不濡肌肤，血虚生风，风搏肌肤所致。

【类症辑要】

1. 咽痒

咽痒是指咽喉部位发痒的症状。

咽痒常常与咳嗽、咽干、声音嘶哑、鼻干等症状相兼见，可互参。

咽痒的基本病机是邪气搏结咽喉玄府。常见因素包括：一是用嗓过度，刺激咽喉，好发于教师、歌唱演员等；二是环境因素刺激咽喉，如雾霾、烟尘、花粉等；三是生活习惯刺激咽喉，如长期抽烟、喝酒、进食辛辣等；四是邪气侵袭，干犯咽喉。

临床常见证型如下所述。

（1）风寒束表证：咽喉发痒，常伴见恶寒重发热轻、头身疼痛、无汗、鼻塞、喷嚏、流清涕、舌淡红苔薄白、脉浮紧等症。本证多由外感风寒，邪气客犯咽喉，邪气搏结咽喉玄府所致。

（2）风热犯表证：咽喉发痒，常伴见恶寒轻发热重、头痛、汗出、咽痛、舌红苔薄黄、脉浮数等症。本证多由外感风热，邪气客犯咽喉，邪气搏结咽喉玄府所致。

（3）风邪袭表证：咽喉发痒，常伴见恶风、喷嚏、轻微咳嗽、舌干、脉浮等症。本证多由外感风邪，邪气客犯咽喉，邪气搏结咽喉玄府所致。

2. 目痒

目痒是指睑缘、眦内作痒，甚至痒连睛珠，其痒如虫行而难忍，但双目外观端好，不红不肿，视力正常的症状。

目痒的基本病机是邪气搏结眼玄府，病位主要在眼睑。目痒证分虚实，虚证多见于肝血亏虚，血虚不濡眼目所致。实证多责于三个方面：一是风邪外袭，邪气往来流行于睑眦腠理之间；二是热邪侵袭，热盛则痒；三是湿热蕴结，眼睑络脉气血不达。

此外，邪退正复，气血得复之时，也可出现目痒，此为佳兆。

临床常见证型如下所述。

（1）风淫证：眼睛发痒，遇风则剧，反复发作，常伴见眼睛干涩、恶风、汗出、喷嚏、舌干、脉浮等症。本证多由外感风邪，邪客眼络，邪气搏结眼玄府所致。

（2）风热证：眼睛发痒，痒势剧烈，有虫行感，常伴见眼睛有发热感、畏光羞明、流泪、眼有黏眵、发热、汗出、口渴、舌红苔黄、脉浮数等症。本证多由外感风热，邪客眼络，邪气搏结眼玄府所致。

（3）火热证：眼睛灼热瘙痒，常伴见白睛红丝、眵多黏结、发热、口干、烦躁、便秘、尿黄、舌红苔黄燥、脉数等症。本证多见于外感热毒，或情绪烦躁过极者。本证多由热客血脉，血行薄疾，充斥眼络，邪气搏结眼玄府所致。

（4）湿热证：眼睛发痒，痒势剧烈，有虫行感，常伴见白睛红丝、眵多黏结、多有热泪、睑缘湿烂、口干苦、尿黄、舌红苔黄腻、脉滑数等症。本证多见于嗜食辛辣食物，或外感湿热邪气者。本证多由湿热内蕴，上犯眼络，邪气搏结眼玄府所致。

（5）血虚证：眼睛发痒，痒势不剧，揉拭可止，止后又痒，常伴见眼睛干涩、面色淡白少华、心悸、头晕、目眩、舌淡、脉细弱等症。本证多见于用眼过度者，或中老年人，或慢性失血者。本证多由肝血亏虚，不濡睛目，眼玄府失于润养所致。

3. 耳痒

耳痒是指耳郭或外耳道瘙痒，但无原发性皮肤损害的症状。

耳痒的基本病机是邪气搏结耳玄府，主要与风、热、湿有关。

临床常见证型如下所述。

（1）肝胆湿热证：耳道瘙痒，耳郭周围皮肤发红，抓搔出血却痒不止，常伴见耳多耵聍、口苦、大便干结、小便黄赤、舌红苔黄、脉弦数等症。本证多见于外感湿热，或嗜食肥甘，内生湿热者。本证多由湿热循胆经上扰耳窍，邪气搏结耳玄府所致。

（2）脾虚湿盛证：耳道湿痒，时轻时重，常伴见耳内流黄水、面色黄胖虚浮、食少、腹胀、便溏、舌淡苔白、脉滑等症。本证多见于素体脾虚复感湿邪，或久病脾胃受损者。本证多由脾气亏虚，湿浊内生，湿浊上犯耳窍，邪气搏结耳玄府所致。

（3）血虚风燥证：耳道瘙痒，入夜尤甚，常伴见耳部皮肤干燥、粗糙、皲裂、脱屑，以及舌淡、脉弱等症。本证多见于久病暗耗营血，或长期失血者。本证多由血虚生风化燥，耳玄府失于润养所致。

（4）肾阴虚证：耳道瘙痒，常伴见耳道皮肤粗糙、增厚、结痂，以及眩晕、耳鸣、腰膝酸软、舌红少津、脉细数等症。本证多见于老年肾阴亏虚，或久病暗耗肾阴者。本证多由肾阴亏虚，虚火上逆耳窍，耳玄府失于润养所致。

4. 阴痒

阴痒是泛指外阴部皮肤瘙痒的症状。

女性外阴和阴道瘙痒者，也称"阴痒""阴门瘙痒"。男性阴囊瘙痒，伴阴囊皮肤潮红、起疹者，又称"绣球风""肾囊风""阴下湿痒""阴囊风"。

阴痒的基本病机是邪气搏结于阴部皮肤，多由湿热下注、血虚风燥、下焦寒湿、虫毒侵犯所致。《诸病源候论·妇人杂病诸候·阴痒候》指出："妇人阴痒，是虫食所为。三虫九虫，在肠胃之间，因脏虚虫动作，食于阴，其虫作势，微则痒，重者乃痛。"

临床常见证型如下所述。

（1）湿热下注证：阴部瘙痒，常伴见阴部皮肤潮湿、舌红苔黄腻、脉滑数。男性可见阴囊或全阴部丘疹、水疱，搔破后出现皮肤糜烂，渗出水液，喜浴热水等症；女性可见外阴和阴道瘙痒难忍，带下量多黄臭等症。本证多由嗜食辛辣肥甘厚味，湿热内蕴，下注阴部，邪气搏结于阴部皮肤所致。

（2）下焦寒湿证：阴部瘙痒，常伴见腰膝酸软、小腹坠胀、下肢沉重不利、舌淡苔白腻、脉沉迟，男性可见阴囊潮湿，女性可见带下量多色白等症。本证多见于久居寒湿之地或老年肾阳虚衰者。本证多由寒湿不化，蕴结阴部，邪气搏结于阴部皮肤所致。

（3）虫毒侵犯证：阴部瘙痒，如虫行状，甚则奇痒难忍，常伴见阴部灼热疼痛、带下量多色黄臭秽、小便短赤、舌红、苔黄腻、脉滑数等症。本证多由外感虫毒，搏结于阴部皮肤所致。

（4）血虚风燥证：阴部瘙痒，反复发作，日久不愈，男性常伴见阴囊皮肤增厚，颜色变深等症；女性常伴见阴道涩痒疼痛，夜间加剧，带下量少色黄等症。本证多由血虚日久，血虚生风化燥，阴部肌肤失养所致。

5. 肛门瘙痒

肛门瘙痒是指肛门周围皮肤无原发性损害却出现瘙痒的症状。

因过食辛辣香料，如辣椒、芥末、胡椒等，刺激肛门皮肤瘙痒，不属于本症范畴。

肛门瘙痒的基本病机是邪气搏结于肛门玄府。

临床常见证型如下所述。

（1）肝胆湿热证：肛门部瘙痒潮湿，常蔓延至会阴、阴囊等部位，常伴见皮肤渗出物，搔抓日久可见局部皮肤粗糙，局部皮肤色暗，并可见口苦、小便黄赤、舌红苔黄、脉弦滑等症。本证多由肝胆湿热，循经下注阴部，邪气搏结于肛门玄府所致。

（2）血热证：肛门部位瘙痒，常伴见局部皮肤潮红，搔抓后出现皮损，边缘不清，心烦，口苦，舌红，脉数等症。本证多由热入血分，郁结后阴，血热搏结于肛门所致。

（3）血虚风燥证：肛门部位瘙痒，常伴见局部皮肤干燥增厚，角化皲裂等症。本证多由血虚日久，血虚生风化燥，肛门部肌肤失养所致。

【文献辑要】

《灵枢·经脉》：任脉之别……实则腹皮痛，虚则痒搔。

《灵枢·经脉》：足厥阴之别……其别者，径胫上睾，结于茎。其病……虚则暴痒。

《诸病源候论·风病诸候·风瘙痒候》：此由游风在于皮肤，逢寒则身体疼痛，遇热则瘙痒。

《诸病源候论·风病诸候·风痒候》：邪气客于肌，则令肌肉虚，真气散去，又被寒搏皮肤，外发腠理，闭毫毛，淫邪与卫气相搏，阳胜则热，阴胜则寒。寒则表虚，虚则邪气往来，故肉痒也。

《诸病源候论·虚劳病诸候·虚劳体痛候》：劳伤之人，阴阳俱虚，经络脉涩，血气不利。若遇风邪与正气相搏，逢寒则身体痛，值热则皮肤痒。

四十三、面　赤

【症状特征】

面赤是指面部皮肤颜色比正常红赤的症状。

面赤有满面通红、两颧潮红、面红如妆的区别。因面部疮疡所致局部红肿者，不属于本症范畴。

【症机辑要】

中医学望色，包括望皮肤色泽、体表黏膜颜色及排出物的颜色变化，本节仅讨论皮肤色泽。

皮肤色泽包括"色"与"泽"两方面。"色"指颜色，即色调变化，主要有青、赤、黄、白、黑五大类；"泽"指光泽，即明亮度变化。皮肤的"色"与"泽"，反映出血与气的状态，是"血色"与"生机"的外在征象。其中，气指生机，隐含于皮肤之内；色为血色，彰显于皮肤之表。究其本质，《素问·脉要精微论》曰："夫精明五色者，气之华也。"《脉诀汇辨》曰："夫气由脏发，色随气华。"第一，人是以五脏为中心的有机整体，五脏藏精，精化为气，气是维系五脏六腑、五官九窍、皮肉脉筋骨发挥正常生理功能的动力，故曰："气由脏发"；第二，生机隐含于皮肤之内，血色彰显于皮肤之表，阳动阴随，故曰："色随气华"。因此，观察皮肤色泽，既要看颜色变化，也要看色泽变化。

皮肤色泽分"常色"与"病色"。常色是指健康的皮肤色泽。黄种人正常肤色的特点是"红黄隐隐，明润含蓄"，即红润之色隐现于皮肤之内，光泽由内向外隐隐透发，是胃气充足、精气内含的表现。《素问·五脏生成》对健康色泽的描述非常形象："生于心，如以缟裹朱；生于肺，如以缟裹红；生于肝，如以缟裹绀；生于脾，如以缟裹栝楼实；生于肾，如以缟裹紫，此五脏所生之外荣也。"此外，《素问·脉要精微论》也指出："赤欲如白裹朱，不欲如赭；白欲如鹅羽，不欲如盐；青欲如苍璧之泽，不欲如蓝；黄欲如罗裹雄黄，不欲如黄土；黑欲如重漆色，不欲如地苍。"

受体质禀赋、季节气候、居处环境等因素的影响，个体肤色可有差异，因此常色又包含主色与客色。主色是指个体生来即有，终生基本不变的颜色。受禀赋等影响，个体肤色可以表现出偏青、偏赤、偏黄、偏白、偏黑的细微差异。客色是指因季节、气候、昼夜等外界因素变动而随之变化的肤色，如春季肤色略青，夏季略赤，长夏略黄，秋季略白，冬季略黑，此即《医宗金鉴·四诊心法要诀》所云："四时之色，随四时加临，推迁不常，故为客色也。"

病色是指在疾病状态下皮肤显现的色泽。一是颜色异常，或晦暗枯槁，或暴露浮现，皆属病色。晦暗枯槁，即肤色暗淡而无光泽，是脏腑精气已衰、胃气不充的表现；暴露浮现，即肤色异常明显地显露于外，是病色外现或真脏色外露的表现，如肤色晦黑暴露、枯槁无华，即为肾病真脏色外露；二是光泽度变化，又分善色与恶色。凡五色光明润泽者称为善色，也称"气至"，多见于新病、轻病，提示精气未衰，胃气能充，其病易治，预后较好；若五色晦暗枯槁者称为恶色，亦称"气不至"，多见于久病、重病，提示精气已衰，胃气不足，其病难治，预后不良。《素问·五脏生成》评判善色与恶色时指出："五脏之气，故色见青如草兹者死，黄如枳实者死，黑如炲者死，赤如衃血者死，白如枯骨者死，此五色之见死也。青如翠羽者生，赤如鸡冠者生，黄如蟹腹者生，白如豕膏者生，黑如乌羽者生，此五色之见生也。"

观察皮肤青、赤、黄、白、黑的色调变化，称为"五色诊"，即"五色主病"。五色变化既可以反映病变脏腑，又可以推断疾病性质的寒热虚实。根据"五色主病"原理，无论面色发赤、肤色发赤、黏膜红赤，其病机内涵基本一致，故本节以"面赤"为代表进行讨论。

赤为心火之色，面色赤主"热"，由血行加速，血络充盈所致。气血得热则行，血脉充盈，血色暴露，则面色赤红。面赤虽主"热"，但须辨析实热、虚热、虚阳浮越（戴阳证或格阳证）。

【证型辑要】

（1）实热证：满面色红，甚至通红，常伴见身热、汗出、口渴、尿黄赤、便秘、舌红、脉数等症。若局部出现赤红，多提示该部位的相关脏腑有热象，如鼻头色赤多为脾肺二经有热，目眦红赤多为心火，白睛血络红赤为肺火，眼胞红肿湿烂多为脾火，全目赤肿多眵多为肝经风热，牙龈红肿或兼出血多属胃火，咽喉红肿疼痛多属肺胃积热，咽喉红肿溃烂，有黄白腐点，多为肺胃热毒深极。

（2）虚热证：颜面微赤，或两颧嫩红、潮红，常伴见潮热或烘热、五心烦热、盗汗、口燥咽干、舌红少苔、脉细数等。若局部出现嫩红色，提示该部位的相关脏腑有虚热，如白睛红络隐隐多为肺阴虚，唇色嫩红为脾胃阴虚，牙龈微红微肿而不痛多属肾阴虚，咽喉鲜红娇嫩，肿痛不甚者，多为肺胃阴虚。

（3）虚阳浮越证：面色苍白却时而颧红如妆（暴露），两颧绯红时隐时现，嫩红带白游移不定，常伴见身虽热却反欲盖衣被，自感烦热却无胸腹灼热、四肢厥冷、下利清谷、小便清长、不欲饮或不多饮，或喜热饮等症。本证又称戴阳证、阴盛格阳证、真寒假热证，由阳气虚衰，阴寒内盛，逼迫虚阳浮越于上所致。本证的本质为寒，假象为热，其身热为假热，其肢寒为真寒，特点是身热反欲添衣、口渴却喜热饮、面色浮红如妆、脉大按之无力。

此外，下列诸证也多见面赤。

（1）风热犯表证：面赤，常伴见发热重恶寒轻、汗出、口渴、咽喉或痒或痛等症。若风寒束表而有郁热者，可见两颊微赤、环目鼻色青。

（2）阳明经证：面赤，常伴见大热、大汗、大渴、脉洪大等症。

（3）热入营血证：满面通红，常伴见身热夜甚、口干不渴饮、心烦不寐、斑疹隐隐等症。

（4）心火亢盛证：面赤，常伴见心烦失眠、舌红、口舌生疮、小便短赤、排尿灼热涩痛等症。

（5）痰火扰神证：面赤，常伴见烦躁不宁、神昏谵语、狂躁妄动等症。

（6）风热犯肺证：面赤，常伴见身热、咳嗽、痰稠色黄、咽喉疼痛等症。

（7）肺热炽盛证：面赤，常伴见咳嗽气喘、痰稠色黄、胸痛、咽喉红肿疼痛等症。

（8）痰热蕴肺证：面赤，常伴见咳嗽气喘、痰稠色黄、喉中痰鸣、胸闷或胸痛等症。

（9）胃热炽盛证：面赤，常伴见胃脘灼痛、消谷善饥、口气臭秽、牙龈红肿疼痛等症。

（10）肠热腑实证：面赤，常伴见壮热、汗出、口渴、腹部硬满疼痛、大便秘结等症。

（11）肝火炽盛证：面赤，常伴见头目胀痛、目赤、口苦、口干、烦躁易怒等症。

（12）肝阳上亢证：面赤，常伴见头目胀痛、目赤、口苦、口干、耳鸣、腰膝酸软、头重脚轻等症。

（13）肝火犯肺证：面赤，常伴见胸胁灼痛、头胀头晕、咳嗽频作、目赤等症。

（14）伤暑证：面赤，常伴见发热恶热、心烦、汗出、口渴喜饮、气短神疲、肢体困倦、胸闷脘闷等症。

【类症辑要】

1. 面色发黄

面色发黄是指面部颜色发黄的症状。

面色淡黄憔悴者称为萎黄，面色发黄而虚浮者称为黄胖，身目小便俱黄者称为黄疸。

皮肤黄色为湿土之色，脾胃之色，主脾虚、湿证。本证多由脾虚不健，血不荣肤；或脾虚不运水湿，土色外显所致。

临床常见证型如下所述。

（1）脾胃气虚证：面色萎黄，常伴见食欲不振、纳少、食后腹胀、便溏、倦怠乏力、少气懒言、舌淡、脉细弱等症。本证多见于素体脾胃虚弱，或大病、久病损伤脾胃者。本证多由脾胃气虚，气血化源不足，血不荣肤所致。

（2）血虚证：面色淡白或萎黄，常伴见眼睑、牙龈、口舌、爪甲等颜色淡白，以及头晕目眩、心悸、肌肤麻木、脉细弱等症。本证成因有两个方面，一是化生不足，可见于禀赋不足，或脾胃亏虚，或进食量少等；二是耗散过多，可见于各类慢性失血，或劳神过度而暗耗阴血，或大病久病耗伤阴血等。本证多由血虚不荣头面所致。

（3）寒湿困脾证：面色晦黄，常伴见身目发黄、黄色晦暗如烟熏、食少纳差、腹胀便溏、肢体困重、舌淡胖、苔白腻、脉濡等症。本证多见于冒雨涉水，或长期居处阴冷潮湿之地，或过食生冷者。寒湿内盛，寒湿困阻脾阳，脾不运水湿则土色外显，脾不升清则血不荣肤，故色黄晦暗如烟熏。

（4）湿热蕴脾证：面色发黄，常伴见身目发黄、颜色鲜明如桔、口苦黏腻、脘腹胀闷、纳呆欲呕、身热不扬、肢体困重、皮肤瘙痒、苔黄腻、脉濡等症。本证多见于外感湿热邪气，或嗜食肥甘厚味，或嗜酒无度者。湿热内蕴，脾失健运，水湿土色外显，故色黄鲜明如橘。

（5）肝胆湿热证：身目发黄，黄色鲜明，常伴见胁肋胀痛、纳呆、腹胀、泛呕、口苦、厌油、苔黄腻、脉弦数等症。本证多见于外感湿热，或嗜食肥甘厚味者。本证多由湿热内蕴，肝胆疏泄失常，胆汁犯溢肌肤所致。

此外，临床常见肤色发黄的疾病如下所述。

（1）黄疸：以白睛、皮肤、小便发黄为特征。第一，黄疸之病邪以湿为主。黄家所得，从湿得之。其可因外感湿热、疫毒、内伤酒食、劳倦等引起。第二，黄疸与肝胆脾胃密切相关。肝失疏泄，胆汁泄溢，脾不运化水湿，是黄疸的主要病机。第三，黄疸分阳黄和阴黄。阳黄发病急，病程短，以湿、热、毒为主，症状特征为颜色黄而鲜明如橘皮色，常伴见尿如黄柏汁、口渴、舌苔黄腻等症。阴黄发病缓，病程长，以湿、寒、虚为主，症状特征为面色暗黄如烟熏，常伴见畏寒、口淡、舌苔白腻等症。第四，阳黄常见湿重于热证、热重于湿证、胆腑郁热证、热毒炽盛证等；阴黄常见寒湿困脾证、脾虚湿盛证、气滞血瘀证等。

（2）萎黄：两目不黄，但全身肌肤呈现淡黄色，皮肤干萎枯槁无光泽，常伴见心悸、头晕、耳鸣、倦怠乏力、小便清长、大便溏薄、舌淡、脉细等症。萎黄既可以是疾病名，又可以是症状名。临床常见于慢性失血过多，或大病久病暗耗阴血，或素体脾胃虚弱而化源不足，或虫积肠道、吸食精微者。本病多由血液亏虚，肌肤失养所致。

（3）黄胖：面色发黄而虚浮，常伴见食后腹胀、偏食异嗜、神疲乏力、舌淡苔薄、脉濡等症。黄胖既是疾病名，又可以是症状名。黄胖之症，一是脾虚有湿，由脾气虚弱，运化水湿的能力减弱，湿邪内阻所致；二是由感染寄生虫钩虫所致。

（4）小儿疳积：面黄肌瘦，或面色乍黄乍白，常伴见皮毛憔悴、腹部胀大、青筋暴露、纳呆、便溏。疳积多见于小儿饮食不节，或乳食喂养不当，或慢性腹泻，或肠道寄生虫者。脾胃纳运失职，谷食久聚则成积滞。积滞日久，脾胃更伤，转化为疳。本病多由脾胃虚弱，气血化源不足，脏腑肌肤失于濡养所致。

（5）胎黄：小儿周身皆黄，其色如金。妇女妊娠湿热太盛，胎儿受母体热毒，故见身黄。

2. 面色发白

面色发白是指面部颜色较正常浅淡，甚至失去血色的症状。

白色主寒证、虚证。病机有两个方面，一是气血不充，血脉空虚，不荣于面，可见于气虚、血虚、阳虚、脱血、夺气；二是脉络收缩，血色不显，此由寒主收引所致。

临床常见证型如下所述。

（1）气虚证：面色淡白或萎黄，缺乏光泽，常伴见神疲乏力、气短、懒言、自汗、脉虚，动则诸症加剧等症。本证可广泛兼见心气虚证、肺气虚证、肝气虚证、脾气虚证、胃气虚证、肾气虚证等相关症状。气虚不行血，气血不上荣，故见面色淡白或萎黄。若鼻头色淡白，多为脾胃气虚；若唇白而食少喘咳者，多为脾肺气虚。

（2）阳虚证：面色㿠白，常伴见畏寒肢冷、神疲乏力、气短、懒言、舌淡、脉沉细无力等症。本证可广泛兼见心阳虚证、脾阳虚证、肾阳虚证、脾肾阳虚证等相关症状。本证多由阳虚无力温养肌肤，气血不达肌表所致。若面色㿠白而虚浮，多见于阳虚水泛证。若阳气暴脱，可突然出现面色苍白，冷汗淋漓，脉微欲绝等症。

（3）血虚证：颜面、眼睑、牙龈、口舌、爪甲等颜色淡白无华，常伴见头晕目眩、心悸、肌肤麻木、脉细弱等症。本证多由血液化生不足，或血液耗散过多、血虚不荣头面所致。若大失血等导致脱血者，可见面色苍白、四肢厥冷、冷汗淋漓等症。若血液暴脱，可突然出现面色苍白、四肢厥冷等症。

（4）实寒证：若为寒邪犯表，可见面色青白，常伴见恶寒、无汗、四肢不温、冷痛、舌淡、脉浮紧等症；若寒邪直中于里，可见面色青白、剧烈腹痛、冷痛、肠鸣腹胀、舌淡、脉沉紧等症。此皆由寒主收引脉络收缩，血色不显所致。

3. 面色发青

面色发青是指面部显露青色，异于正常，或见青白色，或见淡青色，或见青灰色，或见青黑色的症状。

青色为风木之色，肝胆之色，主寒证、痛证、瘀血、惊风，基本病机为血行不畅。寒性凝滞则血行迟滞，瘀阻血脉则新血不及，疼痛则脉络收缩，热灼津伤则血行迟怠。凡此种种，皆可导致血行不畅，瘀色外显，故见青色。

临床常见证型如下所述。

（1）风寒束表证：面色青白，常伴见恶寒发热、头身疼痛、强背强急、无汗、舌白、脉浮紧等症。本证多由风寒客束肌表，浮络收引，络血瘀滞不散则发青，新血不达表络则发白。

（2）血寒证：面色青黑，或苍白淡青色。本证多由寒客血脉，寒性凝滞，血行迟滞，瘀色外显所致。本证在临床有诸多变化，常因寒邪客居部位不同，可表现为相关局部冷痛、拘急等症。如寒滞肌肤，可见肌肤冷痛、冻疮、肢节拘急；寒滞心脉，可见心胸憋闷疼痛；寒滞肝脉，可见巅顶、胁肋、阴部等肝经循行部位的冷痛挛急；寒滞胃肠，可见鼻头色青、脘腹冷痛；寒凝胞宫，可见小腹冷痛。

（3）心脉痹阻证：面色青灰，口唇青紫，常伴见心胸憋闷疼痛，或痛引左肩臂内侧，舌质紫暗，舌面紫斑紫点，脉细、涩、结、代等症。本证多见于胸痹或真心痛。本证多由心血痹阻，血运留止，瘀色外显所致。

（4）痰热壅肺证：面色青灰，口唇青紫，常伴见胸部膨满、憋闷如塞、喘息上气、心悸、唇甲青紫、发热、汗出、咳嗽、咳黄痰、喉中痰鸣、舌红苔黄腻、脉滑数等症。本证多见于肺胀者。本证多由痰热壅肺，肺失宣降，呼吸不利，血运不行，瘀色外显所致。

（5）痰浊阻肺证：面色青灰，口唇青紫，常伴见胸部膨满、憋闷如塞、喘息上气、心悸、唇甲青紫、咳嗽、咳白痰、痰量多黏腻或呈风泡样、舌淡苔白滑、脉滑等症。本证多见于肺胀者。本证多由痰浊阻肺，肺失宣降，呼吸不利，血运不行，瘀色外显所致。

（6）肾虚水泛证：面唇青紫，常伴见心悸、咳喘、胸闷如塞、下肢或全身浮肿、腰膝冷痛、畏寒肢冷、舌淡胖、苔白滑、脉沉迟无力等症。肾阳亏虚，气化失司，水邪犯溢，凌心射肺，以致心主血脉失司，脉主呼吸失司。呼吸不利，血运不行，瘀色外显，故见面唇青紫。

（7）热极生风证：面色青紫，常伴见高热、大汗、神昏、抽搐、舌红绛、苔黄燥、脉数等症。本证多见于外感热毒，邪热亢盛，热闭心神，引动肝风者。其面色青紫，多由血热灼津、血液浓缩壅聚所致。若小儿高热，面色青紫，以鼻柱、两眉间及口唇四周明显者，是惊风先兆。

4. 面色发黑

面色发黑是指面部显露晦黑病色的症状。

黑色为青色之甚者，属肾水之色。主肾虚证、水饮证、寒证、痛证及瘀血证。基本病机有两方面，一是血行滞涩，阴寒甚则血凝滞，瘀阻甚则血不行，疼痛甚则脉挛急，血行滞涩，瘀色浓重，故见黑色；二是肾水真脏之色外显，肾虚及阴寒水盛，则肾水真脏之色外显。

临床常见证型如下所述。

（1）肾阳虚证：面色黧黑（黧黑，一种理解是深黑色，一种理解为黑中带黄，还有一种理解为青黑色），面色晦暗，常伴见腰膝冷痛、畏寒肢冷、夜尿增多、小便清长、阳痿、早泄、宫寒不孕、舌淡苔、脉沉细无力等症。本证多见于素体阳虚，或老年肾阳亏虚，或房劳过度者。本证多由肾阳亏虚，肾水真脏之色外显所致。

（2）肾阴虚证：面黑而干焦，常伴见腰膝酸软、潮热、盗汗、头晕耳鸣、形体消瘦、舌红少苔、脉细数等症。本证多见于久病及肾，或房劳过度，或老年肾阴亏虚者。本证多由肾阴亏虚，真脏之色外显所致。

（3）肾虚水泛证：眼眶周围色黑，常伴见腰膝酸软冷痛、畏寒肢冷、全身水肿，下肢尤甚，舌淡苔白滑、脉沉细无力等症。本证多由肾阳亏虚，水液气化失司，水湿泛溢眼眶周围所致。

（4）瘀水互结证：面色黧黑晦暗，常伴见面、颈胸、臂红丝血缕或血痣，腹大坚满、腹壁青筋显露，或大便色黑、舌质紫暗、舌面瘀点瘀斑、脉细涩等症。本证多见于臌胀者。本证多由肝脾瘀结，络脉涩滞，水气停聚所致。

5. 面色无华

面色无华，又称"面色晦暗""面色枯槁"，是指颜面皮肤缺乏光泽的症状。

皮肤光泽，根据明亮度的变化，有荣润与枯槁之分。荣润者，皮肤光明润泽，是脏腑精气充盛的表现；枯槁者，皮肤晦暗枯槁，是脏腑精气衰减而不荣的表现。因此，五色之中，凡明润含蓄为"气至"，晦暗暴露为"气不至"。

总体而言，皮肤缺乏光泽，色浊似染，晦暗枯槁，是精气失于荣润的表现。临证时，尚需结合病位辨证，如鼻色明润，多为胃气未伤或病后胃气来复；鼻头枯槁，多为脾胃虚衰，胃气不上荣；耳郭枯焦，多为肾精不足。

6. 皮肤白斑

皮肤白斑是指皮肤出现点状或片状白色改变，边缘清晰，大小不一，数目不等，日久延及遍身，蔓延成片，初无痛痒，久之微痒的症状。

皮肤白斑又称"白驳风""白癜风"，发于头面、颈项、手指、腕、臂、胸腹、前阴等部位，可局部出现，也可泛发成片。发斑部位颜色通常为乳白色，或为浅粉色，皮肤光滑无皮疹，白斑内毛发正常或变白。《诸病源候论·瘿瘤等病诸候·白癜候》曰："白癜者，面及颈项身体皮肉色变白，与肉色不同，亦不痒痛，谓之白癜。此亦是风邪搏于皮肤，血气不和所生也。"

皮肤白斑的基本病机为肌肤失于荣养，与以下几方面密切相关：第一，感受风邪湿气，邪气侵入玄府，与气血搏结，血不荣肤；第二，曝晒日久，肌肤受损；第三，跌打损伤，或久病络脉瘀阻，新血荣肤不及；第四，气血亏虚，血不荣肤。

临床常见证型如下所述。

（1）血虚风燥证：皮肤圆形白斑，边缘肤色变深，中心可有褐色斑点，好发于上半身，或遍及全身。本证多由风邪侵及肌肤，气血不和，肌肤失养所致。

（2）肝郁肾虚证：皮肤白斑如瓷。本证多为缓慢发病，常有情绪抑郁，或思虑过度，或形劳过度，或房劳过度等病史。肝气郁结则津血失于输布，肾精耗损则血随精亏，经年累积，导致肌肤失养，故皮肤出现白斑。

（3）湿热蕴结证：皮肤白斑呈淡褐色，常伴见脘腹痞闷、呕恶、舌红苔黄腻、脉濡等症。本证多由风湿邪毒郁久化热，痹阻肌肤腠理，气血不达所致。

（4）瘀血组络证：皮肤白斑晦暗，常伴见肌肤干燥，甚则肌肤甲错、舌质淡、舌面紫斑紫点等症。本证多由疾病迁延，邪毒入络，瘀血阻滞，新血不及，肌肤失养所致。

7. 丹毒

丹毒是指患部皮肤突然鲜红成片，色如涂丹，边缘清楚，热如火灼的症状。

丹毒的总体特点是起病突然，局部皮肤突然发红，色如丹涂脂染，焮热肿胀，边界清楚，迅速扩大，数日内可逐渐痊愈，但容易复发。

丹毒发无定处，根据其发病部位的不同，又有不同名称。发于头面者称抱头火丹，发于躯干者称内发丹毒，发于小腿足部者称流火，发于新生儿臀部者称赤游丹毒。

《诸病源候论·丹毒病诸候·丹候》曰："丹者，人身体忽然焮赤，如丹涂之状，故谓之丹。或发手足，或发腹上，如手掌大，皆风热恶毒所为。"丹毒虽因部位及色泽不同而有诸多名称，但病机总属血热火毒。一是热毒化火，发于上者多属风热化火，发于胸、腹、腰、脐者多属肝脾郁火，发于下者多属湿热化火，发于新生儿多属胎热火毒；二是外伤染毒，如皮肤破溃，毒虫叮咬，器物所伤等。

临床常见证型如下所述。

（1）风热毒蕴证：多发于头面，皮肤突然焮红灼热，肿胀疼痛，常伴见恶寒发热、头痛、眼胞肿胀难睁、舌红苔薄黄、脉浮数等症。本证多由外感风热，热毒郁阻肌肤所致。

（2）湿热毒蕴证：多发于下肢，局部红赤肿胀，焮热疼痛，常伴见发热、舌红苔黄腻、脉滑数等症。本证多见于外感湿热，热毒郁阻肌肤所致。

（3）肝胆湿热证：多发于胸、腹、腰、胯，皮肤红肿蔓延，肿胀疼痛，触之灼手，常伴见口干、口苦、舌红、苔黄、脉数等症。本证多见于湿热内蕴肝胆，热毒郁阻肌肤所致。

（4）胎热火毒证：多发生于新生儿臀部，局部红肿灼热，常为游走性，常伴见壮热、烦渴，甚则神昏等症。本证多为胎热郁阻肌肤所致。

【文献辑要】

《素问·痿论》：肺热者色白，心热者色赤，肝热者色苍，脾热者色黄，肾热者色黑。

《素问·刺热》：肝热病者左颊先赤，心热病者颜先赤，脾热病者鼻先赤，肺热病者右颊先赤，肾热病者颐先赤。

《素问·脉要精微论》：赤欲如白裹朱，不欲如赭；白欲如鹅羽，不欲如盐；青欲如苍璧之泽，不欲如蓝；黄欲如罗裹雄黄，不欲如黄土；黑欲如重漆色，不欲如地苍。五色精微象见矣，其寿不久也。

《脉诀汇辨·望诊》：青赤黄白黑者，色也。如帛裹朱，如鹅羽，如苍璧，如罗裹雄黄，如重漆，或有鲜明外露，或有光润内含者，皆气也。

《望诊遵经·色以润泽为本》：光明润泽者，气也。青赤黄白黑者，色也。有气不患无色，有色不可无气也。合言之，而气色之见不可离。分论之，而气色之变不可混。

《灵枢·卫气失常》：色起两眉薄泽者，病在皮。唇色青黄赤白黑者，病在肌肉。营气濡然者，病在血气。目色青黄赤白黑者，病在筋。耳焦枯受尘垢，病在骨。

《灵枢·五色》：五色之见也……沉浊为内，浮泽为外，黄赤为风，青黑为痛，白为寒，黄而膏润为脓，赤甚者为血，痛甚为挛，寒甚为皮不仁。

《望诊遵经·望色先知平人》：光明者，神气之著。润泽者，精血之充。

《医门法律·望色论》：色者，神之旗也。神旺则色旺，神衰则色衰，神藏则色藏，神露则色露。

《望诊遵经·望色先知平人》：赤者，血色也；缟者，肤色也。其青赤黄白黑虽不同，要皆有血色之赤，以间乎其中焉，肤色之白，以包乎其外焉……盖五色之著，欲其间见，不欲其独呈，欲其合于中，不欲其露于外也。

《医原·望病须察神气论》：胃气色黄，皮毛色白，精气内含，宝光外发，既不浮露，又不混蒙，故曰如缟裹。

四十四、麻　疹

【症状特征】

麻疹是指感受麻疹时邪引起的急性出疹性时行疾病。其症状特征为发热，咳嗽，鼻塞流涕，泪水汪汪，口腔、两颊黏膜可见麻疹黏膜斑，周身皮肤按序布发红色斑丘疹，疹退时皮肤有糠麸样脱屑和棕色色素沉着斑。因其疹子状如麻粒，故名"麻疹"。

"斑"和"疹"都属于皮肤病变的症状，合称"斑疹"。斑，颜色深红或青紫，形大如豆，联结成片，平铺于皮肤，抚之不碍手，压之多不褪色，也有小点如粟者，或微微高于皮肤者，但压之不褪色即为斑。疹，颜色深红或紫红，小如粟粒，或大如豆瓣，高出皮肤，抚之碍手，压之褪色。由于病因不同，疹又有麻疹、风疹、瘾疹、粟疹等不同病症。

【症机辑要】

麻疹为儿科烈性传染病，病因为感受麻疹时邪，基本病机为邪犯肺脾，肺脾积热，外发肌肤。

麻疹以外透为顺，内传为逆。顺证表现为疹出透彻，细密红润，发热微汗，以出现的先后而逐渐隐没，身热渐退。逆证表现为壮热无汗，疹发不透，或疹点突然隐没，神昏喘息。麻疹逆证，或为风寒外闭，或为热毒内盛，或为正气虚竭，或为疹毒内陷所致。

【证型辑要】

（1）邪犯肺卫证：发热，2～3日后，在口腔两颊近白齿黏膜处可见麻疹黏膜斑，为0.5～1mm的白色小点，周围红晕，1～2日可累及整个颊黏膜，常伴见耳尻俱冷、恶寒发热、咳嗽、喷嚏、流清涕、眼泪汪汪、耳后红丝、咽喉肿痛、食欲不振、舌尖边红、脉浮数、指纹淡紫等症。本证多见于麻疹时邪从口鼻而入的初期。本证多由肺卫失宣，麻毒外发所致。

（2）邪蕴肺脾证：壮热，3～4日后，在耳后、发际、颈项、头面、胸腹、四肢出现红色斑丘疹，疹色桃红或紫红，形如麻粒，疹点稠密，抚之触手，常伴见烦躁、咽喉疼痛、咳嗽加重、双目红赤、目眵增多、纳差、口渴欲饮、大便秘结、小便红赤、舌红绛、脉洪数、指纹紫滞等症。本证多由麻毒在肺卫未解，炽盛热毒蕴结肺脾，正邪交争，毒泄肌肤所致。

（3）邪毒闭肺证：壮热持续，皮疹融合、稠密、紫暗，乍出乍没，常伴见咳嗽气喘、鼻翼煽动、呼吸困难、口唇紫暗、面色青灰、烦躁、精神萎靡、不思饮食、便秘、尿赤、舌红绛、脉数、指纹紫滞等症。本证见于麻疹逆证者。本证多由邪毒闭肺所致。

（4）邪毒攻喉证：壮热持续，皮疹融合、稠密、紫暗，常伴见咽喉红肿或溃烂、咳嗽气促、咳嗽声音如犬吠、喉间痰鸣、呼吸困难、声音嘶哑、面唇紫暗、烦躁不安、舌红绛、脉数、指纹紫滞等症。本证见于麻疹逆证者。本证多由邪毒攻喉所致。

（5）邪陷心包证：壮热持续，皮疹融合、稠密、紫暗，常伴见烦躁不安、神昏谵语、四肢抽搐、舌绛紫、脉数、指纹紫滞、透关射甲等症。本证见于麻疹逆证者。本证多由邪毒内隐心包所致。

（6）气阴两虚证：出疹3～4日之后，皮疹按出疹顺序开始逐渐回隐消退，皮肤出现糠麸样脱屑和棕色色素沉着斑，常伴见发热减退、情绪得以宁静、疲倦、纳食增加、咳嗽减少、舌红少津、脉细数、指纹淡紫等症。本证见于麻疹顺证之收没期者。本证多由正能御邪，毒随疹泄所致。

【类症辑要】

1. 风疹

风疹是指感受风疹时邪引起的急性出疹性时行疾病，症状特征为轻度发热、咳嗽、全身皮肤出现淡红色细小斑丘疹、耳后及枕部臀核肿大。因其皮疹细小如砂，又称"风痧"。

风疹是儿科常见的轻型发疹性传染病，病机为邪犯肺卫，与气血相搏，邪毒外泄，发于肌肤。其病因为感受风疹时邪，邪毒从口鼻而入，邪轻病浅，其势微小，一般只伤及肺卫。少数风疹因邪热炽盛，可见气分证候，表现为壮热口渴、烦躁易惊、疹色鲜红、疹点较密、瘙痒较甚。若疹色紫暗，则属邪入营分。

临床常见证型如下所述。

（1）邪犯肺卫证：风疹初起似感冒，其潜伏期14～21日，大多只见发热、恶风、喷嚏、流涕、轻微咳嗽等肺卫轻证。前驱期表现为发热1～2日，热势不高。皮疹期1～4日（故又称三日麻疹），皮疹多从头面、躯干始发，随即遍及四肢，分布均匀，疹子为淡红色斑丘疹，稀疏，细小如砂，瘙痒不已但痒势不剧烈，常在1日内即出齐，1～4日后隐没，无脱屑，可因瘙痒抓挠而遗留皮肤色斑，可伴见臀核肿大（尤其耳后、枕部、颈部）、舌红、脉浮数等症。本证多由风疹时邪侵犯肺卫，正邪交争，邪毒外泄于肌肤所致。

（2）邪炽气营证：疹色鲜红或紫红，疹点稠密，甚至可见皮疹融合成片而为猩红色，常伴见高热、便秘、尿赤、舌红苔黄燥、脉洪数等症。本证多见于邪毒炽盛者。因肺卫内传气分营分，气营两燔，发于肌表，故见疹点稠密或成片。若本证未及时控制，或见热陷心包证，出现高热、神昏、谵语等症。

2. 瘾疹

瘾疹是一种皮肤出现风团，时隐时现的瘙痒性皮肤疾病。其症状表现为皮肤突然出现风团，颜色鲜红、淡红、粉红或苍白色，或中央白色而周围绕以红晕，呈淡红带白，或如云片，剧烈瘙痒，抓后发红，往往随搔抓而疹块增大，融合成片，数目不等，大小不等，形状不一，部位不定，边界清楚，骤起骤退，反复出现，退不留痕，消退后可再发。

瘾疹的基本病机为正气亏虚，复感外邪，邪气搏结肌肤。本证多由素体表虚不固，或后天失养，复感风寒、风热等外邪，邪气搏结肌肤所致。

临床常见证型如下所述。

（1）风寒束表证：风团色白，遇寒加重，得温则缓，常伴见恶寒、口淡不渴、舌淡红苔薄白、脉浮紧等症。本证多由外感风寒，邪客肌肤所致。

（2）风热犯表证：风团鲜红，灼热，剧烈瘙痒，得热加重，遇寒缓解，常伴见发热、咽喉肿痛、舌红苔薄黄、脉浮数等症。本证多由外感风热，邪客肌肤所致。

（3）胃肠湿热证：风团融合成片，色红，瘙痒剧烈，常伴见脘腹疼痛、恶心、呕吐、大便秘结、舌红苔黄腻、脉弦滑数等症。本证多由嗜食肥甘，胃肠湿热蕴结，湿热搏结肌肤所致。

（4）血虚风燥证：皮肤风团反复发作，迁延日久，午后或夜间加剧，常伴见心烦、口干、面色淡白无华、舌淡、脉细等症。本证多由疾病久治不愈，血液耗损，血虚生风，风气搏结肌肤所致。

3．湿疹

湿疹是指皮肤出现红斑，迅速形成丘疹水疱，容易溃破并渗液，导致皮肤糜烂的症状。

湿疹又称"湿疮"，因皮损具有湿烂、渗液、结痂而得名。其症状特点为皮损剧烈瘙痒，有渗出倾向，反复发作，易成慢性。若浸淫全身，滋水较多，小疱簇集，抓破滋水，浸淫成片者，称"浸淫疮"；若以丘疹为主，周身红粟丘疹，瘙痒无度者，称"粟疮"；若以丘疹为主，皮疹粗厚，抓破渗血者，称"血风疮"；发于耳后者，称"旋耳疮"；发于鼻下者，称"鼻疮"；发于口周者，称"燕口疮"；发于脐部者，称"脐疮"；发于肘膝弯曲部位者，称"四弯风"；发于腿胫者，称"风疽"；发于阴部者，称"肾囊风"；婴儿所生者，称"奶癣""胎疮"。

湿疹可发于全身任何部位，初起皮肤潮红，迅速形成水肿性红斑，红斑上有针头大小的密集丘疹或水疱。愈时红斑水肿消退，渗液停止，干燥结痂，脱落后留有痕迹，日久可自行消退。急性湿疹可反复发作而转成慢性，皮疹局限，界限明显，皮肤增厚粗糙，有少量丘疹、抓痕、血痂及褐色斑，常因摩擦等刺激而潮红、渗液、结痂，时轻时重，病程持久。

湿疹多为素有湿热蕴伏，复感风邪，风、湿、热邪搏于肌肤，郁于肌肤。

临床常见证型如下所述。

（1）风淫证：以粟状丘疹为主，痒而泛发全身，渗液较少，皮厚、干燥、结痂、脱屑。本证多由风邪郁于肌肤所致。

（2）热淫证：以红疹焮热为主，或化脓肿痛，夜间痒甚，常伴见心烦、身热、舌红、脉数等症。本证多由热邪搏结肌肤所致。

（3）湿淫证：水疱累累，糜烂渗液，浸淫成片，抓破则渗流脂液，灼热瘙痒无休。本证多由湿邪蕴结肌肤所致。

（4）脾虚湿蕴证：发病缓慢，皮损潮红，丘疹瘙痒，抓后糜烂，渗液外流，可见皮肤鳞屑，常伴见口淡不渴、食少腹胀、便溏、舌淡苔白腻、脉濡等症。本证多由脾虚不运水湿，湿邪郁阻肌肤所致。

（5）血虚风燥证：迁延日久，反复发作，皮损暗红，或色素沉着，或皮损部位粗糙增厚，瘙痒难忍，遇热加剧，常伴见面色淡白无华、舌淡、脉细弱等症。本证多由湿疹久治未愈，伤阴耗血，血虚生风化燥，肌肤失养所致。

（6）胎毒遗热：多见于婴儿奶癣者。本证多由胎毒遗热与外感风邪搏结所致。

4. 白㾦

白㾦，又称"白疹"，是指皮肤表面的一种白色小疱疹，晶莹如粟。

白㾦多在湿热病1周左右出现，是一种细小如粟的疱疹，高出皮肤，根部肤色不变，内有淡黄色浆液，状如水晶，擦破流水，消失时皮肤脱屑，常发于颈胸部，有时延及背部，四肢少有，数目不多，偶有大片出现者，破溃后，有清稀浆液渗出，退去皮色如常，不留瘢痕。

白㾦是在湿温病过程中，湿热郁蒸，汗出不彻所致。热蒸湿动，湿热外达肌表，又不得从汗解，因而郁于肌肤，出现白㾦。因此，白㾦是湿热外达的征象，往往一次难以透泄，故可反复出现，随之诸症减轻。

临床常见证型如下所述。

（1）顺证：疱疹晶莹饱满，明亮滋润，颗粒细小分明，破后浆液澄清微黄。此为晶㾦，属湿热郁阻气分，气津充足，有驱邪外出之势，为实证、顺证。

（2）逆证：疱疹色枯而白，颗粒不清，空壳无浆。此为枯㾦，属气津两伤，正不胜邪，有邪毒内陷之势，故为虚证、逆证。

5. 水痘

水痘是指感受水痘时邪引起的皮肤出疹性时行疾病，症状特征为发热，全身皮肤分批出现粉红色斑丘疹、疱疹、结痂，并且同时存在。因其疱疹内含水液，形态椭圆，状如豆粒，故称水痘。其基本特征为斑丘疹，粉红色，小水疱，椭圆形，浆液稀，容易破，分批出，结薄痂，不留痕。

水痘的病机为湿热内蕴，邪毒透发肌表。水痘是儿科常见传染病，病因为感受水痘时邪，经呼吸道口鼻而入，病位主要在肺、脾。

临床常见证型如下所述。

（1）邪犯肺卫证：水痘初起似感冒，表现为恶寒发热，或无发热，喷嚏、鼻塞、流涕、轻微咳嗽等肺卫轻证。1～2日后分批出现皮疹，初起为斑疹、丘疹，继而出现疱疹、结痂，疹色红润，疱疹呈椭圆形，疱浆清亮，根盘红晕，分布稀疏，此起彼伏，常以躯干为中心呈向心性分布，常伴见瘙痒感、舌淡苔薄白、脉数、指纹紫滞等症。本证多由水痘时邪侵犯肺卫，正邪交争，邪毒外泄于肌肤所致。

（2）邪炽气营证：皮疹疹色紫暗，疱浆混浊，根盘红晕明显，分布密集，甚至可见血性皮疹，皮疹呈离心性分布，常伴见高热、烦躁、口渴、面红目赤、便秘、尿赤、舌红苔黄燥、脉洪数、指纹紫滞等症。本证多见于邪毒炽盛。本证多由肺卫内传气分营分，气营两燔，发于肌表所致。若本证未及时控制，可导致热陷心包证，出现高热、神昏、谵语等症。

6. 缠腰火丹

缠腰火丹，又名"火带疮""蛇串疮""蛇丹""蜘蛛疮"，俗称"串腰龙"，现称"带状疱疹"，是指一侧或双侧腰部或胸胁部皮肤出现成簇点状或绿豆大水疱，排列如带，患处剧烈灼痛的症状。

缠腰火丹为疱疹性皮肤病，可发生于任何部位，以胸、腹、腰部为多见。发疹前，局部皮肤感觉过敏、灼热、刺痛，继之出现红斑、水疱，粟粒至绿豆大小，簇集成群，互不融合，呈带状分布，后期水疱干燥结痂，脱落后遗留暂时性褐斑，严重者疱浆呈血色，成为血疱或坏疽，愈合遗留瘢痕。

缠腰火丹的基本病机为湿热火毒郁阻肌肤。临证可分为干、湿两类。干者色红赤，形如云片，发热作痒，属心肝二经风火所致；湿者色黄白，水疱大小不等，疱壁松弛，或有湿烂，疼痛略轻，属肺脾二经湿热所致。另有气虚血瘀者，水疱稀少而不丰满，或无皮疹，但局部刺痛久不消失，属气虚血瘀湿聚所致。

临床常见证型如下所述。

（1）肝胆湿热证：皮肤起成簇水疱，皮损鲜红，灼热疼痛，疱壁紧张，常伴见口苦、厌油、心烦、大便不调、小便黄赤、舌红苔黄腻、脉滑数等症。本证多由外感湿热病邪，或嗜食辛辣肥甘，湿热内蕴肝胆，湿热毒气郁阻肌肤所致。

（2）脾虚湿蕴证：皮肤起成簇水疱，皮损色淡，疼痛不甚，疱壁松弛，常伴见口淡不渴、食少腹胀、便溏、舌淡苔白腻、脉沉或滑等症。本证多由脾虚不运水湿，湿蕴化热，湿热郁阻肌肤所致。

（3）气虚血瘀证：患处皮疹减轻或消退后疼痛不止，放射到临近部位，痛不可忍，坐卧不安，常伴见烦躁、舌紫暗、脉涩等症。本证多由缠腰火丹久治不愈，耗伤正气，气虚血瘀，瘀阻肌肤所致。

7. 痤疮

痤疮，又称"粉刺""暗疮"，俗称"青春疙瘩""青春痘"，是指颜面、胸、背等处出现丘疹如刺，可挤出白色碎米样粉汁，伴有皮脂溢出的症状。

痤疮的基本病机为邪郁皮肤，或因肺经风热，或因胃肠湿热，或因劳汗当风所致。

临床常见证型如下所述。

（1）肺经风热证：丘疹色红，或有痒痛，或有脓疱，常伴见口渴喜饮、大便秘结、小便黄赤、舌红苔薄黄、脉数等症。本证多由素体阳热内盛，肺经蕴热，复受风邪，熏蒸面部所致。

（2）胃肠湿热证：颜面、胸背皮肤油腻，皮疹红肿疼痛，或有脓疱，常伴见口臭、大便秘结、小便黄赤、舌红苔黄腻、脉濡数等症。本证多由嗜食肥甘厚味，胃肠湿热内结，熏蒸面部所致。

（3）痰湿瘀滞证：皮疹颜色暗红，以结节、脓肿、囊肿、瘢痕为主，或见窦道，经久难愈，常伴见纳呆、腹胀、舌质暗红、苔黄腻、脉滑等症。本证多由脾气亏虚，运化失常，湿浊内停，郁久化热成痰，痰瘀凝结皮肤所致。

8. 痱子

痱子，又称"热痱""痤痱疮"，是发生于暑热高温环境下的一种皮肤病。

痱子的皮损为针头或粟粒大小的红色丘疹或水疱，好发于头面、颈项、躯干、肘窝、指蹼间等多汗部位，小儿或肥胖之人尤为多见，伴瘙痒刺痛，水疱干后结成薄痂，或干燥成细小鳞屑，可成批反复发作。

本证多由玄府闭塞，汗泄不畅，湿热交蒸，郁于肌肤所致。

临床常见证型如下所述。

（1）湿热郁肤证（热重于湿）：皮肤潮红，突然出现大量针头或粟粒大红疹，周边红晕，甚者簇集成片，刺痒无汗。本证由湿热交蒸，郁于肌肤所致。

（2）湿热郁肤证（湿重于热）：皮肤出现疖子或针头大小的水疱，色白明亮，周边无红晕，泡破后结成薄痂。本证由湿热交蒸，郁于肌肤所致。

9. 酒齄鼻

酒齄鼻，俗称"红鼻子"，是指鼻头色赤或紫红，在鼻周围可见红色丘疹或脓疱，严重时鼻子肥大，顶端可形成结节的症状。

酒齄鼻多因肺胃积热，复遇风邪，交阻于鼻部肌肤所致。《证治准绳·杂病》认为酒齄鼻是嗜酒之人邪热熏蒸肺叶，伏留不散，或肺有宿热，血热入肺所致。

临床常见证型如下所述。

（1）肺胃热盛证：鼻部及颜面中央部持续红斑，多发于鼻尖或两翼，压之褪色，常伴见口干渴、便秘、尿黄、舌红苔薄黄、脉数等症。本证多由肺胃积热，复遇风邪，交阻鼻部肌肤所致。

（2）热毒蕴肤证：鼻部及颜面中央部出现丘疹脓疱，皮肤血络扩张明显，局部灼热，常伴见口干渴、便秘、尿黄、舌红苔黄、脉数等症。本证多见于嗜酒过度者。本证多由酒气熏蒸，热毒凝结于鼻，复遇风邪，交阻鼻部肌肤所致。

（3）气滞血瘀证：鼻部组织增生，呈结节状，毛孔粗大，常伴见舌质暗红、脉沉等症。本证多由热毒日久未解，瘀阻于鼻，气滞血瘀，邪毒聚而不散所致。

10. 痈

痈分内痈和外痈，内痈是指发生于脏腑的化脓性病变，外痈是指发生于皮肉之间的化脓性病变。外痈的特点是局部光软无头，红肿疼痛（少数初起皮色不变），结块范围多在6～9cm，发病迅速，易肿、易脓、易溃、易敛。《景岳全书·圣集·外科钤·论证》曰："痈者热壅于外，阳毒之气也，其肿高，其色赤，其痛甚，其皮薄而泽，其脓易化，其口易敛，其来速者，其愈亦速。"

痈发无定处，生于颈部者称"颈痈"，生于腋下者称"腋痈"，生于肘部者称"肘痈"，生于脐部者称"脐痈"，发于颈前正中结喉处者称"锁喉痈"，发于臀部者称"臀痈"。

痈的基本病机为肉腐化脓。《素问·生气通天论》曰："营气不从，逆于肉理，乃生痈肿。"《灵枢·痈疽》曰："大热不止，热胜则肉腐，肉腐则为脓，然不能陷骨髓，不为燋枯，五脏不为伤，故命曰痈。"本证多由外感六淫邪毒，或皮肤外伤染毒，或嗜食肥甘厚味所致，以致营卫不和，气血凝滞，肉腐成痈。

临床常见证型如下所述。

（1）热毒证：局部突然肿胀，光软无头，迅速结块，皮肤焮红，灼热疼痛，逐渐扩大，变成高肿发硬，常伴见恶寒发热、头痛、口渴、舌红苔黄、脉数等症。本证多由外感热毒壅聚肌肤，血败肉腐所致。

（2）气血两虚证：脓水清稀，疮面新肉不生，色淡红或暗红，愈合缓慢，常伴见面色淡白无华、神疲乏力、舌淡、脉细弱等症。本证多由痈疮久治未愈，溃脓耗伤气血所致。

11. 疽

疽分为有头疽和无头疽。有头疽之初起在局部有粟粒样脓头，焮热红肿胀痛，容易向深部和周围扩散，脓头逐渐增多，溃烂后状如莲蓬、蜂窝；无头疽多表现为漫肿无头，皮色不变，不热少痛，具有难消、难溃、难敛，溃后易伤筋骨的特点。

有头疽多属阳证、热证，由热毒蕴结肌表，气血壅滞，血腐肉败所致。无头疽多属阴证、寒证，由气血亏虚，阴寒凝滞，血腐肉败所致。

临床常见证型如下所述。

（1）热毒壅滞证：局部红肿高突，焮热疼痛，根脚收束，迅速化脓，脓出黄稠，常伴见发热、头痛、口渴、舌红苔黄、脉数等症。本证多由外感热毒壅聚，血败肉腐所致。

（2）湿热壅滞证：局部红肿高突，焮热疼痛，根脚收束，迅速化脓，脓出黄稠，常伴见日晡潮热、胸闷、呕恶、舌红苔黄腻、脉濡数等症。本证多由嗜食肥甘厚味，湿热蕴结，血败肉腐所致。

（3）阴虚火旺证：肿势平坦，根脚散漫，皮色紫暗，腐脓难化，脓水稀少，疼痛明显，常伴见发热、烦躁、口干、便秘、尿黄、舌红苔少、脉细数等症。本证多见于消渴病患者。本证多由阴虚燥热，血败肉腐所致。

（4）气血两虚证：肿势平坦，根脚散漫，皮色灰暗，化脓迟缓，脓液稀少，脓色灰绿，易成空腔，常伴见面色淡白无华、神疲乏力、舌淡、脉细弱等症。本证多见于老年体虚，或气血不足者。本证多由气血亏虚，局部肌肉失养，血败肉腐所致。

12. 疔

疔是指疮形小如粟米，根脚坚硬较深，麻木或发痒，继则顶白而痛，有如钉丁之状的化脓性疾病。

疔毒较一般疮疖严重，若患处起一条红线，由远端向近端蔓延，称为"红丝疔"或"疔毒走黄"，是火热毒气流窜经脉，内攻内陷之象。

疔毒皆由火毒而生；或由外感暴气毒邪袭于皮肤，传注经络；或由内发，如恣食肥甘厚味醇酒，热毒不得宣通，气血凝结，热盛肉腐而成疔。《医宗金鉴·外科心法要诀》认为疔乃迅速之病，有朝发夕死之虞。

临床常见证型为热毒壅滞证。局部红肿高突，根脚收束，坚硬根深，常伴见发热、头痛、口渴、舌红苔黄、脉数等症。本证多由外感热毒壅聚，血败肉腐所致。

五脏热毒亦可成疔，兹录如下。

（1）火焰疔：多生于唇口及手掌指节间，初为一点红黄小疱，痛痒麻木，甚则寒热、烦躁、舌强。本证多由心经火毒所致。

（2）紫燕疔：生于手、足、腰、肋筋骨之间，初作紫疱，破流血水，迅即串筋烂骨，甚则目红、甲青、斜视、神昏。本证多由肝经毒火所致。

（3）黄鼓疔：初生黄疱，光亮明润，四畔红晕，多生口角、腮颧、眼胞上下及太阳穴处，发时麻痒、恶心、呕吐、烦渴、干哕。本证多由脾经毒火所致。

（4）白刃疔：初生白疱，顶硬根突，破流脂水，痒痛兼作，多生鼻孔、两手，易腐易陷，重则腮损、咽焦、咳吐痰涎、鼻煽气急。本证多由肺经毒火所致。

（5）黑靥疔：多生耳窍、牙缝、胸腹、腰背等处，初生黑斑紫疱，毒窜皮肤，渐攻肌肉，顽硬如丁，痛彻骨髓，重则软陷孔深、手足青紫、惊悸、沉困。本证多由肾经毒火所致。

13. 疖

疖起于浅表，形小而圆，容易化脓，脓溃即愈。其症状特点为色红、灼热、疼痛、突起根浅、肿势局限、易脓、易溃、易敛。

疖多由暑湿阻于肌肤，或脏腑蕴积湿热，向外发于肌肤，致使气血壅滞成疖。疖的部位虽轻浅，但不可忽视，常因失治而使火毒扩散，或疖病日久致虚。

临床常见证型如下所述。

（1）热毒壅滞证：肿疖轻者仅1～2个，多者可散发全身，或簇集一处，或此愈彼起，常伴见发热、头痛、口渴、舌红苔黄、脉数等症。本证多由内有湿邪郁火，外感风邪，内外相搏，郁结肌肤，血败肉腐所致。

（2）暑湿证：局部皮肤红肿结块，灼热疼痛，根脚浅，范围局限，常伴见发热、口渴、便秘、尿赤、舌红苔黄腻、脉濡数等症。本证多发于夏秋季节，由暑湿浸淫，郁结肌肤所致。

（3）气血两虚证：疖肿此愈彼起，不断发生，或散于全身各处，或集于一处，疖肿较大，易变成有头疽，常伴见面色淡白无华、神疲乏力、舌淡、脉细弱等症。本证多见于老年体虚，或气血不足者。本证多由气血亏虚，局部肌肉失养，血败肉腐所致。

【文献辑要】

《诸病源候论·疮病诸候·头面身体诸疮候》：夫内热外虚，为风湿所乘，则生疮。所以然者，肺主气，候于皮毛，脾主肌肉。气虚则肤腠开，为风湿所乘。内热则脾气温，脾气温则肌肉生热也。湿热相搏，故头面身体皆生疮。

《诸病源候论·内痈候》：内痈者，由饮食不节，冷热不调，寒气客于内，或在胸膈，或在肠胃。寒折于血，血气留止，与寒相搏，壅结不散，热气乘之，则化为脓，故曰内痈也。

《外科正宗·痈疽门·痈疽原委论》：疽者沮也，为阴，属五脏毒攻于内，其发缓而所患深沉。

《诸病源候论·痈疽病诸候·疽候》：疽者，五脏不调所生也。五脏主里，气行经络而沉。若喜怒不测，饮食不节，阴阳不和，则五脏不调。荣卫虚者，腠理则开，寒客经络之间，经络为寒所折，则荣卫稽留于脉。荣者血也，卫者气也。荣血得寒，则涩而不行，卫气从之，与寒相搏，亦壅遏不通。气者，阳也，阳气蕴积，则生于热，寒热不散，故积聚成疽。

《诸病源候论·痈疽病诸候·肠痈候》：肠痈者，由寒湿不适，喜怒无度，使邪气与荣卫相干，在于肠内，遇热加之，血气蕴积，结聚成痈。热积不散，血肉腐坏，化而为脓。其病之状，小腹重而微强，抑之即痛，小便数似淋，时时汗出，复恶寒，其身皮皆甲错，腹皮急，如肿状。

《诸病源候论·痈疽病诸候·肺痈候》：肺痈者，由风寒伤于肺，其气结聚所成也。肺主气，候皮毛，劳伤血气，腠理则开，而受风寒。其气虚者，寒乘虚伤肺，塞搏于血，蕴结成痈；热又加之，积热不散，血败为脓。肺处胸间，初肺伤于寒，则微嗽。肺痈之状，其人咳，胸内满，隐隐痛而战寒。

《诸病源候论·痈疽病诸候·痤疖候》：痤疖者，由风湿冷气搏于血，结聚所生也。人运役劳动，则阳气发泄，因而汗出，遇风冷湿气搏于经络，经络之血，得冷所折，则结涩不通，而生痤疖，肿结如梅李也。

四十五、癥　瘕

【症状特征】

癥瘕是指腹内出现结块，或痛或胀的病症。

历代医籍中，癥瘕多等同于"积聚"，"癥"同"积"，"瘕"同"聚"，也有将癥瘕特指女性生殖系统包块者，此非本节讨论内容。

"癥"属有形，可扪及腹内或大或小、质地或软或硬的结块，结块固定不移，痛有定处，病在血分，形成时间较长，病情一般较重；"瘕"属无形，腹内包块聚散无常，痛无定处，常为攻冲作痛，时作时止，病在气分，形成时间较短，病情一般较轻。

【症机辑要】

癥瘕的发生，或因情志失调，导致气滞血瘀，久而成积聚；或因饮食所伤，久而痰浊气血搏结所致；或因黄疸、疟疾、虫毒（血吸虫等）久病不愈而继发。各类病因常交互并见，交错夹杂。

癥瘕的基本病机是气机阻滞，痰瘀内结。其病位主要在肝脾。其病程可分为初期、中期、后期三个阶段，初期多为肝郁气滞或气滞痰阻，中期多为气滞血瘀，后期多见正虚瘀结，但各期都可能兼具气滞、痰阻、血瘀等邪实表现，且多为交互错杂。然而，形成癥瘕的根本在于正气不足，此即张景岳"壮人无积，虚人则有之"之意。

【证型辑要】

（1）肝郁气滞证：腹中结块柔软，时聚时散，攻窜胀痛，常伴见胁肋胀痛、脘腹痞胀、情绪郁郁不舒、喜太息、脉弦等症。本证多由肝郁气滞，气行不畅而结于腹中所致。

（2）气滞痰阻证：腹中时有条索状聚起之物，按之痛胀更甚，常伴见食欲不振、脘腹痞满、腹胀、腹痛、纳呆、便秘、脉涩等症。饮食失宜，影响脾胃运化，聚湿成痰，导致中焦气机升降失常，气滞痰阻腹中，故出现癥瘕。

（3）气滞血瘀证：腹部结块固定不移，胀痛不适，常伴见腹部痞满、舌质紫暗、脉弦或涩等症。本证多由气滞血瘀于中焦，脉络不和，积而成块所致。本证病程日久不愈，瘀结加重，可进一步出现明显的腹部结块，质地较硬，腹部隐痛或刺痛，形体消瘦，面色晦暗，颈、胸、腹可见血痣赤缕，舌现紫点紫斑等症。

（4）正虚瘀结证：腹部积块坚硬，腹部隐痛或剧痛，常伴见饮食大减、肌肉瘦削、神疲乏力、面色萎黄或黧黑、舌质淡紫、光剥无苔，甚则周身浮肿、脉细弱等症。本证多由癥积日久，病体虚弱，气血衰少，瘀积内结所致。

【类症辑要】

1. 瘰疬

瘰疬是指颈侧耳后皮里膜外出现结节肿块，或单侧或双侧，肿块结核成串，累累如串珠，大小不等的症状。

瘰疬之大者为"瘰"，小者为"疬"，统称"瘰疬"，俗称"疬子筋"，又称"马刀疬""马挂铃""痰核""气疬""筋疬"等。瘰疬溃后，表现为此愈彼起者，又称"鼠瘘""鼠疮"。

瘰疬名称见于《灵枢·寒热》"寒热瘰疬在于颈腋者"，《医学入门》更明确指出："生颈前项侧，结核如绿豆，如银杏，曰瘰疬"。瘰疬多见于体弱儿童或青年，病程进展缓慢。初起多如豆粒，一个或数个不等，生于一侧或双侧，不红不痛，按之坚实，推之能动，多无全身症状。中期则瘰核增大，皮核粘连，或融合成块，推之不动，渐感疼痛，或有化脓，可见发热等全身症。后期往往延及颌下、缺盆、腋下等处，肿块如垒，切开或溃后见清稀脓水，疮口呈潜行性空腔，疮面肉色灰白，周边皮色紫暗，形成窦道。

《灵枢·寒热》认为瘰疬"皆鼠瘘寒热之毒气也，留于脉而不去者也。"其疾病之初，多为感受风火时毒，以致气血壅滞，结成肿块累累；或情志不遂，肝郁脾损，酿湿生痰，痰气凝结而成肿核。其病日久，肿核郁而化热，既灼津为痰又热盛腐肉，肉腐则为脓，脓水淋漓又耗损气血，终成痨损之证，从而表现为阴虚火旺证或气血虚损之证。

临床常见证型如下所述。

（1）气滞痰凝证：初起于耳后或项侧，结核如豆大，或银杏般大小，呈球形或椭圆形，数量不等，质地中等硬度，边界清晰，光滑活动，推之可移；或呈串珠状排列，皮色不变，无疼痛，无寒热之象。日久则渐渐增大，渐感疼痛。本证发病之初，多由感受风火时毒，火毒灼津成痰；或情志抑郁，气郁不疏津液，凝而成痰，随少阳胆经上聚于耳后颈前所致。

（2）阴虚火旺证：结核增大，邻近者相互融合成团块，与皮肤粘连，推之不动，疼痛加重。若皮色转为暗红，皮温增高，按之波动感，为脓肿已成。破溃后，久不收口，脓水淋漓。常伴见发热、心烦、倦怠无力、盗汗、潮热、舌红少津、脉细数等症。本证多由疾病日久，耗伤津血，津血亏则虚火内灼，肉腐成脓所致。

（3）气血两虚证：局部脓肿破溃，脓汁清稀，夹有败絮状物，肉芽苍白，不易收口，或此愈彼溃，形成鼠瘘。常伴见形体消瘦、疲乏无力、面色无华、舌淡、脉弱等症。本证多由病程日久，气血耗伤，肉腐成脓所致。

2. 瘿瘤

瘿瘤，俗称"大脖子"，又称"瘿气""侠瘿""颈粗"，是指颈前颌下，结喉两侧，有肿块突起，或为结块，或为漫肿，或大或小，或单侧或双侧，可随吞咽而上下移动，多数皮色不变，或有疼痛，缠绵难消的症状。

瘿瘤的病因，一是责之情志内伤。忿郁恼怒或忧愁思虑日久，肝郁气结，肝失疏泄，以致津液输布不循常道，水湿凝聚成痰，痰气搏结，壅结颈前，而形成瘿瘤；或气滞而血行不畅，久则成瘀，气滞血瘀亦可形成瘿瘤。二是责之饮食及水土失宜。居住地区水土不良，冷毒之气聚结颈部，此即《诸病源候论·瘿瘤等病诸候·瘿候》所谓："诸山水黑土中出泉流者，不可久居，常食令人作瘿病。"或因饮食失宜，常由食类偏颇或五味偏食所致。三是责之体质易感。如素体阴虚者，若痰气郁滞日久，易化火伤阴，阴火痰气搏结于颈部，则多发为瘿瘤；或女性在经孕产乳等特殊生理期，又遇情志失调、饮食失宜等，易致气郁痰结，气滞血瘀，久之易为瘿瘤。

瘿瘤的病位主要在肝脾，基本病机为气滞、痰凝、血瘀壅结颈前。

临床常见证型如下所述。

（1）气郁痰凝证：颈前喉结一侧或两旁结块肿大，漫肿，边缘不清，质软不痛，肤色如常，颈部有胀满不适感，常伴见胸闷不舒、喜太息、情绪不稳、胸胁胀痛、脉弦滑等症。本证属"气瘿"或"肉瘿"范畴。本证多由气机郁滞，气不行津而凝聚成痰，痰浊壅阻，凝结颈前所致。

（2）痰瘀互结证：颈前喉结两旁结块肿大，触之较硬，或有结节，表面凹凸不平，与周围组织多有粘连，局部疼痛，甚或放射痛，肿块经久不消，常伴见胸闷脘痞、纳差、舌质紫暗、脉涩等症。本证属"石瘿"或"瘿痈"范畴。本证多由气机郁滞，气不行津行血，津不行则成痰，血不行则成瘀，痰气瘀血交阻，搏结颈部所致。

（3）肝火炽盛证：颈前喉结两旁结块，轻度或中度肿大，柔软光滑，常伴见情绪急躁易怒、眼球突出、手指颤动、心烦、面部烘热、口苦、咽干、舌红、脉弦数等症。本证多见于年轻人，多有情志过极等病史。本证多由气郁化火，痰火壅结颈前所致。

（4）心肝阴虚证：颈前喉结两旁结块，或大或小，质软，常伴见心悸怔忡、手指颤动、汗出不止、心烦不寐、眼睛干涩、舌红少津、脉细数等症。气火内郁日久，耗伤心阴、肝阴，心失所养则行血无力，肝失所养则调血失常，久则颈部血行瘀滞，故形成瘿瘤。

（5）气阴两虚证：颈前喉结两旁结块，或大或小，质软，皮色不变，常伴见两目突出、手指颤动、气喘、虚汗、乏力等症。病久不愈，耗伤气阴，气伤则血行涩，阴伤则血质稠，久则颈部血行瘀滞，故形成瘿瘤。

（6）脾肾阳虚证：颈前喉结两旁结块，多为弥漫性肿大，或有结节，随吞咽上下移动，常伴见面目虚浮、神疲嗜睡、畏寒肢冷、腹胀腹泻、小便清长、夜尿增多、舌淡、脉沉细无力等症。本证多见于老年人久患瘿瘤，或瘿瘤术后，或某些药物治疗之后者。本证多由疾病耗伤肾阳脾阳，肾阳虚则五脏失煦，脾阳虚则运化失职，水湿痰浊复聚于颈部所致。

3. 噎膈

噎膈是指吞咽食物哽噎不顺，饮食难下，或纳而复出的症状。

"噎"是指饮食吞咽哽噎不顺，"膈"是指格柜不通，饮食不下，食入即吐。"噎"是"膈"之始，"膈"是"噎"之渐，常统称"噎膈"。

噎膈需与"梅核气"区别。后者也有咽中哽噎症状，但无吞咽困难和饮食不下。

噎膈的基本病机为气、痰、瘀交结阻隔于食管，食管狭窄。其病位在食管胸膈之间，胃口之上，属胃所主，与肝脾肾密切相关。其病因为嗜酒无度，或过食酸苦辛辣，或过食粗糙食物，或常食霉变之物，或忧思郁怒久而不解，或年老精血亏损等。

临床常见证型如下所述。

（1）痰气交阻证：吞咽梗阻，咽部或食管内有异物感，进食时有停滞感，或轻度哽噎感，咽部干燥或有紧缩感，胸骨后或有不适感、烧灼感或疼痛，常伴见胸膈痞闷、呕吐痰涎、口燥咽干、舌淡、脉弦滑等症。本证多见于噎膈之初。本证多由忧思郁结，肝气失于疏泄，津液失于疏达，痰气交阻于咽喉食管所致。

（2）瘀血内结证：呈进行性吞咽困难，食不得入，或食入即吐，甚者饮水难进，胸骨后或背部肩胛区持续性钝痛，常伴见进行性消瘦、面色晦暗、肌肤甲错、舌质紫暗、脉细涩等症。本证多见于噎膈持续进展的中期，多由气滞血瘀阻隔食管所致。

（3）津亏证：吞咽梗阻疼痛，饮水可下，固体食物难入，勉强吞咽则胸膈胀痛，常伴见胃脘部隐隐灼痛、形体消瘦、皮肤干燥、羊屎便、口干、心烦、舌红少苔、脉细数等症。本证多见于噎膈持续进展的中后期。本证多由热结伤阴，津液枯竭，食管失于濡润所致。

（4）气虚阳微证：饮水不下，常伴见面色枯白无光，精神疲惫，气短懒言，畏寒肢冷，舌淡苔白，脉细弱等症。本证多见于噎膈的后期，病程日久，气血亏虚不濡咽喉，中阳衰微不温煦咽喉，咽喉梗阻日甚，则饮水不下。

4. 乳房肿块

乳房肿块是指乳房出现结块的症状。

单纯性乳房肿块，可单发或多发，或单侧或双侧，大多表现光滑，与皮肤不粘连，推之可移，皮色不变，无疼痛，或略有胀痛。乳癖多发于20～50岁女性，多为双侧出现，呈散在多发，形状多样（可为片状、结节、条索状），边缘清楚或模糊，质地较软或有囊性感，与皮肤及周围组织一般无粘连，胀痛较明显，疼痛呈周期性，月经周期或情绪变化密切相关。乳核见于青春期女性，单侧单发，呈球形，表现光滑，增大缓慢，不疼痛，与皮肤及周围组织一般无粘连；乳痰为一侧乳房无疼痛性肿块，一个或多个，日久破溃，脓液清稀，疮口长期不敛。乳癌多见于中老年女性，肿块质硬，不光滑，边界不清楚，肿块增长迅速，初起不痛，日久则乳头内陷，皮色暗红，乳房皮肤呈橘皮样变，后期溃破并分泌恶臭，疮面边缘不清，状如菜花山岩。

乳房肿块多由肝郁不舒，冲任不和，气凝痰凝所致。

临床常见证型如下所述。

（1）气滞痰凝证：乳房肿块，皮色不变，单发或多发，光滑似球形，形态不一，大小不等，或胀或痛，常伴见情志抑郁、心烦易怒、喜太息、脉涩等症。本证常见于乳核、乳癖、乳痰，以及乳癌初起阶段。本证多由情志不遂，气机不畅，痰浊内生，聚结于乳房所致。

（2）冲任失调证：乳房肿块并伴有疼痛，随月经周期而变化，经前肿块增大或疼痛加重，经后肿块减小或疼痛减轻，常伴见月经不调、经量或多或少、经质暗而有血块或月经早闭等症。本证常见于乳核或乳癖。本证多由冲任失调，气血不和所致。

（3）肝肾阴虚证：乳房肿块，肿块与皮肤粘连，触之有波动感，皮色微红，常伴见潮热、盗汗、口燥咽干、舌红少津、脉细数等症。本证可见于乳核、乳癖、乳痰、乳癌之日久者。本证多由疾病久耗、耗伤精血所致。

（4）正虚邪恋证：本证多见于乳痰、乳癌后期。乳痰日久破溃，脓液清稀，疮口长期不敛，常伴有窦道；乳癌肿块溃后，质地更加坚硬，推之不移，皮肤表面不平，乳头内陷、糜烂，皮色暗红，溃破后疮口不敛，气味腐臭。本证由血腐肉败，耗伤气血所致。

5. 胁下痞块

胁下痞块，是指胁下有肿块，或胀或满或痛等不适的症状。

《难经·五十六难》曰："肝之积，名曰肥气，在左胁下，如覆杯，有头足……肺之积，名曰息贲，在右胁下，覆大如杯"。

胁下痞块通常属"癥瘕"范畴。

临床常见证型如下所述。

（1）肝郁气滞证：胁下有肿块，兼症参见"癥瘕"。

（2）气滞痰阻证：胁下有肿块，兼症参见"癥瘕"。

（3）气滞血瘀证：胁下有肿块，兼症参见"癥瘕"。

（4）正虚瘀结证：胁下有肿块，兼症参见"癥瘕"。

6. 石瘕

石瘕是特指女性胞宫内外出现肿块的症状。

有文献将女性生殖系统肿块特称为"癥瘕"，表现为小腹、少腹一侧或两侧起肿块，可伴有疼痛、月经不调、痛经、不孕、带下等。

石瘕主要是由气滞血瘀，胞脉痹阻，久而成为结块，或积于胞中，或积于胞外。

临床常见证型如下所述。

（1）血瘀胞宫证：胞宫肿块，质地坚硬，固定不移，逐渐增大，一般无压痛，常伴见月经周期紊乱、经期延长或淋漓不断、月经量多、有血块、白带增多、白带时夹血性或脓样、白带异味重等症。部分患者不易受孕，或受孕而易流产。肝脾不和，冲任失调，气血聚集胞宫或胞门，久积不去而成肿块。

（2）痰湿瘀积证：小腹部肿块，大小不一，初起如蛋卵，仅在妇科检查时发现，以后逐渐增加，或如怀孕之象。其多为一侧向上增大，呈球形，按之较软，可移动，无触痛，月经多为正常。肝脾失调，冲任气郁不和，以致痰湿聚积于胞脉，久积于胞外，故导致石瘕。

【文献辑要】

《灵枢·水胀》：肠覃何如？岐伯曰：寒气客于肠外，与卫气相搏，气不得营，因有所系，癖而内著，恶气乃起，瘜肉乃生。其始生也，大如鸡卵，稍以益大，至其成，如怀子之状，久者离岁，按之则坚，推之则移，月事以时下，此其候也。石瘕何如？岐伯曰：石瘕生于胞中，寒气客于子门，子门闭塞，气不得通，恶血当泻不泻，衃以留止，日以益大，状如怀子，月事不以时下，皆生于女子。

《素问·骨空论》：任脉为病，男子内结七疝，女子带下瘕聚。

《诸病源候论·积聚病诸候·积聚候》：肝之积，名曰肥气，在左胁下，如覆杯，有头足，久不愈，令人发疟，连岁月不已……心之积，名曰伏梁，起脐上，大如臂，上至心下，久不愈，令人病烦心……脾之积，名曰痞气，在胃脘，覆大如盘，久不愈，令人四肢不收，发黄胆，饮食不为肌肤……肺之积，名曰息贲，在右胁下，覆大如杯，久不愈，令人洒淅寒热，喘嗽发肺痈……肾之积，名曰贲，发于少腹，上至心下，若豚走之状，上下无时。久不愈，令人喘逆，骨萎少气……此为五积也。

《诸病源候论·瘿瘤等病诸候·瘿候》：瘿者，由忧恚气结所生，亦曰饮沙水，沙随气入于脉，搏颈下而成之。

《医宗金鉴·外科心法要诀》：瘿有五种：肉色不变者为肉瘿，其筋脉现露者名筋瘿，若赤脉交络者名血瘿，随喜怒消长者名气瘿，坚硬推之不移者名石瘿。

《诸病源候论·癖病诸候·癖候》：夫五脏调和，则荣卫气理，荣卫气理，则津液通流，虽复多饮水浆，不能为病。若摄养乖方，则三焦痞隔。三焦痞隔，则肠胃不能宣行，因饮水浆过多，便令停滞不散，更遇寒气，积聚而成癖。癖者，谓僻侧在于两胁之间，有时而痛是也。

四十六、脱　肛

【症状特征】

脱肛是指肛管、直肠，甚至部分结肠移位下降，由肛门脱出的症状。

脱肛常伴有肛门松弛，轻者因大便、咳嗽、用力而脱出，脱出尚可自行缩回，重者经常自行脱出，脱出后须用手缓慢还纳。

【症机辑要】

脱肛的基本病机为气虚下陷。

【证型辑要】

（1）气陷证：直肠脱出于肛门之外，轻者发于急速行走、长久站立、用力劳作、咳嗽、排尿、排便等情形，脱出可自行缩回。重者稍加用力或未及用力即自行脱出，常需以手按揉方可回纳。常伴见肛头色淡、无红肿热痛、疲倦乏力、气短声低、腹部坠胀、腰重，或有胃下垂、肾下垂及脉细弱等症。本证多见于老人，或小儿，或妇女产育过多，或产时元气大伤，或长期咳嗽，或泻痢日久，或习惯性便秘者。本证多由中气虚弱，升举无力，气虚下陷所致。

（2）肾阳虚证：直肠滑脱不收，肛门时有下坠感，常伴见疲倦乏力、腰腹坠胀、头晕、目眩、畏寒肢冷、小便频数、夜尿增多、五更泻、舌淡、脉沉迟无力等症。本证多见于年老体虚，或久病耗伤者。肾开窍于二阴，肾阳为一身阳气之根本，肾阳亏虚，关门不固，则脱肛不收。

（3）湿热下注证：肛肠垂脱，肛头红肿热痛，常伴见肛门下坠感、大便秘结或大便黏液脓血、舌红苔黄腻、脉滑数等症。本证多见于嗜酒过度，或嗜食辛辣厚味，或长期大便秘结，或饱醉入房忍泄，或长期排便持久努责者。本证多由湿热蕴结大肠，肠道气机失调，肛门失固所致。

【类症辑要】

1. 肛门重坠

肛门重坠，又称"肛门下坠"，是指肛门时有下坠感的症状。轻者只是局部胀满或下坠，重者可见里急后重，频频蹲厕，但便后重坠依然。

肛门重坠的基本病机为气虚下陷。

本症病因、病机、临床常见证详参"脱肛"。

2. 阴挺

阴挺，又称"子宫脱垂""阴脱""阴茄""阴痔""产肠不收"等，是指子宫从正常位置向下移位，甚至完全脱出于阴道口外的症状。

阴挺的基本病机为气虚下陷，胞络松弛，无力系胞。

临床常见证型如下所述。

（1）气陷证：子宫脱出于阴道口外，常伴见阴道前壁、后壁膨出，轻者可自行缩回，重者需借外力回纳，遇劳加剧，白带增多、疲倦乏力、腰腹坠胀、脉细弱等症。本证多见于女性素体虚弱，或产育过多，或分娩时用力过度，或产后劳力过早者。本证多由中气虚弱，升举无力，气虚下陷，以致维系子宫的胞络松弛，无力系胞，子宫位置下移所致。

（2）气血两虚证：子宫脱出于阴道口外，常伴见面色萎黄、头晕、目眩、耳鸣、腰酸软、舌淡、脉细弱等症。本证多由分娩时或产后失血过多，气随血脱，气虚下陷，子宫位置下移所致。

【文献辑要】

《诸病源候论·小儿杂病诸候·脱肛候》：脱肛者，肛门脱出也，多因久痢后大肠虚冷所为。肛门为大肠之候，大肠虚而伤于寒，痢而用气偃，其气下冲，则肛门脱出，因谓脱肛也。

四十七、月 经 提 前

【症状特征】

月经提前，又称"经早"，是指月经周期提前 7 日以上，甚至 10 余日一行，连续 3 个周期以上的症状。

【症机辑要】

月经提前的基本病机为气虚或血热。气虚统摄无权，冲任不固；血热则热扰冲任，血海不宁，均可导致月经先期而至。

【证型辑要】

（1）气虚证：月经周期提前，常伴见经量多、色淡红、质清稀、神疲乏力、气短懒言、舌淡红苔薄白、脉细弱等症。本证多见于素体虚弱，或饮食失节，或劳倦思虑过度者。本证多由气虚统摄无权，冲任不固所致。本证还可分为脾气虚证和肾气虚证，并伴见相关兼症。

（2）血热证：月经周期提前，常伴见经量多，色深红或紫红，质黏稠，心烦、面赤、口干、便秘、尿赤、舌红苔黄、脉数等症。本证多见于素体阳热亢盛，或素体阴虚火热，或过食辛辣温燥之物，或外感热邪，或情志过极化火，或久病伤阴者。本证多由热扰冲任，血海不宁，或实热、虚热、肝火所致，故又可分为血热证、阴虚证、肝火炽盛证，并伴见相关兼症。

【类症辑要】

1. 月经延后

月经延后，又称"经迟"，是指月经周期延长 7 日以上，甚至数月一行，连续出现 3 个周期以上的症状。

青春期月经初潮后 1 年内，或围绝经期，周期时有延后，若无其他不适者，不作病论。

月经延后的基本病机为冲任空虚，血海不能按时满溢。证分虚实，其虚者常见于肾虚和血虚，病因多见于素体肾虚，或素体营血虚少，或房劳过度，或产育过多，或久病失血，或脾虚不主运化；其实者，常见于血寒、气滞、痰湿，病因多见于外感寒邪，或过食寒凉，或忧郁气滞，或肥胖多痰，或劳逸过度，或饮食不节。

临床常见证型如下所述。

（1）肾气虚证：月经周期延后，量少，经色暗淡，质清稀，常伴见腰膝酸软、头晕、耳鸣、面部暗斑、舌淡苔白、脉沉细等症。本证多见于素体肾虚，或产育过多者。本证多由肾气不充，冲任不盈，血海不能按时满溢所致。

（2）血虚证：月经周期延后，量少，经色淡红，质清稀，常伴见小腹绵绵作痛、头晕目眩、心悸、面色淡白或萎黄、舌淡、脉细弱等症。本证多见于素体营血虚少，或久病失血，或脾虚不主运化者。本证多由血液虚少，冲任不充，血海不能按时满溢所致。

（3）阳虚证：月经周期延后，量少，经色淡红，质清稀，常伴见小腹隐隐冷痛、喜暖喜按、舌淡苔白、脉沉细等症。本证多见于素体阳虚，或久病伤阳者。本证多由阳气不足，阴寒内盛，气血化生不足，冲任不充，血海不能按时满溢所致。

（4）实寒证：月经周期延后，量少，色暗红有块，常伴见小腹冷痛、拒按、得热痛减、畏寒肢冷、面色青白、舌质淡、脉沉紧等症。本证多见于外感寒邪，或过食寒凉者。本证多由寒性凝滞，冲任涩滞，血海不能按时满溢所致。

（5）气滞证：月经周期延后，量少，色暗红有块，常伴见小腹胀痛，以及经前胸胁及乳房胀痛、情志不舒、脉弦等症。本证多见于情志抑郁，或气机郁结者。忧郁气滞，血为气滞，冲任不畅，血海不能按时满溢，故见月经周期延后。

（6）痰湿证：月经周期延后，量少，经血夹杂黏液，常伴见形体肥胖、脘闷、呕恶、腹胀、便溏、带下量多、舌淡胖、苔白腻、脉滑等症。本证多见于肥胖多痰，或劳逸过度，或饮食不节者。本证多由痰湿内盛，滞于冲任，血海不能按时满溢所致。

2. 月经先后无定期

月经先后无定期，又称"经乱"，是指月经周期时而提前，时而延后 7 日以上，交替不定，且连续 3 个周期以上的症状。

月经先后无定期的基本病机为冲任失调，血海蓄溢失常。其证分虚实，其虚者，常见于肾虚，病因多见于素体肾气不足，或房劳过度，或产育过多，或久病损伤；其实者，常见于肝郁，病因多为情志抑郁，或忿满不平。

临床常见证型如下所述。

（1）肝郁气滞证：经行或前或后，经量或多或少，色淡红，有血块，常伴见经行不畅，以及胸胁、乳房、少腹胀痛，精神郁闷、喜太息、食少、舌淡苔薄白或薄黄、脉弦等症。本证多见于情志抑郁，所欲不遂者。肝郁气滞，气机不畅，冲任失司，血海蓄溢失常。

（2）肾气虚证：经行或前或后，量少，色淡，质稀，常伴见头晕、耳鸣、腰膝酸软、尿频、舌淡苔白、脉沉细无力等症。本证多见于素体肾气不足，或房劳过度，或产育过多，或久病损伤肾气者。肾气亏虚，封藏失职，冲任失调，血海蓄溢失常。

3. 月经过多

月经过多是指月经量较正常明显增多，或每次行经总量超过 80ml，而周期、经期基本正常的症状。

月经过多的基本病机为冲任不固，经血失于统摄，多由气虚、血热、血瘀所致。

临床常见证型如下所述。

（1）气虚证：月经量多，色淡红，质清稀，常伴见神疲乏力、气短懒言、小腹空坠、舌淡红苔薄白、脉细弱等症。本证多见于素体虚弱，或饮食失节，或劳倦思虑过度，或大病久病者。本证多由气虚统摄无权，冲任不固所致。

（2）血热证：月经量多，色深红或紫红，质黏稠，或有血块，常伴见心烦、面赤、口干、便秘、尿赤、舌红苔黄、脉数等症。本证多见于素体阳热亢盛，或素体阴虚内热，或过食辛辣温燥之物，或外感热邪，或情志过极化火，或久病伤阴者。本证多由热扰冲任，迫血下行所致。

（3）血瘀证：月经量多，色紫暗，有血块，常伴见经行腹痛、平素小腹胀痛、舌紫暗或有瘀点、脉涩等症。平素抑郁，气滞而血瘀；或经期产后余血未尽，复感外邪或不禁房事，以致瘀血内停，瘀阻冲任，血不归经则月经量多。

4. 月经过少

月经过少是指月经量明显少于正常经量的 1/2，或月经总量少于 20ml，或行经时间不足 2 日，甚或点滴即净，但月经周期正常的症状。

月经过少的基本病机为冲任气血不足，或冲任气血不畅。证分虚实，虚者多责之肾虚、血虚，实者多责之血瘀、痰湿。

临床常见证型如下所述。

（1）肾气虚证：月经量长期较少，或逐渐减少，色淡，质稀，常伴见头晕、耳鸣、腰膝酸软、小腹冷痛、尿频、舌淡苔白、脉沉细无力等症。本证多见于素体肾气不足，或房劳过度，或产育过多，或久病损伤肾气者。本证多由肾气亏虚，精血不足，冲任血海亏虚所致。

（2）血虚证：月经量少，或点滴即净，经色淡红，质清稀，常伴见小腹绵绵作痛、头晕目眩、心悸、面色淡白或萎黄、舌淡、脉细弱等症。本证多见于素体营血虚少，或久病失血，或脾虚不主运化者。本证多由血液虚少，冲任血海亏虚所致。

（3）血瘀证：月经量少，经色紫暗，有血块，常伴见经行腹痛、血块排出后腹痛减轻、平素小腹胀痛、舌紫暗或有瘀点、脉涩等症。平素抑郁，气滞而血瘀；或经期产后余血未尽，复感外邪或不禁房事，以致瘀血内停，瘀阻冲任，则月经过少。

（4）痰湿证：月经量少，经色淡红，常伴见形体肥胖、脘闷、呕恶、腹胀、带下量多、舌淡胖、苔白腻、脉滑等症。本证多见于肥胖多痰，或劳逸过度，或饮食不节者。本证多由痰湿内盛，气血运行不畅，滞于冲任所致。

5. 经期延长

经期延长，又称"月水不断"，是指月经周期基本正常，经期超过 7 日以上，甚或淋漓半月方净的症状。

经期延长的基本病机为冲任失固。其分虚实，虚者多见于气虚、阴虚，实者多见于血热、血瘀。

临床常见证型如下所述。

（1）气虚证：行经时间延长，量多，色淡，质清稀，常伴见神疲乏力、气短懒言、小腹空坠、舌淡红苔薄白、脉细弱等症。本证多见于素体虚弱，或饮食失节，或劳倦思虑过度，或大病久病者。本证多由气虚统摄无权，冲任不固所致。

（2）血热证：行经时间延长，月经量或多或少，色深红，质黏稠，或有血块，常伴见心烦、面赤、口干、便秘、尿赤、舌红苔黄、脉数等症。本证多见于素体阳热亢盛，或素体阴虚火热，或过食辛辣温燥之物，或外感热邪，或情志过极化火，或久病伤阴者。本证多由热扰冲任，迫血下行所致。其实热者经量多，虚热者经量少。

（3）血瘀证：行经时间延长，月经量或多或少，经色紫暗，有血块，常伴见经行腹痛，血块排出后腹痛减轻，舌紫暗或有瘀点，脉涩等症。本证多见于平素抑郁，气滞而血瘀者；或经期产后余血未尽，复感外邪或不禁房事者。本证多由瘀血内停，瘀阻冲任，新血难安所致。

6. 崩漏

崩漏是指经血非时暴下不止，或淋漓不尽的症状。前者称"崩中"，后者称"漏下"，因两者容易相互转化，故概称"崩漏"。

崩漏的基本病机为冲任不约经血，血海溢蓄失常。其证分虚实，虚者多见于气虚、肾虚，实者多见于血热、血瘀。

崩漏为经乱之甚，是月经周期、经期、经量的严重紊乱，发病常非单一原因所致。

临床常见证型如下所述。

（1）血热证：经血非时暴下，或淋漓不尽，色深红或紫红，质黏稠，或有血块，常伴见心烦、面赤、口干、便秘、尿赤、舌红苔黄、脉数等症。本证可分实热证与虚热证，实热证多见于素体阳热亢盛，或过食辛辣温燥之物，或外感热邪，或情志过极化火者；虚热证多见于素体阴虚火热，或久病伤阴者。本证多由热扰冲任，血海不宁所致。

（2）肾阴虚证：月经紊乱无期，血出淋漓不尽，色鲜红，质稠，常伴见头晕、腰膝酸软、舌红少津、脉细数等症。本证多见于素体肾阴亏虚，或久病耗伤肾阴者。本证多由肾阴亏虚，虚火内炽，热扰冲任血海所致。

（3）肾阳虚证：月经紊乱无期，血出淋漓不尽，色淡，质清，常伴见腰膝冷痛、畏寒肢冷、小腹冷痛、尿频、舌淡苔白、脉沉细无力等症。本证多见于素体肾阳虚，或房劳过度，或产育过多，或久病损伤肾气者。本证多由肾气亏虚而失固，肾阳亏虚而失温，冲任失固所致。

（4）气虚证：经血非时而至，崩中暴下，继而淋漓不止，经色淡，质清，常伴见神疲乏力、气短懒言、小腹空坠、舌淡红苔薄白、脉细弱等症。本证多见于素体虚弱，或饮食失节，或劳倦思虑过度，或大病久病者。本证多由气虚统摄无权，冲任不固所致。

（5）血瘀证：经血非时而至，时下时止，或淋漓不净，经色紫暗，有血块，常伴见腹痛或不适、舌紫暗或有瘀点、脉涩等症。本证多见于经期产后余血未尽，而又复感外邪，或气虚以致血瘀者。本证多由瘀血内停，瘀阻冲任，新血难安所致。

7. 闭经

原发性闭经，又称"不月""月事不来""经水不通"等，是指女性年逾16周岁，虽有第二性征发育但无月经来潮，或年逾14周岁尚无第二性征发育及月经的症状。继发性闭经是指月经来潮后停经3个周期或停经6个月以上的症状。

闭经的基本病机分虚实，虚者为血海空虚，无血可下，多见于肾虚、脾虚、精血亏虚；实者病机为冲任脉道不通，经血不得下，多见于气滞血瘀、寒凝血瘀、痰湿阻滞。临床常见证型如下所述。

（1）肾气虚证：月经初潮来迟，或月经后期量少，渐至经闭，常伴见头晕、耳鸣、腰膝酸软、尿频、舌淡苔白、脉沉细无力等症。本证多见于素体肾气不足，或房劳过度，或产育过多，或久病损伤肾气者。本证多由肾气亏虚，精血不足，冲任血海亏虚所致。

（2）肾阴虚证：月经初潮来迟，或月经后期量少，渐至经闭，常伴见头晕、腰膝酸软、潮热、盗汗、舌红少津、脉细数等症。本证多见于素体肾阴亏虚，或久病耗伤肾阴者。本证多由肾阴亏虚，精血不足，冲任血海亏虚所致。

（3）肾阳虚证：月经初潮来迟，或月经后期量少，渐至经闭，常伴见腰膝冷痛、畏寒肢冷、小腹冷痛、尿频、舌淡苔白、脉沉细无力等症。本证多见于素体肾阳虚，或房劳过度，或产育过多，或久病损伤肾阳者。本证多由肾阳亏虚而失温，精血失化，冲任血海亏虚所致。

（4）气血两虚证：经闭不行，常伴见头晕目眩、心悸、面色淡白或萎黄、神疲乏力、气短懒言、舌淡、脉细弱等症。本证多见于素体气血虚少，或久病耗气失血者。本证多由气血不足，冲任血海亏虚所致。

（5）痰湿证：经闭不行，常伴见带下量多、形体肥胖、脘闷、呕恶、肢体倦怠、舌淡胖、苔白腻、脉滑等症。本证多见于肥胖多痰，或劳逸过度，或饮食不节者。本证多由痰湿内盛，气血运行不畅，经血不能满溢血海所致。

（6）血瘀证：经闭不行，常伴见小腹胀痛、拒按、舌紫暗或有瘀点、脉涩等症。本证多见于平素抑郁，气滞而血瘀者；或感寒凝滞而血瘀者。本证多由瘀血内停，瘀阻冲任所致。

8. 痛经

痛经，又称"经行腹痛"，是指女性经期或经行前后，出现周期性小腹疼痛，或伴腰骶酸痛，甚则剧烈疼痛，影响正常学习或工作的症状。

痛经的基本病机分为"不通则痛"和"不荣则痛"两个方面。其实者多见于寒凝、气滞、湿热，导致不通则痛；其虚证多见于气血虚弱、肝肾亏虚，导致不荣则痛。

临床常见证型如下所述。

（1）寒凝证：经前或经期小腹冷痛，拒按，得热痛减，常伴见月经周期延后、经量减少、色暗有块、畏寒肢冷、面色青白、舌淡、苔白、脉沉紧等症。本证多见于外感寒邪，或过食生冷者。寒客胞宫，血行不畅，不通则痛。

（2）气滞证：经前或经期小腹胀痛，拒按，常伴见月经量少、经行不畅、色紫暗有块、血块下则痛减、胸胁乳房胀痛、舌紫暗、脉弦等症。本证多见于平素忧思抑郁者。肝郁气滞，失于疏泄，冲任气血郁滞，血行不畅，不通则痛。

（3）湿热证：经前或经期小腹疼痛不适，拒按，有灼热感，常伴见月经量多、色暗红、质稠、带下量多、低热、舌红苔黄腻、脉滑数等症。本证多见于外感湿热邪气，或嗜食肥甘厚味者。湿热蕴结冲任，气血运行受阻，不通则痛。

（4）阳虚证：经前或经期小腹冷痛，喜温喜按，得热痛减，常伴见月经周期延后、经量减少、色暗有块、畏寒肢冷、面色青白、舌淡、苔白、脉沉细等症。本证多见于素体阳虚，或寒邪伤阳者。阳虚失于温煦，虚寒内生，血行不畅，不通则痛。

（5）气血两虚证：经期或经后小腹隐隐作痛，喜按，常伴见月经量少、色淡、质稀、头晕目眩、心悸、面色淡白或萎黄、神疲乏力、气短懒言、舌淡、脉细弱等症。本证多见于素体气血虚少，或久病耗气失血者。气血不足，冲任血海亏虚，不荣则痛。

（6）肝肾阴虚证：经期或经后小腹隐隐作痛，喜按，常伴见月经量少、腰骶酸痛、头晕、耳鸣、潮热、盗汗、口燥咽干、五心烦热、舌红少津、脉细数等症。本证多见于产育过多，或久病耗伤者。肝藏血，肾藏精，肝肾阴虚，虚火内炽灼血，冲任血海亏虚，不荣则痛。

9. 绝经前后诸证

绝经前后诸证是指女性在绝经期前后，出现烘热、汗出、烦躁易怒、潮热面红、失眠健忘、精神倦怠、头晕目眩、心悸耳鸣、腰背酸痛、手足心热或伴月经紊乱等与绝经有关的症状。

本病与女性绝经前后的生理特点密切相关，《素问·上古天真论》曰："女子七岁……七七，任脉虚，太冲脉衰少，天癸竭，地道不通，故形坏而无子也。"女性七七之年，肾气渐衰，天癸渐竭，冲任渐亏，阴阳平衡失调，故见诸症。肾为先天之本，常累及心、肝、脾等脏，证候复杂。

临床常见证型如下所述。

（1）肾气虚证：绝经前后出现头晕、耳鸣、腰膝酸软、尿频、舌淡苔白、脉沉细无力等症。本证多由肾气亏虚，精血不足，天癸渐竭，冲任渐亏，阴阳平衡失调所致。

（2）肾阴虚证：绝经前后出现头晕、耳鸣、腰膝酸软、潮热、盗汗、舌红少津、脉细数等症。本证多由肾阴亏虚，精血不足，天癸渐竭，冲任渐亏，阴阳平衡失调所致。

（3）肾阳虚证：绝经前后出现头晕、耳鸣、腰膝冷痛、畏寒肢冷、小腹冷痛、尿频、舌淡苔白、脉沉细无力等症。本证多由肾阳亏虚而失温，精血失化，冲任血海亏虚，阴阳平衡失调所致。

（4）心肾不交证：绝经前后出现心烦失眠、心悸、头晕、易怒、腰膝酸软、潮热、盗汗、舌红少津、脉细数等症。本证多由心肾不交，水火既济失调，冲任渐亏，阴阳平衡失调所致。

【文献辑要】

《傅青主女科·调经·经水后期》：妇人有经水后期而来多者，人以为血虚之病也，熟知非血虚乎？盖后期之多少，实有不同，不可执一而论。盖后期而来少，血寒而不足。后期而来多，血寒而有余。

《景岳全书·人集·妇人规·肾虚经乱》：凡欲念不遂，沉思积郁，心脾气结，致伤冲任之源，而肾气日消，轻则或迟或早，重则渐成枯闭。

《医宗金鉴·妇科心法要诀》：经水过多，清稀浅红，乃气虚不能摄血也。若稠黏深红，则为热盛有余。或经之前后兼赤白带，而时下臭秽，乃湿热腐化也。若形清腥秽，乃湿瘀寒虚所化也。

四十八、带下过多

【症状特征】

带下过多，又称"下白物""流秽浊"等，是指白带分泌量过多，并伴见色、质、气味异常的症状。

【症机辑要】

带下有广义和狭义之分，广义带下是泛指女性经、带、胎、产、杂病。狭义带下又包括生理性带下和病理性带下，生理性白带属于女性体内的一种阴液，由胞宫渗润于阴道，色白或透明，无特殊气味，氤氲之时增多。病理性带下即属带下病，具有量、色、质、气味异常。

《素问·骨空论》曰："任脉为病，女子带下瘕聚。"《难经·二十八难》记载带脉的循行路线为"起于季胁，回身一周"，带脉环腰一周，状如束带，主司带下及约束纵行诸经。因此，带下过多的基本病机为任脉失固、带脉失约。

此外，白带为阴液，带下过多系湿邪为患，内因多责之脾不运湿，肾不主液；外因多责之感受湿邪，或湿热内蕴。

【证型辑要】

（1）脾气虚证：带下量多，色白，质清稀，如涕如唾，无臭味，常伴见面色淡白或萎黄、神疲乏力、气短懒言、舌淡胖、苔薄白、脉细弱等症。本证多见于素体脾气虚弱，或饮食失节，或劳倦思虑过度者。脾气亏虚，运化失司，湿邪下注，任脉失固，带脉失约，故见带下量多。

（2）肾阳虚证：带下量多，色淡，质清稀如水，绵绵不断，常伴见头晕、耳鸣、腰膝冷痛、畏寒肢冷、小腹冷痛、尿频、舌淡苔白、脉沉细无力等症。本证多见于素体肾阳虚，或房劳过度，或产育过多，或久病损伤肾阳者。肾阳亏虚，命门火衰，封藏失固，阴液滑脱而下，故见带下量多。

（3）湿热下注证：带下量多，色黄或呈脓性，气味臭秽，常伴见外阴瘙痒或阴中灼热、胸闷、纳呆、口苦、口腻、大便不成形、低热、舌红苔黄腻、脉滑数等症。本证多见于外感湿热邪气，或嗜食肥甘厚味者。湿热下注，蕴结任脉、带脉，故见带下量多。

（4）湿毒蕴结证：带下量多，色黄绿如脓，或五色杂下，质黏稠，臭秽难闻，常伴见小腹或腰骶胀痛、烦热、口苦、咽干、便秘、尿赤、舌红少苔、脉数等症。湿热邪毒蕴结，损伤任脉、带脉，故见带下量多。

【类症辑要】

带下过少

带下过少是指白带分泌量少，甚或全无，阴道干涩的症状。

带下过少的基本病机为阴精不足，不能润泽阴户。一是肝肾亏虚，阴精津液亏少，阴户失润；二是瘀阻冲任，阴液不达阴户。

临床常见证型如下所述。

（1）肝肾亏虚证：带下量少，甚或全无，常伴见阴道干涩或瘙痒，甚则阴道萎缩、性交涩痛，头晕、耳鸣、腰膝酸软、烘热、汗出、便秘、尿黄、舌红少苔、脉细数等症。本证多见于产育过多，或久病耗伤，或老年衰弱者。肝藏血，肾藏精，肝肾亏虚，精血不足，任脉阴精亏少，带下成生不足，阴户失润，故见带下量过少。

（2）气滞血瘀证：带下量少，甚或全无，常伴见阴道干涩、性交疼痛、烦躁易怒、小腹胀痛、月经量少或闭经、胸胁乳房胀痛、舌紫暗、脉弦等症。本证多见于平素忧思抑郁者。肝郁气滞，疏泄失常，津液失于输布，阴液不达阴户，故见带下量过少。

【文献辑要】

《诸病源候论·妇人杂病诸候·带下候》：带下者，由劳伤过度，损动经血，致令体虚受风冷，风冷入于胞络，搏其血之所成也。冲脉、任脉为经络之海。任之为病，女子则带下。

《医学心悟·带下》：带下之症，方书有青、黄、赤、白、黑，分属五脏，各立其方，其实不必拘泥，大抵此证不外脾虚有湿。

四十九、阳　　痿

【症状特征】

阳痿，又称"阴痿""筋痿"，是指排除发育未成熟或已到性欲衰退时期，性交时阴茎不能勃起，或虽勃起但不坚挺，或勃起不能持久，以致不能进行或完成性交全过程的症状。

【症机辑要】

阳痿的基本病机为宗筋弛纵不收，多由情志不畅，或劳倦过度，或大病久病失于调养，或卒受惊恐，或恣欲过度所致。

【证型辑要】

（1）肝郁气滞证：阳事不举，或举而不坚，常伴见心情抑郁、烦躁易怒、胸胁胀满、善太息、舌淡、脉弦等症。本证多见于情志不畅者。肝主筋，主藏血，主疏泄。肝郁气滞，疏泄失调，血液溢蓄调节失常，宗筋失养，弛纵不收。

（2）湿热下注证：阴茎痿软，常伴见阴囊潮湿、瘙痒腥臭、睾丸坠胀作痛、尿道灼痛、小便黄、口苦、舌红、苔黄腻、脉滑数等症。本证多见于外感湿热，或嗜食辛辣肥甘厚味者。湿热内蕴肝胆，随肝经下注阴部，宗筋弛纵不收，故见阳痿。

（3）心脾两虚证：阳痿不举，常伴见心悸、失眠、神疲乏力、气短懒言、面白无华、腹胀、便溏、肢体倦怠、舌淡苔白、脉细弱等症。本证多见于思虑过多，或大病久病后元气大伤者。心脾两虚，气血虚乏，宗筋失养，弛纵不收，故见阳痿。

（4）肾阳虚证：阳事不举，或举而不坚，常伴见精薄清冷、头晕、耳鸣、腰膝冷痛、畏寒肢冷、小腹冷痛、尿频、舌淡苔白、脉沉细无力等症。本证多见于素体肾阳虚，或房劳过度，或久病损伤肾阳者。肾阳亏虚，命门火衰，宗筋失于温养则弛纵不收，故见阳痿。

（5）惊恐伤证：阳痿不举，常伴见心悸易惊、胆怯多疑、多梦、舌淡、脉细或动等症。本证多见于房事过程中突发意外而受惊恐，或担心受孕而顾虑重者，属"七情损伤"范畴。惊恐则气下，气下则宗筋弛纵不收，故见阳痿。

【类症辑要】

遗精

遗精是指不因性生活而精液遗泄的症状。其中，有梦而遗称"梦遗"，无梦而遗，甚至清醒时精液自遗者，称"滑精"。

凡成年未婚男子，或婚后夫妻分居，或长期无性生活者，1个月遗精1～2次者，属于生理现象。若每周遗精2次以上，或清醒时精液自流，伴头晕等症状者，多属病态。

遗精的基本病机为肾失封藏，精关不固。本证多由劳心太过，或欲念不遂，或饮食不节，或恣情纵欲所致。

临床常见证型如下所述。

（1）君相火旺证：少寐多梦，梦则遗精，阳事易举，常伴见心烦、头晕目眩、口苦、小便短赤、舌红、脉细数等症。本证多由欲念不遂，君相火旺，热扰精室所致。

（2）湿热下注证：遗精频作，常伴见阴部潮湿、瘙痒、小便黄赤、排尿热涩不畅、口苦、口腻、舌红苔黄腻、脉滑数等症。本证多由外感湿热，或嗜食肥甘辛辣，湿热蕴结，下扰精室所致。

（3）心脾两虚证：劳则遗精，常伴见失眠、健忘、心悸、面色淡白或萎黄、神疲乏力、纳差、便溏、肢体倦怠、舌淡、脉细弱等症。本证多由思虑劳倦太过，心脾两虚，气虚神浮，气不摄精所致。

（4）肾气不固证：无梦而遗，甚则滑精，精薄清冷，常伴见形寒肢冷、腰膝酸软、尿频、夜尿增多、阳痿早泄、舌淡、脉沉细无力等症。本证多见于房事过度，或素体肾气亏虚者。本证多由肾元虚衰，封藏失固，精关不固所致。

【文献辑要】

《灵枢·经筋》：足厥阴之筋……其病……阴器不用，伤于内则不起，伤于寒则阴缩入，伤于热则纵挺不收。

五十、五迟五软

【症状特征】

五迟是指立迟、行迟、发迟、齿迟、语迟的症状；五软是指头项软、口软、手软、足软、肉软的症状。五迟五软既可以单独出现，又可以同时存在。①立迟、行迟：2~3岁还不能站立、行走。②发迟：初生无发或少发，出生后发难生长。③齿迟：12个月尚未出牙，或牙齿萌出过慢。④语迟：1~2岁尚不会说话。⑤头项软：1岁前后，头项软弱下垂。⑥口软：咀嚼无力，时流清涎。⑦手软：手臂不能握举。⑧足软：2岁以后还不能站立、行走。⑨肉软：肌肉松软无力。

【症机辑要】

五迟五软的病机分虚实，正虚即五脏不足，气血精髓亏虚；邪实为痰瘀阻滞心经脑络，神明失主。其病位主要在脾、肾，可累及心、肝。其病因包括先天因素和后天因素，先天因素主要责之父母精血虚弱，或妊娠期调摄失宜，或年高得子；后天因素多责之难产、产伤等导致婴儿颅内出血，或脐带绕颈以致窒息，或新生儿护理失当，或外感温热邪气，或后天哺养失调等。

【证型辑要】

（1）肝肾不足证：坐、立、行走、牙齿发育明显迟于同龄小儿，颈项、肌肉痿软，常伴见手足震颤、步态不稳、智能低下、痴呆、舌淡、指纹淡紫等症。肝主筋，肾主骨，齿为骨之余，肝肾不足，精血亏虚，故见上述诸症。

（2）心脾两虚证：智力低下，语言迟钝，四肢痿软，肌肉松弛，咀嚼无力，头发稀疏枯槁，常伴见多卧少动、步态不稳、口角流涎、面黄形瘦、舌淡、指纹淡等症。心主血脉主神志，脾主肌肉四肢，心脾两虚，气血亏虚，故见上述诸症。

（3）痰瘀阻滞证：失聪失语，反应迟钝，口角流涎，肌肉软弱，动作不能自主，常伴见喉间痰鸣、舌淡胖、舌质紫暗或瘀点、指纹暗滞等症。本证多见于产伤，或外伤，或先天性缺陷，或脑病后遗症者。本证多由痰瘀阻滞心经脑络、神明失主所致。

【类症辑要】

夜啼

夜啼是指婴儿入夜啼哭不安，时哭时止，或每晚定时啼哭，甚则通宵达旦，白天如常的症状。

啼哭是新生儿或婴儿的一种正常生理活动，是表达要求或痛苦的主要方式，若因饥饿、惊恐、尿布潮湿、衣被过热或过凉等引起啼哭，消除相关影响因素啼哭即止者，不属病态。若因发热、疮疡、疼痛等疾病引起啼哭者，不属于本症讨论范畴。

夜啼的病机主要有因寒而啼、因热而啼和因惊而啼。因寒而啼者，或母体虚寒，或恣食生冷，或腹部受凉，夜间阴盛，阴寒相合，寒滞气机，不通则痛，故发夜啼。因热而啼者，或孕母急躁，或恣食辛辣，或过服温燥药物，或出生后护养过于温热，以致心经积热，心神不安，故不寐而啼。因惊而啼者，或见异常之物，或闻异常声响，惊则伤神，恐则伤志，以致心神不宁、寐中惊惕而啼。

临床常见证型如下所述。

（1）寒滞证：夜间啼哭，时哭时止，常伴见面色无华、唇舌色淡、喜蜷卧、腹部喜按喜温、四肢不温、大便溏薄、舌淡、指纹淡红等症。本证多见于禀赋虚寒，或恣食生冷，或腹部受凉者。寒性凝滞，阻滞气机，不通则痛，故发夜啼。

（2）心经积热证：夜间啼哭，哭声响亮，见灯火尤甚，常伴见面赤唇红、烦躁不安、身腹俱暖、大便干结、小便短黄、舌尖红、指纹紫滞等症。禀赋遗热，或恣食辛辣，或过服温燥药物，或出生后护养过于温热，以致心经积热，心神不安，故不寐而啼。

（3）惊恐伤证：夜间突然啼哭，哭声尖锐，如见异物，常伴见表情恐惧、紧偎母怀、面色乍青乍白，哭声时高时低、时缓时急，时有惊惕样，指纹青紫等症。感受惊恐，心神不宁，故寐中惊惕而啼。

【文献辑要】

《诸病源候论·小儿杂病诸候·惊啼候》：小儿惊啼者，是于眠睡里忽然而惊觉也。由风热邪气乘于心，则心脏生热，精神不定，故卧不安，则惊而啼也。

《诸病源候论·小儿杂病诸候·夜啼候》：小儿夜啼者，脏冷故也。夜阴气盛，与冷相搏则冷动，冷动与脏气相并，或烦或痛，故令小儿夜啼也。

症 状 索 引